U0674384

王绍洁 中医儿科临床经验集要

王绍洁 卞菊 代薇 ◎ 著

中国中医药出版社
·北京·

图书在版编目（CIP）数据

王绍洁中医儿科临床经验集要 / 王绍洁，卞菊，代薇著 . —北京：中国中医药出版社，2018.2

ISBN 978 – 7 – 5132 – 4463 – 3

Ⅰ . ①王… Ⅱ . ①王… ②卞… ③代… Ⅲ . 中医儿科学—中医临床—经验—中国—现代 ① R272

中国版本图书馆 CIP 数据核字（2017）第 237005 号

中国中医药出版社出版

北京市朝阳区北三环东路 28 号易亨大厦 16 层

邮政编码 100013

传真 010 64405750

廊坊市三友印务装订有限公司印刷

各地新华书店经销

开本 710×1000 1/16 印张 16.5 彩插 0.25 字数 283 千字

2018 年 2 月第 1 版 2018 年 2 月第 1 次印刷

书号 ISBN 978 – 7 – 5132 – 4463 – 3

定价 56.00 元

网址 www.cptcm.com

社 长 热 线 010-64405720

购 书 热 线 010-89535836

侵 权 打 假 010-64405753

微信服务号 zgzyycbs

微商城网址 https://kdt.im/LIdUGr

官 方 微 博 http://e.weibo.com/cptcm

天猫旗舰店网址 https://zgzyycbs.tmall.com

如有印装质量问题请与本社出版部联系（010 64405510）

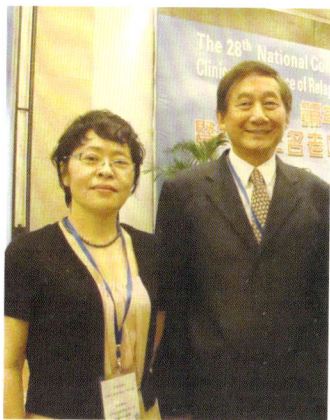

与世中联儿科专委会主委、国家
名中医汪受传教授（右）在学术
交流会上

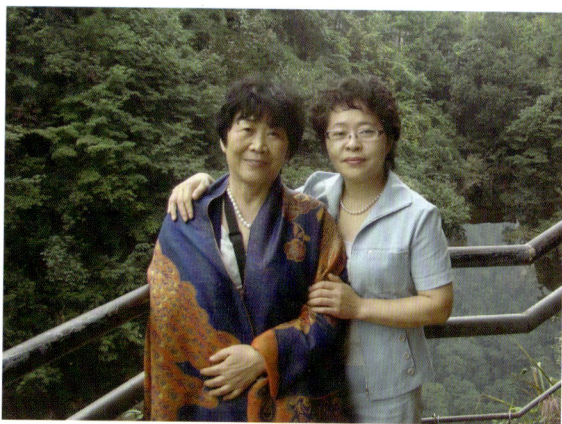

经常跟从全国名中医丁樱教授
（左）学习交流

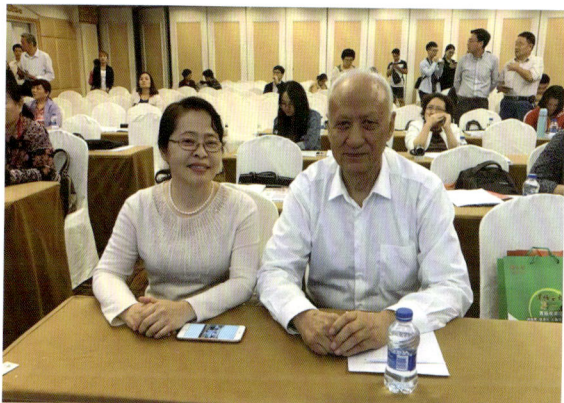

求教全国名中医贾六金教授（右）并探讨学术问题

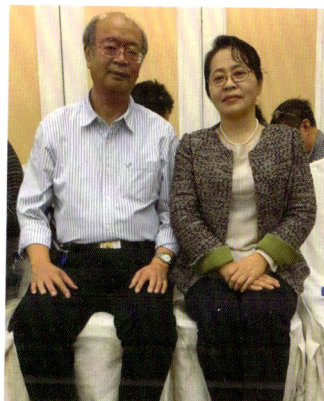

求教全国名中医张士卿教授（左）
并探讨学术问题

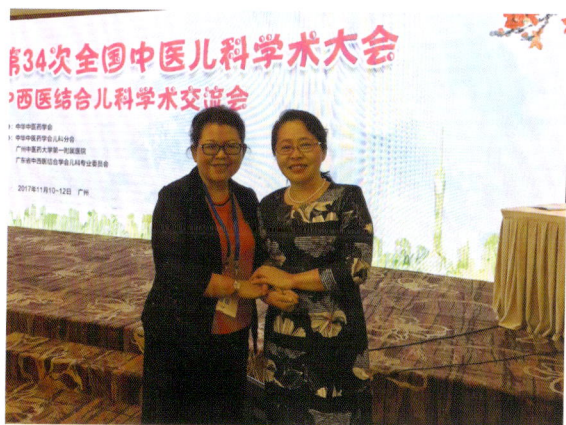

与中华中医药学会儿科分会副主委、国家卫计委突出贡
献中青年专家熊磊校长（左）在学术交流会上

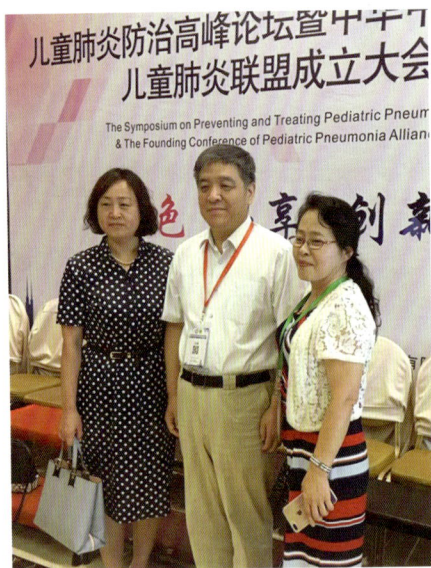

与中华中医药学会儿科分会主委马融教授
（中）及山西省名中医秦艳虹教授（左）
参加学术交流

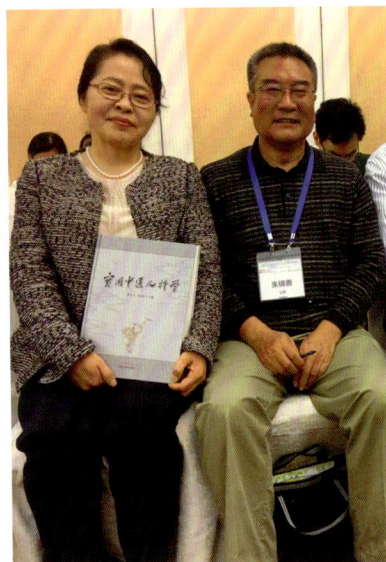

全国著名儿科专家、中华中医药学会儿
科分会副主委朱锦善教授（右）赠书

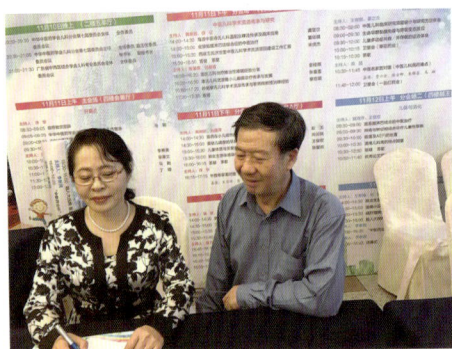

与首届辽宁省中医大师、辽宁中医药学会儿科分
会主任委员郭振武教授（右）在学术交流会上

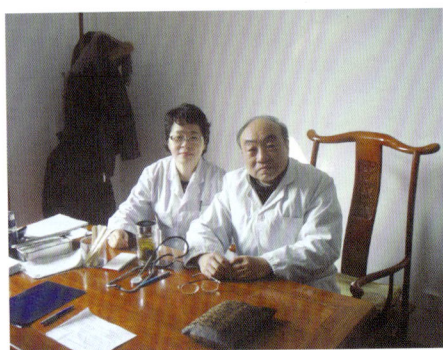

2011 年跟从全国著名中医儿科专家俞景茂教
授（右）学习

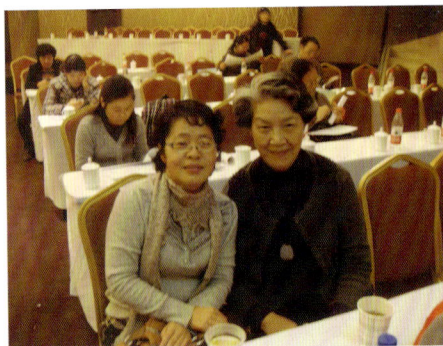

向全国著名中医儿科专家王霞芳教授（右）
求教并探讨学术问题

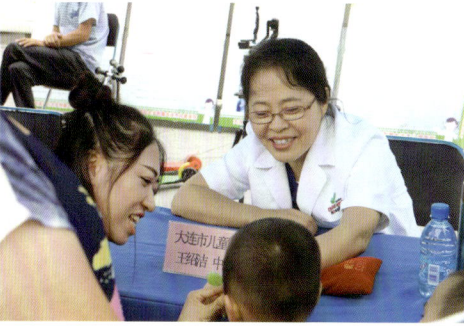

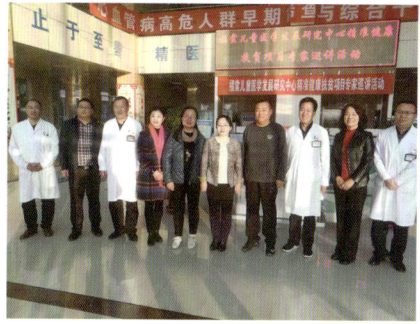

每年定期参加义诊并前往偏远地区扶贫义诊授课

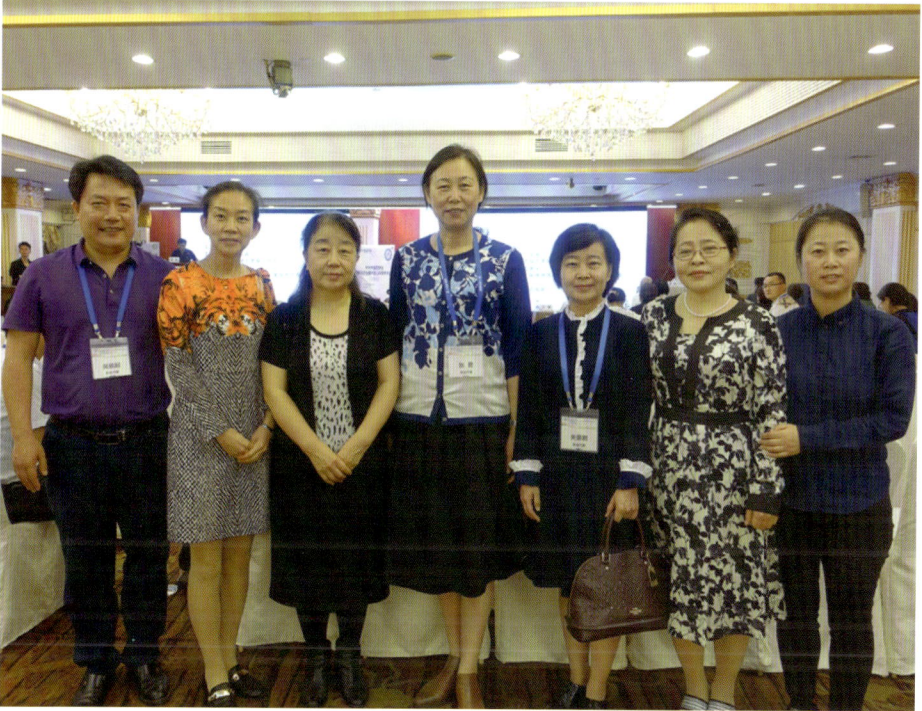

与辽宁省的中医儿科专家们一同学术交流

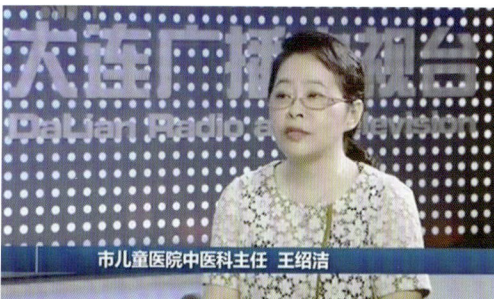

经常接受媒体采访并参加电视台医学科普讲座

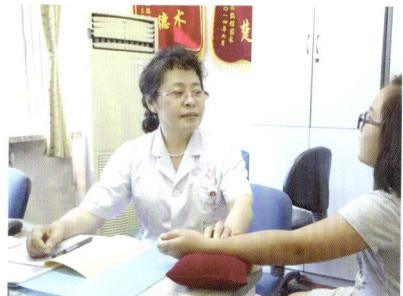

出诊时耐心诊察病情

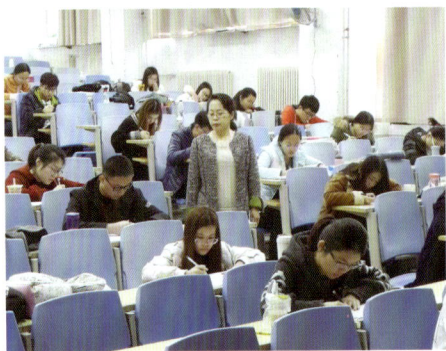

为大连医科大学的学生授课

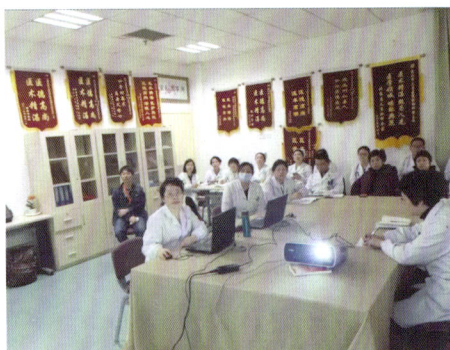

2016 年作为北京儿童医院集团学科带头人前往武汉儿童医院巡讲

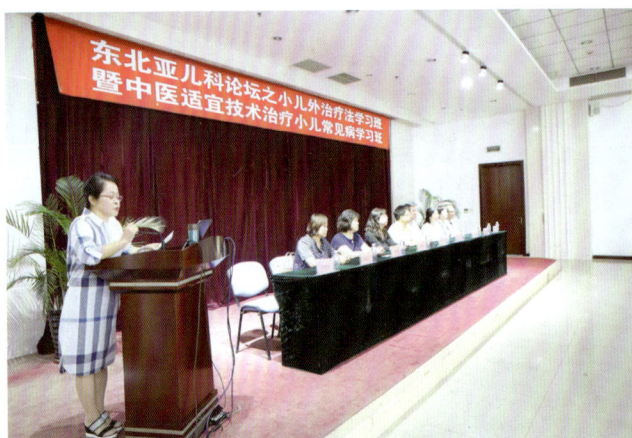

主办并主持省级学术交流活动

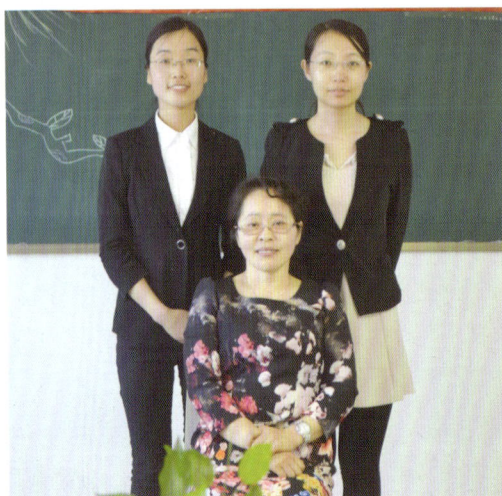

带教研究生顺利通过毕业答辩
（右一为代薇，主编之一）

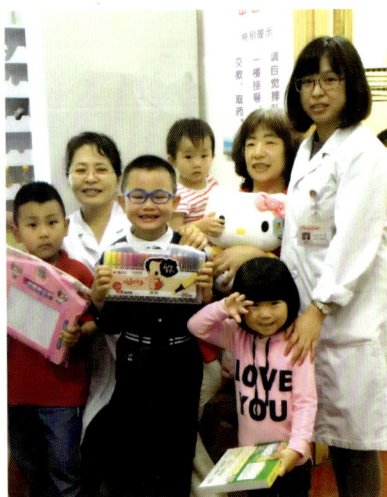

和卞菊医生（右一，主编之一）共同为孩子们庆祝六一儿童节

王　序

　　丁酉伊始，辽宁王绍洁教授不远千里，携《王绍洁中医儿科临床经验集要》一著书文从大连来长春寓所。斯时，愚为拙著《婴童哮喘》一书撰写跋语。王绍洁教授谈吐斯文，其述：1983 年毕业于辽宁中医药大学，任大连市儿童医院中医科主任，历时 30 余年，在西医儿童医院的中医科独占一隅，坚持中医理论，突出中医特色，创新中医儿科实践，集中医儿科内外施治于一堂，深受患儿及家长欢迎，成为当地一代名医。我对王绍洁教授并不陌生，我们相识于 2003 年在上海召开的第 20 届全国中医儿科学术会议上，她作为辽宁省的中医儿科代表与会。王绍洁教授特别关心中医儿科学术，热衷于学术研究，是中医儿科年轻一代的佼佼者。此行，她展示出近作《王绍洁中医儿科临床经验集要》的书稿全文共 20 余万字。并言："我总结临床防治儿科疾病经验于一帙，恭请王老一审并恳乞一言为序，以托不朽。"寒暄之余，欣然从之。舍下细览全书，共分四部分，含 33 节，另加附篇 4 节，全书论述诸多系统常见病症，但亦不乏疑难杂症，其后对用药和方剂的研习颇有见地，余以为敏感之症莫过于小儿哮喘，论中所述备详，医疗经验丰富，理论与实践结合密切，质量不浮而贵。综观全文，诊治实际不仅合于东北地区，至于全国也大都如此，足见其经验集要基本能反映当代中医儿科的临床实际。书中论病有理，证治方药相宜，所附医案，践行如一，宏观之下，一览无余，值得认真一读的，是作者 30 多年来，为广大病人服务赤诚仁心所铸就的临证经验集成大放异彩。与此同时还大力开展多法施治小儿诸疾，尤其穴位贴敷、药浴、走罐、艾灸等外治法，广泛用于临床，收效非凡。作为年富力强的优秀中医儿科学者，不断探索医学之妙，其率先研制的强壮灵合剂，对防治小儿呼吸道反复感染，调理儿童体质，增强防病能力，起到至关重要的作用。作者攻读经典，心悟践行，业精于勤，荣获地区名医称号，为世界中医药联合会儿科专业委员会常务理事等学术组织成员。本人对该著书稿算是先睹为快，从中悉知作者之仁心、仁术之潜力作品问世，必泽被吾幼，乃功业千秋之举。

时今，二胎放开，从医儿科者不足，且学术著作又乏之秋，王氏著述付梓，不仅是雪中送炭，更是锦上添花，为儿科医、患两家所幸。

为此，余愿为一言，推荐该书能走向全国，为广大儿童健康服务。

王烈　八八岁　于子长春

任东堂　岁九丁酉之春

注：王烈，国医大师，国家名老中医，吉林省终身教授，长春中医药大学附属医院儿科主任医师，博士后合作导师，国家中医药管理局确定的第一至五批全国老中医专家学术经验继承工作指导教师，兼任世界中医药联合会儿科分会、全国中医儿科学会、中国民族医药学会儿科分会、中国中医药研究促进会儿科分会等名誉会长。

郭　序

清代名医吴鞠通对儿科医生从业之艰辛，有过这样的描述："古称难治者，莫如小儿，名之曰哑科。以其疾痛烦苦，不能自达；且其脏腑薄，藩篱疏，易于传变；肌肤嫩，神气怯，易于感触。其用药也，稍呆则滞，稍重则伤，稍不对证，则莫知其乡，捉风捕影，转救转剧，转去转远……然不精于方脉，透彻生化之源者，断不能作儿科。"可见，做一个好的中医儿科医生实在不易。

然而，当翻开这本《王绍洁中医儿科临床经验集要》，字里行间囊括了对每一个病症的中医理论叙述和每一个病案的就医、用药、痊愈过程，好像走进了大连儿童医院中医科王绍洁主任的诊室，仿佛看见王主任正在仔细地观察患儿，耐心询问家长，审因辨证，遣方用药，那样自信而专注；又仿佛看见一个个患儿家长从孩子患病时的焦虑到孩子病愈的从容。这证明了一点，她——王绍洁主任是"精于中医小儿之方脉，透彻小儿生化之源"者。

王绍洁主任 20 世纪 80 年代毕业于辽宁中医药大学，30 多年来一直在大连市儿童医院中医科工作，从一个名不见经传的普通中医儿科医生，成长为知名的中医儿科专家。工作中她始终遵循中医药理论，主张中医辨证施治，儿童常见病以中草药治疗为主。为了解决孩子服药难等问题，她率先在大连地区开展了小儿多种疾病的外治疗法，如穴位贴敷、药浴、走罐、艾灸等，效果显著。

王主任研制出的"强壮灵合剂"，对防治小儿反复呼吸道感染、调理儿童体质起到了很好的作用，其治疗效果达到了国内先进水平，受到普遍欢迎。多年的业务钻研，使她对治疗小儿常见病形成了自己独到的见解，如小儿反复呼吸道感染、慢性咳嗽、哮喘、腺样体肥大、厌食、腹泻、血尿、遗尿、慢性血小板减少、女童乳房早发育等疾病，都以行之有效的诊疗赢得了广泛好评。

根据中医"上工治未病"的理念，王绍洁主任多年来一直注重中医"治未病"

的探索与研究。作为中华中医药学会治未病分会常务理事，她积极宣传治未病理论，率先在大连地区以儿童体质辨识方法落实"治未病"。她在大连地区实施"冬令进补小儿膏方"等预防和治疗小儿常见疾病，已获得良好口碑。

王主任现为大连市儿童医院中医科主任中医师，大连医科大学兼职教授、硕士研究生导师，《大连日报》民选"十大名医"，世界中医药联合会儿科专业委员会常务理事等。头上顶着十几个头衔，但这些光环并没有套住她进取的脚步，反而成了她不懈探索的动力：发表各级论文数十篇，主编了《在家看图做艾灸》，曾多次主持省市级科研课题并获奖。对事业的热爱和投入，为她在国内中医儿科界赢得了一定知名度。

《王绍洁中医儿科临床经验集要》是她始终不渝地在中医儿科领域呕心沥血 30 多年的结晶。王主任把从医几十年的心血，集经验和心得，撰稿成书，飨于世人，供中医儿科临床同道参考，供后来者所倚习。同时这本《王绍洁中医儿科临床经验集要》讲解通俗易懂，案例真实有效，既不失深厚的中医药专业素养，又具有很强的可操作性，既能提示家长造福万千儿童，又能攻坚克难、送捷径于同道中人，对中医儿科界来说实在是一本难得的好书！

首届辽宁中医大师 郭振武

2017 年 8 月于省城沈阳

前　言

时光荏苒，岁月匆匆，在行医的路上，我不懈地探索、跋涉，不觉已三十余载，不辞辛苦地努力，经年累月地忙碌，只为心里那份对中医儿科的热爱！

在多年的临床实践中，我发现很多问题不被人们重视。如家长对患儿的疏于护理或护理不当，都会影响治疗的效果。不是延长了病程，就是出现一些本来可以避免的合并症，加重或延误了病情，无端增加患儿药物的输入，甚至使其产生不良反应，对儿童造成很大伤害。殊不知，护理跟治疗同样重要。而更多的家长却并不明白该怎样护理孩子，怎样预防小儿的常见病。

为此，我有一个强烈的愿望：把我的从医经验整理出来，让更多的人享用，让更多的儿童受益，同时也为中医儿科年轻的同行提供成长的捷径。这便是这本《王绍洁中医儿科临床经验集要》成书的初衷。

《王绍洁中医儿科临床经验集要》，就像书名一样，里面的内容也简单朴实，一目了然。全书共四大部分：第一部分临证经验荟萃包括呼吸、消化、神经、泌尿四大系统疾病，第二、三部分为用药经验荟萃及经方应用体会，最后一部分介绍拔罐、穴位贴敷、针灸推拿等小儿外治疗法。小儿各种常见病的证候、辨证、治法、方药。所附的病案，既是实际应用的例子，更是理论解说的佐证，有理有据，分析细致，条理清晰，通俗易懂。儿童的常见病、多发病在这里都能找到治疗、预防及护理的方法。

行医的路上，我仍在探索。"上工治未病"的理念已在成人诊疗中普遍展开，但儿科涉及甚少。如何在儿科中广泛开展，是我的努力方向。目前我正将其融入儿科保健中，积极宣传"未病先防""欲病救萌""既病防变""瘥后防复"的"治未病"思想，并在院领导的大力支持下，在科室成立了"十三五小儿治未病"中心，相信必将造福更多的儿童。

虽说是我多年的经验，但要形成书稿还需做许多细致的案头工作。这本书从意向到付梓，前后经过了三年多时间。为了保证点拨到位、表达准确，我曾几易其稿，多次校对。在后期整理书稿的过程中，得到了杨丽、杨华、万里鹏、桂美茹、刘姝媛、邵慧迪、张栩铭等人的热心帮助，从书稿的起草到撰写及修改过程中，大连市学术专著资助出版委员会及各位评审专家给予了大力支持，在此一并表示感谢。

尤其要郑重感谢的是，国家名老中医、博士后导师、吉林省终身教授、88岁高龄的王烈教授，辽宁中医药大学中医博士研究生导师、辽宁中医大师郭振武教授，他们在百忙中欣然作序，让我感激不尽！能得到中医界两位大师的厚待，是我莫大的荣幸！他们提携后辈的胸襟和谦恭待人的美德令我钦佩至极！他们的肯定和鼓励，必将成为我继续前行的动力！

对于患儿和家长，我愿这本书像一位医生，陪伴他们，呵护他们；对于年轻医生，我愿这本书像一架梯子，助力他们，成就他们。

王绍洁

2017 年 10 月

目 录

临证经验荟萃

呼吸系统疾病

一、急性上呼吸道感染

急性上呼吸道感染是小儿时期常见的外感性疾病之一，是指各种病原体侵犯喉部以上呼吸道的鼻、鼻咽和咽部的急性感染。中医学称之为感冒，又称伤风，四季均可发病，尤其以冬春两季多见。感冒可分为两种，普通感冒为感受风邪所致，一般病位较浅，以肺系症状为主，不造成流行；时行感冒为感受时邪病毒所致，病邪较重，以全身症状为主，易变生他病，具有流行特征。

【临床诊断要点】

1.气候突变，冷暖失调，或曾与感冒病人接触，有外感病史。

2.发热、恶寒、鼻塞流涕、喷嚏、微咳等为主症。

3.感冒还可伴有兼证：夹痰者，咳嗽较剧，喉中痰鸣；夹滞者，腹胀纳差，呕吐吞酸，大便失调；夹惊者，夜卧不安，惊惕抽风。

4.查血象：细菌感染者，白细胞计数和中性粒细胞计数均升高；病毒感染者，白细胞计数则无升高或可降低。

5.对鼻咽、气管的分泌物检测、培养等病原学检查亦可帮助确立相关病原学诊断。

【辨证论治】

1.主证

（1）风寒感冒

证候：恶寒发热，无汗，头痛，鼻塞流清涕，喷嚏，咳嗽，喉痒，舌质偏淡，舌苔薄白，脉浮紧或指纹浮红。

辨证：本证多因小儿肺脏娇嫩，卫外不固，受冷当风而发病。主要特征为恶寒，无汗，鼻流清涕，舌质淡红，舌苔薄白，脉浮紧或指纹浮红。寒为阴邪，其性收引，郁于肌表，卫阳被遏而致恶寒、发热、无汗等症状；寒邪束肺，肺气失宣而致鼻塞流涕、喷嚏、咳嗽等症状。小儿"稚阴稚阳"之体，易于寒热虚实间相互转化。临床上本证患儿常从阳化热，转化为热证；也有损及阴阳而见虚证者。

治法：辛温解表。

方药：荆防败毒散、葱豉汤加减。常用：葱白、苏叶、豆豉解表发汗，荆芥、防风疏风散寒，杏仁、前胡宣发肺气，桔梗宣肺利咽，甘草调和诸药。

恶寒、无汗重，加麻黄、桂枝发汗解表；咳嗽甚，加白前、紫菀宣肺止咳；痰多，加半夏、陈皮燥湿化痰。

（2）风热感冒

证候：发热重，恶风，有汗或无汗，头痛，鼻塞流脓涕，喷嚏，咳嗽，痰黄黏，咽红肿痛，口干而渴，舌质红，舌苔薄白或黄，脉浮数或指纹浮紫。

辨证：本证患儿多以发热就诊，除直接感受风热之邪外，还可由风寒感冒化热而成。主要特征为发热，恶风，鼻流脓涕，咽红痰黄，舌质红，舌苔薄黄，脉浮数或指纹浮紫。风热之邪，上犯咽喉，致使咽喉红肿疼痛，区别于风寒感冒，临床上应与之鉴别。

治法：辛凉解表。

方药：银翘散或桑菊饮加减。常用：金银花、菊花、连翘清热解表，薄荷、牛蒡子疏风散热、宣肺利咽，豆豉发表除烦，桔梗、前胡宣肺化痰。

表热证候明显者，选银翘散；咳嗽症状较重者，选桑菊饮；咳甚痰黄，加黛蛤散、瓜蒌清肺化痰；咽红肿甚加山豆根、土牛膝根清咽解毒；高热便秘，加生大黄通腑泄热。

其他：也可选择小儿热速清、清开灵颗粒等。

（3）暑邪感冒

证候：发热无汗或汗出热不解，头痛鼻塞，身重困倦，咳嗽不甚，胸闷泛恶，口渴心烦，食欲不振，或有呕吐泄泻，小便短黄，舌质红，舌苔黄腻，脉数或指纹紫滞。

辨证：本证有明显季节性，发于夏季。主要特征为发热，头痛，身体困倦，纳差吐泻，舌质红，舌苔黄腻，脉数或指纹紫滞。夏令暑热夹湿，又有患儿贪凉饮冷，故易伤及小儿不足之脾阳，而出现脾阳不振、湿阻中焦之纳差吐泻等症。偏热重者，发热较高，头痛，口渴心烦，小便短黄；偏湿重者，身重困倦，胸闷泛恶，食欲不振，呕吐泄泻。

治法：清暑解表。

方药：新加香薷饮加减。常用：香薷发汗解表化湿，金银花、连翘解暑清热，藿香、佩兰祛暑利湿，厚朴、白豆蔻、扁豆花化湿和中。

热盛心烦加黄连、淡豆豉、栀子清心泻火除烦；泛恶呕吐加竹茹、半夏降逆止呕；身重困倦舌苔腻加鲜荷梗、荷叶、佩兰、西瓜翠衣祛暑利湿。

其他：也可选择藿香正气液等。

（4）时行感冒

证候：全身症状较重，壮热嗜睡，汗出热不解，目赤咽红，肌肉酸痛，或有恶心呕吐，或见皮疹散布，舌质红，舌苔黄，脉数。

辨证：本证起病急骤，全身症状重而肺系症状较轻，具有流行性。主要特征为表证重者高热恶寒，无汗或汗出热不解，肌肉酸痛；里证重者目赤咽红，或恶心呕吐等。时行疫毒，病情偏重，易于传变，本证治疗不当或不及时极易变生他病。

治法：疏风清热解毒。

方药：银翘散合普济消毒饮加减。常用：金银花、连翘清热解毒，荆芥、羌活辛温疏散，山栀、黄芩清肺泄热，大青叶、牛蒡子、桔梗宣肺利咽，薄荷辛凉发散。

如症见高热恶寒、脘痞恶心、头痛纳呆、舌苔如积粉，为时邪夹秽浊疫气，侵于募原。治宜透达募原，辟秽化浊。方选达原饮加味。常用：槟榔、草果、厚朴、知母、白芍、甘草、黄芩等。

其他：也可选择蒲地蓝口服液、儿童回春颗粒等。

2. 兼证

（1）夹痰

证候：感冒兼见咳嗽较剧，咳声重浊，喉中痰鸣，舌苔白腻，脉浮或脉滑。

辨证：本证以咳嗽较剧，喉中痰鸣为特征。这是在感冒主要证候特征的基础上，咳嗽比较突出，作为兼证而出现。小儿肺脏娇嫩，感邪之后，失于宣降，津液不布而生痰液，阻于气道，则咳嗽较剧，喉中痰鸣。风寒夹痰者，痰白清稀，恶寒，无汗，鼻流清涕，舌质淡红，舌苔薄白，脉浮紧或指纹浮红；风热夹痰者，痰黄黏稠，发热，恶风，鼻流脓涕，咽红痰黄，舌质红，舌苔薄黄，脉浮数或指纹浮紫。

治法：偏于风寒者辛温解表，宣肺化痰；偏于风热者辛凉解表，清肺化痰。

方药：在疏风解表的基础上，偏风寒配用二陈汤加减，常用：半夏、陈皮、白前等燥湿化痰；偏于风热者配用桑菊饮加减。常用：桑叶、菊花、浙贝母、瓜蒌皮等清化痰热。

其他：也可选择小儿肺热咳喘口服液。

（2）夹滞

证候：感冒兼见脘腹胀满，不思饮食，呕吐酸腐，口气秽浊，大便酸臭，或腹痛泄泻，或大便秘结，舌苔垢腻，脉滑。

辨证：本证以脘腹胀满，不思饮食，大便不调，舌苔垢腻，脉滑为特征。小儿脾常不足，感邪之后，脾失健运，饮食物阻于中焦，则脘腹胀满，不思饮食；食积化腐，浊气上乘于口，则口气秽浊，大便酸臭。

治法：解表兼消食导滞。

方药：在疏风解表的基础上，加用保和丸加减。常用：山楂、鸡内金、麦芽消食导滞，莱菔子、枳壳降气消积。

其他：也可选择馥感啉口服液、儿童回春颗粒、蒲地蓝口服液等。

（3）夹惊

证候：兼见惊惕啼叫，夜卧不安，磨牙，甚则惊厥抽风，舌质红，脉浮弦。

辨证：本证以夜卧不安，惊惕抽风为特征。小儿神气怯弱，阳常有余，阴常不足，心、肝常有余。感邪之后，易从阳化火，热扰心肝，则见惊惕啼叫，惊厥抽风。

治法：解表清热，镇惊息风。

方药：汤剂中可加用钩藤、蝉蜕、僵蚕平肝息风，煅龙骨、茯苓宁心安神。另服小儿回春丹或小儿金丹片清热化痰，祛风定惊。

其他：也可选择猴枣散、儿童回春颗粒等。

【病案处方选录】

病案一

高某，女，5岁。2012年6月20日初诊。

主诉：发热1天。

现病史：患儿1天前于公园游玩后夜间发热，体温39.1℃，家长给予服用布洛芬、清开灵等药物，身热起伏，伴有不欲饮食，食入则吐，大便溏薄，小便尚可，夜寐欠安。查体：神清，咽淡红，双侧扁桃体未见肿大，两肺呼吸音清，未闻及啰音，心腹无异常。

舌脉：舌质红，舌苔腻，脉滑数。

中医诊断：感冒（暑湿证）；西医诊断：急性上呼吸道感染。

治则：清暑解表。

方药：香薷 6g，白扁豆 6g，厚朴 6g，姜半夏 6g，金银花 6g，连翘 6g，藿香 6g，葛根 6g，炙甘草 3g。3 剂。

每日 1 剂，水煎 100mL，分早晚两次空腹温服。

[按语]患儿于夏季外出感受暑湿之邪而发病。暑为阳邪，侵袭肌表，卫表失宣，故见发热；暑多夹湿，湿性黏腻，缠绵难去，故服退烧药后，见身热起伏；湿阻中焦，影响脾胃功能，则可见不欲饮食，食入则吐，大便溏薄；热扰心神，故夜寐欠安；舌质红，舌苔腻，脉滑数都是暑热证的表现。

暑湿之邪，法当清暑解表，予以香薷发汗解表化湿，白扁豆健脾和中，厚朴行气宽中，姜半夏降逆止呕，金银花、连翘清热解暑，藿香祛暑利湿，葛根清肠化湿，甘草调和诸药。全方以清暑解表为主，针对湿邪困阻中焦而产生的症状，配以化湿、行气等药，临床收到很好的疗效。

病案二

王某，男，3 岁。2012 年 3 月 18 日初诊。

主诉：发热 2 天。

现病史：患儿 2 天前外出游玩后出现发热，体温波动于 38.7℃左右，家长给予服用头孢克肟、布洛芬等药物，患儿仍有发热，伴有头痛，鼻塞流黄涕，咽痛，夜寐欠安，二便调。查体：神清，咽红，双侧扁桃体未见肿大，两肺呼吸音清，未闻及啰音，心腹无异常。

舌脉：舌质红，舌苔薄黄，脉浮数。

中医诊断：感冒（风热证）；西医诊断：急性上呼吸道感染。

治则：疏风清热解表。

方药：金银花 6g，连翘 6g，大青叶 6g，荆芥 6g，桔梗 6g，牛蒡子 6g，蝉蜕 3g，薄荷 3g，竹叶 6g，炙甘草 3g。3 剂。

每日 1 剂，水煎 100mL，分早晚两次空腹温服。

电话复诊，服药 2 天病愈。

[按语]此患儿有外感病史，据症状舌脉分析属于风热感冒。风热之邪，侵犯肌体，正邪交争，故发热；风热上扰，故头痛；客于肺卫，肺失宣降，故鼻塞流黄涕；上犯咽喉，致使咽喉红肿疼痛，区别于风寒感冒；热扰心神，

故夜寐欠安；舌质红，舌苔薄黄，脉浮数皆是风热证的表现。

风热之邪，法当疏风清热解表，予以金银花、连翘、大青叶解表清热降温，荆芥解表祛邪，桔梗、牛蒡子、蝉蜕宣肺利咽，薄荷辛凉发表，竹叶清热生津除烦，甘草调和诸药。全方苦寒药物较多，助于退烧解热，但须中病即止，以防损伤脾胃。

病案三

周某，女，3 岁。2013 年 12 月 24 日初诊。

主诉：发热 1 天。

现病史：患儿 1 天前夜间外出后恶寒发热，头痛，鼻塞。体温 38.8℃，家长给予布洛芬，患儿仍有发热，伴头痛，鼻塞流清涕，微咳，夜寐欠安，大、小便尚调。查体：神清，咽不红，双侧扁桃体未见肿大，两肺呼吸音清，未闻及啰音，心腹无异常。

舌脉：舌质淡红，舌尖散在红点，舌苔薄白，脉浮紧。

中医诊断：感冒（风寒证）；西医诊断：急性上呼吸道感染。

治则：辛温解表，宣肺通窍。

方药：荆芥 6g，防风 6g，羌活 6g，白芷 6g，苍耳子 3g，桔梗 6g，前胡 6g，炙甘草 3g。3 剂。

每日 1 剂，水煎 100mL，分早晚两次空腹温服。

[**按语**] 此患儿因夜间外出受冷，风寒邪气由口鼻或皮毛侵袭而发病。风寒之邪，郁于肌腠，卫阳被遏，邪正交争，则恶寒发热；寒性收引，太阳经脉不利，则头痛；寒邪客肺，肺开窍于鼻，肺气失宣，则鼻塞流清涕，轻咳；舌质淡红，舌苔薄白，脉浮紧为风寒外束的表现。

风寒感冒，法当辛温解表，使风寒邪气随汗而出，方以荆防败毒散加减，荆芥、防风、羌活解表散寒，苍耳子、白芷散寒止痛通窍，桔梗、前胡宣肺止咳，甘草调和诸药。全方以辛温散寒药为主，针对头痛、鼻塞、微咳等兼症，辅以宣肺止咳、通窍止痛之品。

【**小结**】

感冒乃小儿常见疾病，《幼科释谜·感冒》写道："感冒之源，由卫气虚，元府不闭，腠理常疏，虚邪贼风，卫阳受摅。"可见，由于小儿本身气血未充，卫外功能未固，外邪乘虚而入，形成感冒。小儿属于纯阳之体，故疾病发展迅速，在对待小儿疾病尤其是外感性疾病时，王绍洁教授认为尤其需要辨证准确，抓住病机，正确选择药物。如果化热化火迅速者要敢于使用大苦、大寒类药物，往往能够使高热危急患儿转危为安，但须中病即止，以防损伤脾胃。也有属外热内寒证者，虽发热仍可用温性及热性药，只要辨证正确，准确配方，可药到病除。

除方药治疗外，辅以针灸、拔罐、药物贴敷等也可收到良好效果。如针取大椎、曲池、合谷等穴，可用于风热感冒；艾灸取大椎、风门、肺俞等穴，可用于治疗风寒感冒。

古语说："要想小儿安，三分饥与寒。"这是针对过分温饱而言，指别撑着和捂着小儿。孩子的饮食要品种合理、荤素搭配，最好以高蛋白为主，以需要为度。比如喂奶时，小儿用嘴顶出来不吃，应立刻停止，不要强迫。对吃零食，只要量适中，不冲淡主食，别太油腻和寒凉就好，因为冷饮之类伤阳气，会影响发育。另外，小儿在生病期间的消化功能稍差，此时应在原有饮食量上再稀少一些，吃到九分饱足矣。衣服应根据季节变化来增减，因为小儿体属纯阳，天生就具有火力，不需要捂着。尤其秋天本应锻炼小儿的耐寒能力，一捂反而容易上火生病。而五月初的北方，会有室外热室内冷的现象，建议在户外时给小儿少穿点，回到家再加件衣服。

同时，在感冒流行的期间，尽量避免带小儿去人口聚集、空气流通不畅的地方。体质虚弱的小儿还应重视体育锻炼，增强抵抗力。

二、支气管炎

支气管炎是指由于各种致病原引起的支气管黏膜感染，属于中医学咳嗽范畴。凡因感受外邪或脏腑功能失调，影响肺的正常宣肃功能，造成肺气上逆作咳，咯吐痰涎，即称"咳嗽"。目前咳嗽在临床上发病率较高，秋冬季及冬春季节交替期及寒温不调之时尤为多见，多发生于幼儿。咳嗽可分为外感和内伤，外感咳嗽由感受外邪引起，以风邪为主，发病较急，病程较短，咳嗽声高，有表证，多为实证；内伤咳嗽以肺脾虚弱为主，发病较缓，病程较长，咳嗽声低，有里证，多由实转虚或虚实夹杂。

许多外感、内伤疾病都可见咳嗽症状，但并非以咳嗽为主症，故应与本病相鉴别。

【临床诊断要点】

1. 好发于秋冬季及冬春季节交替期及寒温不调之时。

2. 发病前多有感冒病史。

3. 以咳嗽为主症。

4. 肺部听诊可闻及两肺呼吸音粗糙或有干啰音。

5. 查血象：细菌感染者，白细胞计数和中性粒细胞数均升高；病毒感染者，白细胞计数则无升高或可降低。

6. 对鼻咽、气管的分泌物检测、培养等病原学检查亦可帮助确立相关病原学诊断。

7. 查 X 线显示胸片正常，或肺纹理增粗，肺门阴影增深。

【辨证论治】

1. 外感咳嗽

（1）风寒咳嗽

证候：咳嗽频作，咽痒声重，痰白清稀，鼻塞流涕，恶寒少汗，或有发热头痛，全身酸痛，舌苔薄白，脉浮紧，指纹浮红。

辨证：本证有外感病史，发病较急。主要特征为咳嗽频作，咽痒声重，痰白清稀，兼见风寒表证。风寒犯肺，壅阻肺络，气机不利，则咳嗽频作，咽痒声重，痰白清稀，鼻塞流涕；风寒之邪，束于肌表，郁遏卫阳，或郁于太阳经脉，经脉收引，则恶寒少汗，发热头痛，全身酸痛。类似于风寒感冒，小儿风寒咳嗽也容易从阳化热，而见口渴咽痛、鼻流浊涕等风热证的表现，此时应注意证型已发生改变。

治法：散寒宣肺。

方药：金沸草散加减。常用：金沸草顺气止咳，前胡、荆芥疏散风寒，细辛温经发散，半夏燥湿化痰，茯苓利水除痰。

寒邪较重，加炙麻黄辛温宣肺；咳甚加杏仁、桔梗、枇杷叶止咳下气；痰多加橘皮、茯苓化痰理气。

（2）风热咳嗽

证候：咳嗽不爽，痰黄黏稠，不易咯出，口渴咽痛，鼻流浊涕，伴有发热头痛，恶风，微汗出，舌质红，舌苔薄黄，脉浮数，指纹红紫。

辨证：本证有外感病史，发病较急，可由风寒咳嗽化热而来。主要特征为咳嗽不爽，痰黄黏稠，不易咯出，兼见风热表证。风热犯肺，肺失宣肃，则咳嗽，鼻流浊涕；热为阳邪，易伤津液，则痰黄黏稠，口渴咽痛；邪在卫表，卫气不畅，则发热头痛，恶风，微汗出。

治法：疏风肃肺。

方药：桑菊饮加减。常用：桑叶、菊花疏散风热，薄荷、连翘辛凉透邪、清热解表；杏仁、桔梗宣肺止咳，芦根清热生津，甘草和中。

气粗、口渴加生石膏、天花粉清热生津；肺热重加黄芩清肺；咽红肿痛加土牛膝根、玄参利咽消肿；咳嗽重加枇杷叶、前胡清肺止咳；痰多加浙贝母、瓜蒌涤痰止咳。

2. 内伤咳嗽

（1）痰热咳嗽

证候：咳嗽痰黄，稠黏难咯，面赤唇红，口苦作渴，或有发热、烦躁不宁，尿少色黄，舌质红，舌苔黄腻，脉滑数，指纹色紫。

辨证：本证因小儿肺脾虚弱，气不化津，内有郁热，炼液成痰，痰热互结而成。主要特征为咳嗽痰黄，黏稠难咯，兼里热证。热重者，则面赤唇红，口苦作渴，或有发热、烦躁不宁，尿少色黄；痰重者，则咳嗽痰多。

治法：清肺化痰。

方药：清金化痰汤加减。常用：桑白皮、前胡、葶苈子肃肺降逆，浙贝母、桔梗止咳化痰，黄芩、鱼腥草清肺解热，甘草和中。

痰多色黄，稠黏咯吐不爽加竹沥、胆南星、海浮石清肺化痰；胸胁疼痛加郁金、川楝子理气通络；心烦口渴加栀子、黄连、竹叶清心除烦。

（2）痰湿咳嗽

证候：咳嗽重浊，痰多壅盛，色白而稀，胸闷纳呆，舌苔白腻，脉濡。

辨证：本证因小儿脾常不足，若喂养不当、饮食失节易致脾运失健，影响津液输布运化而酿生痰浊水湿。主要特征为咳嗽重浊，痰多壅盛，色白而稀。脾为生痰之源，肺为贮痰之器，痰湿贮肺，阻塞气道，肺失宣降，故咳嗽重浊，痰多壅盛，色白而稀；痰湿壅盛，气机不畅，故胸闷；痰湿困阻中焦，故纳呆食少。

治法：化痰燥湿。

方药：二陈汤合三子养亲汤。常用：陈皮、半夏理气化痰，茯苓、甘草健脾化湿，苏子、莱菔子、白芥子肃肺化痰。

湿盛加苍术、厚朴燥湿健脾，宽胸行气；咳甚加杏仁、百部、枇杷叶宣肺化痰止咳；胸闷呕吐加陈皮、枳壳理气宽胸。

（3）阴虚咳嗽

证候：干咳无痰，或痰少而黏，不易咯出，口渴咽干，喉痒声嘶，手足心热，或咳嗽带血，午后潮热，舌质红，舌苔少，脉细数。

辨证：本证多因小儿肺脏娇嫩，咳嗽日久不愈，邪恋伤津，肺阴受损而致。

主要特征为干咳无痰，喉痒声嘶。肺阴亏虚，阴虚生燥，则干咳无痰，或痰少而黏，不易咯出；津液无法上乘于口咽，则口渴咽干，喉痒声嘶；阴虚生内热，热伤肺络，则手足心热，或咳嗽带血，午后潮热。

治法：滋阴润肺，兼清余热。

方药：沙参麦冬汤加减。常用：沙参清肺火、养肺阴，麦门冬、玉竹清热润燥，天花粉、生扁豆清胃火、养胃阴，桑叶宣肺，生甘草清火和中。

咳嗽痰黏加川贝母、炙枇杷叶、海浮石豁痰止咳；咳甚痰中带血加茅根、藕节炭、蛤粉炒阿胶清肺止咳；阴虚发热加地骨皮、白薇、生地黄、石斛养阴清热。

（4）气虚咳嗽

证候：咳而无力，痰白清稀，面色苍白，气短懒言，语声低微，喜温畏寒，体虚多汗，舌质淡嫩，脉细少力。

辨证：本证因小儿肺脏娇嫩，若素体虚弱，或咳嗽日久不愈，损伤正气，而致肺脾气虚。主要特征为咳而无力，痰白清稀。肺气亏虚，不足以吸，则咳而无力，气短懒言，语声低微；肺卫不能发挥温腠理、司开阖的功能，则喜温畏寒，体虚多汗；脾气不足，运化不健，酿湿生痰，则面色苍白，痰白清稀。

治法：健脾补肺，益气化湿。

方药：六君子汤加味。常用：党参补气益胃，白术、茯苓健脾化湿，甘草和中养胃，陈皮、半夏燥湿化痰。

气虚甚者加黄芪、黄精益气补虚；汗出形寒加生姜、大枣调和营卫；咳甚痰多加杏仁、川贝母、炙枇杷叶化痰止咳；纳呆加焦山楂、神曲和胃导滞。

【病案处方选录】

病案一

张某，男，4 岁。2013 年 3 月 21 日初诊。

主诉：咳嗽 2 天。

现病史：患儿于 2 天前外出受凉后出现咳嗽，不伴发热，未予任何药物治疗，咳嗽逐渐加重，遂来我院就诊。现患儿咳嗽阵作，喉中有痰，痰量不多，鼻塞流清涕，胃纳可，夜寐欠安，大、小便调。查体：神清，咽不红，双侧扁桃体无肿大，两肺呼吸音粗，未闻及啰音，心腹无异常。

舌脉：舌尖红，舌苔薄白，脉浮。

中医诊断：咳嗽（风寒证）；西医诊断：急性支气管炎。

治则：疏风散寒止咳。

方药：蜜麻黄 6g，炙杏仁 6g，荆芥 6g，细辛 3g，干姜 6g，前胡 6g，桔梗 6g，辛夷 6g，炙甘草 3g。5 剂。

每日 1 剂，水煎 100mL，分早晚两次空腹温服

[**按语**] 患儿有外感病史，风寒之邪犯肺，肺失宣降，气机不利，则咳嗽阵作，鼻塞流涕；寒为阴邪，感邪初期，未化热伤津，故鼻流清涕；肺主通调水道，肺气不利，津液失布，凝而成痰，阻于气道，则见喉中有痰；咳嗽频繁，影响睡眠，则夜寐欠安；舌尖红，舌苔薄白，脉浮均为风寒表证之象。

风寒咳嗽，法当疏风散寒止咳，方以三拗汤加减。蜜麻黄发散风寒，宣肺平喘；杏仁降肺止咳，与麻黄配伍，有宣有降；荆芥、细辛解表散寒；干姜温肺化痰；前胡、桔梗宣肺化痰，止咳利咽；辛夷发散风寒，宣通鼻窍；炙甘草润肺止咳，调和诸药。全方散寒祛邪的同时，注重气机的调节，宣降结合，调畅肺气；辛温并用，温化寒痰；并针对鼻塞、夜寐不安等症状，予通窍、安神之品，以减轻患儿不适。

病案二

刘某，女，5 岁。2012 年 8 月 30 日初诊。

主诉：咳嗽伴发热 2 天。

现病史：患儿 2 天前外出游玩后出现咳嗽，为阵发性单声咳，喉中有痰，咯吐不爽，伴有发热，体温最高 38.3℃，来院就诊，门诊查血常规示：WBC 7.17 × 10⁹/L，N 43.7%，L 46.6%，现患儿咳嗽阵作，喉中有痰，伴有鼻塞流涕，无喘促，胃纳一般，夜寐欠安，大、小便调。查体：神清，咽红，双侧扁桃体未见肿大，两肺呼吸音粗，未闻及啰音，心腹无异常。

舌脉：舌质红，舌苔薄黄，脉浮数。

中医诊断：咳嗽（风热证）；西医诊断：急性支气管炎。

治则：疏风清热止咳。

方药：菊花 6g，黄芩 6g，炙杏仁 6g，蜜桑白皮 9g，前胡 6g，款冬花 6g，蝉蜕 3g，辛夷 6g，炙甘草 3g。5 剂。

每日 1 剂，水煎 100mL，分早晚两次空腹温服。

二诊：2012 年 9 月 5 日，患儿无发热，咳嗽少作，痰少，纳差，寐安，大、小便调。查体：神清，咽红，双侧扁桃体未见肿大，两肺呼吸音粗，未闻及啰音，心腹无异常。舌质淡红，舌苔白腻，脉滑。

方药：黄芪 6g，炒白术 9g，防风 6g，陈皮 6g，制半夏 6g，黄芩 6g，炙

杏仁 6g，炒莱菔子 9g，鸡内金 6g，炙甘草 3g。10 剂。

每日 1 剂，水煎 100mL，分早晚两次空腹温服

[**按语**] 患儿素体虚弱，有外感病史，感受风热之邪，邪热交争而发热；风热之邪上犯于肺，肺气郁闭，气机不利而咳嗽，鼻塞流涕；肺主通调水道，肺气不利，津液失布，凝而成痰，阻于气道，故见喉中痰多；风热上乘咽喉，故咽红；舌质红，舌苔薄黄，脉浮数均为风热证的表现。小儿肺常不足，脾常虚，疾病后期患儿易见脾虚痰蕴之证。此时，表证已解，无发热等症；而脾气不足，运化不健，酿湿生痰，则见纳差食少；舌质淡红，舌苔白腻，脉滑皆是脾虚有湿之象。

风热咳嗽，法当疏风清热止咳，方以桑菊饮加减。其中菊花疏散风热，清利头目而肃肺；黄芩清宣肺热；杏仁利气止咳；蜜桑白皮泻肺止咳；前胡、款冬花清热止咳化痰；患儿时有鼻塞流涕，予蝉蜕、辛夷清热通窍；甘草调和诸药。后期治疗则以补益肺气、健脾化痰为主辨证施治，方以玉屏风散及二陈汤加减变化，黄芪益气补虚；白术健脾化湿；防风祛风胜湿；陈皮、半夏燥湿化痰；黄芩清肺热；杏仁降气止咳化痰；莱菔子消食降气化痰；鸡内金消食导滞；甘草祛痰止咳、调和药性。

本例根据同一种疾病所处的不同时期进行辨证论治，运用不同的治疗方法，是同病异治的体现。可见，风热感冒初期正气未虚，正邪交争，当以解表祛邪为主；后期正气受损，应注意补养正气，同时去除病理产物，缓解临床症状，可以缩短疗程。

病案三

李某，男，5 岁。2012 年 8 月 3 日初诊。

主诉：发热咳嗽 3 天。

现病史：患儿 3 天前外出后出现发热，体温最高 39℃，咳嗽频作，痰多色黄黏稠，家长予口服希刻劳 3 天及美林对症退热，患儿症状无缓解，来院就诊。门诊查血常规示：WBC4.59×10^9/L，N50.8%，L42.1%，现患儿咳嗽频作，痰黄黏稠，呼吸稍促，胃纳差，夜寐欠安，大、小便调。查体：神清，咽红，双侧扁桃体未见肿大，两肺呼吸音粗，未闻及啰音，心腹无异常。

舌脉：舌质红，舌苔黄腻，脉滑数。

中医诊断：咳嗽（痰热证）；西医诊断：急性支气管炎。

治则：清肺化痰止咳。

方药：黄芩 6g，蜜桑白皮 9g，炙杏仁 6g，瓜蒌 6g，姜半夏 6g，橘红

6g，浙贝母 3g，天花粉 6g，麦冬 6g，炙甘草 3g。5 剂。

每日 1 剂，水煎 100mL，分早晚两次空腹温服。

二诊：2012 年 8 月 8 日，患儿无发热，咳少，咯痰色黄，纳可，寐安，大、小便调。查体：神清，咽红，双侧扁桃体未见肿大，两肺呼吸音粗，未闻及啰音，心腹无异常。舌质红，舌苔黄腻，脉滑。上方续服。

[**按语**]患儿外感风热化火入里，炼液成痰，痰随气逆，故咳嗽，痰黄黏稠、舌质红、舌苔黄腻、脉滑数，是痰热之象。复诊时，症状有好转，但仍以咳少、咯痰色黄、舌质红、舌苔黄腻、脉滑等痰热表现为主，疾病证型未发生改变。

此患儿虽有外感史，但就诊时表邪已入里，里证明显，属痰热咳嗽，法当清肺化痰止咳。方以清金散加减，黄芩清泄肺热，蜜桑白皮、杏仁肃肺止咳，瓜蒌、半夏、橘红、浙贝母尤以清肺之热痰效果显著；患儿高热不退，热易伤阴，清热化痰的同时应加以养阴药天花粉、麦冬固护阴液。二诊仍为痰热咳嗽，遂续用前方。

病案四

侯某，男，9 岁。2012 年 5 月 20 日初诊。

主诉：咳嗽 3 天。

现病史：患儿素体虚弱，3 天前无明显诱因出现咳嗽阵作，夜间为主，咯吐白色泡沫样痰，来院就诊。现患儿咳嗽阵作，咯吐白痰，时有神疲困倦，面色萎黄，无发热，无喘促，胃纳差，夜寐欠安，大便溏薄，小便尚可。查体：神清，咽微红，双侧扁桃体未见肿大，两肺呼吸音粗，未闻及啰音，心腹无异常。

舌脉：舌质红，舌苔白腻，脉滑。

中医诊断：咳嗽（痰湿证）；西医诊断：急性支气管炎。

治则：燥湿化痰止咳。

方药：蜜麻黄 6g，炙杏仁 6g，陈皮 6g，姜半夏 6g，茯苓 6g，紫苏子 6g，炒莱菔子 9g，白芥子 3g，干姜 6g，鸡内金 6g，炙甘草 3g。5 剂。

每日 1 剂，水煎 100mL，分早晚两次空腹温服。

二诊：2012 年 5 月 26 日，患儿轻咳，痰少，纳可，寐安，大、小便调。查体：神清，咽微红，双侧扁桃体未见肿大，两肺呼吸音粗，未闻及啰音，心腹无异常。舌质淡红，舌苔薄白，脉滑。上方续服。

[**按语**]小儿脾常不足，此患儿素体虚弱，脾虚湿盛生痰，上渍于肺，肺气受遏失宣出现咳嗽、咯白痰；痰湿困脾，运化失健，清阳不升，则神疲倦怠、面色萎黄、胃纳差、大便溏薄；舌苔白腻、脉滑均乃痰湿之征象。复诊症状

减轻，但舌质淡红，舌苔薄白，脉滑仍为痰湿的表现，疾病证型未发生改变。

痰湿咳嗽，法当燥湿化痰止咳，方中蜜麻黄、杏仁宣肺止咳；陈皮、半夏、茯苓健脾理气化痰；苏子、莱菔子、白芥子加强肃肺化痰之功；患儿大便溏薄乃痰湿兼寒之象，加用干姜温肺散寒、温补脾阳；鸡内金消食导滞；甘草调和诸药。

病案五

赵某，男，4岁。2013年3月17日初诊。

主诉：咳嗽咳痰6天。

现病史：患儿6天前无明显诱因出现咳嗽痰多、色白清稀，喉间痰鸣，无发热，无喘促及呼吸困难，纳呆，睡眠及大、小便正常。查体：体温36.7℃，咽充血，双肺呼吸音粗，无固定湿性啰音。查胸片示支气管炎征象。血常规示WBC $8.5 \times 10^9/L$，N60%，L37.3%。

舌脉：舌质淡红，舌苔白腻，脉滑。

中医诊断：咳嗽（痰湿证）；西医诊断：急性支气管炎。

治则：燥湿化痰止咳。

方药：制附子3g，茯苓6g，炒白术6g，炙杏仁6g，炙紫菀6g，生姜6g，桔梗6g，鸡内金6g，焦山楂6g，炙甘草3g。3剂。

每日1剂，水煎100mL，分早晚两次空腹温服。

二诊：2013年3月21日，患儿咳嗽减轻，痰少，食欲增强，寐安，大、小便调。查体：神清，咽略充血，双侧扁桃体未见肿大，两肺呼吸音粗，未闻及啰音，心腹无异常。舌质淡红，舌苔薄白，脉滑。上方减附子，续服5剂，咳嗽已痊愈。随访半年，身体健康。

[按语]此患儿咳嗽痰多、色白清稀，喉间痰鸣，舌质淡红，舌苔白腻，脉滑，均为痰湿咳嗽的表现。明代李中梓《医宗必读·痰饮》载："脾为生痰之源，肺为贮痰之器。"王节斋云："痰之本，肾也。"此方取真武汤之意，温阳利湿，方中制附子温化寒湿，有报道称附子本身具有糖皮质激素样作用；生姜温肺散寒，化痰止咳；茯苓、白术健脾燥湿；杏仁、紫菀化痰止咳；桔梗开宣肺气而利咽，又能载诸药上行；鸡内金、焦山楂消食开胃；炙甘草调和诸药。如此，肺脾肾得益，使肺宣发肃降复常，疗效确切。

病案六

刘某，男，3岁。2012年9月26日初诊。

主诉：反复咳嗽1个月余。

现病史：患儿反复咳嗽 1 个月余，曾于外院多次就诊，口服中成药及西药（具体不详），咳嗽无明显缓解，现患儿咳嗽，干咳为主，痰少而黏，无发热，无喘促，胃纳差，夜寐欠安，大便干，小便尚可。查体：神清，咽微红，双侧扁桃体未见肿大，两肺呼吸音粗，未闻及啰音，心腹无异常。

舌脉：舌质红，舌尖尤甚，苔少中剥，脉细。

中医诊断：咳嗽（阴虚证）；西医诊断：慢性支气管炎。

治则：滋阴润肺止咳。

方药：柴胡 6g，黄芩 6g，太子参 6g，百合 6g，百部 6g，炙杏仁 6g，蝉蜕 3g，炙甘草 3g。7 剂。

每日 1 剂，水煎 100mL，分早晚两次空腹温服。

二诊：2012 年 10 月 3 日，患儿咳嗽明显好转。查体：神清，咽微红，双侧扁桃体未见肿大，两肺呼吸音粗，未闻及啰音，心腹无异常。舌质红，舌苔少，脉细。上方续服巩固治疗 1 周。

[**按语**] 患儿咳嗽日久，正虚邪恋，耗伤肺阴，肺失润降，咳嗽以干咳为主；阴津不足，炼液成痰则痰少而黏；阴虚生内热，热扰心神，则夜寐欠安；阴虚生燥，胃肠津液不足，则纳差，大便干；舌质红，舌尖尤甚，苔少中剥，脉细亦为阴虚之征象。复诊较之前明显好转，但舌质红，舌苔少，脉细仍为阴虚的表现，疾病证型未发生改变。

阴虚咳嗽，法当滋阴润肺止咳，方以小柴胡汤为基础方。柴胡解半表半里之邪，黄芩助柴胡清泄肺热，太子参滋阴补气、扶助正气，百合、百部润肺生津止咳，蝉蜕清热利咽，甘草调和药性。小柴胡汤为和解少阳的代表方，在临床上应用广泛，对于病程迁延之呼吸道感染效果尤佳。临床上辨证施治、灵活加减应用，方便快捷，疗效确切。

病案七

姜某，女，6 岁。2013 年 3 月 5 日初诊。

主诉：反复咳嗽 1 个月余。

现病史：患儿于 1 个月前受凉感冒后开始咳嗽，曾于外院就诊，口服中药（具体不详），感冒症状缓解，唯咳嗽反复不愈。现患儿时有咳嗽，咳声低微，痰白清稀，面色苍白，平素多汗，胃纳不佳，夜寐尚可，大、小便调。查体：神清，咽不红，双侧扁桃体未见肿大，两肺呼吸音粗，未闻及啰音，心腹无异常。

舌脉：舌质淡红，舌苔白，脉细弱。

中医诊断：咳嗽（气虚证）；西医诊断：慢性支气管炎。

治则：益气健脾，止咳化痰。

方药：太子参 6g，白术 9g，茯苓 6g，防风 6g，炙杏仁 6g，桔梗 6g，陈皮 6g，砂仁 3g，鸡内金 6g，炙甘草 3g。10 剂。

每日 1 剂，水煎 100mL，分早晚两次空腹温服。

二诊：2013 年 3 月 15 日，患儿咳嗽明显好转，食欲增加，偶尔有轻微出汗，夜寐可，大、小便调。查体：神清，咽不红，双侧扁桃体未见肿大，两肺呼吸音粗，未闻及啰音，心腹无异常。舌质淡红，舌苔薄白，脉细。

方药：太子参 6g，白术 9g，防风 6g，炙杏仁 6g，当归 6g，陈皮 6g，砂仁 3g，鸡内金 6g，炙甘草 3g。10 剂。

每日 1 剂，水煎 100mL，分早晚两次空腹温服。

[**按语**]患儿素体虚弱，感邪后易于发病，正气不足，无力抗邪外出，故咳嗽迁延不愈；肺气亏虚，卫表不固，则咳声低微，平素多汗；脾气不足，运化失健，酿湿生痰，则面色苍白，胃纳不佳，痰白清稀；舌质淡红，舌苔白，脉细弱均为肺脾气虚之象。复诊时症状较之前明显好转，但偶尔有轻微汗出，舌质淡红、舌苔薄白、脉细仍为气虚之象。若想防止咳嗽复发，还需要继续调节气虚体质。

气虚咳嗽，法当益气健脾、止咳化痰，方以六君子汤加减。太子参易党参滋阴补气、健脾益肺；白术、茯苓补气健脾化湿；防风祛风固表；杏仁、桔梗宣降肺气、止咳化痰；陈皮、砂仁燥湿化痰、理气开胃；鸡内金健胃消食；炙甘草调和诸药。全方以益气扶正为主，补而不滞，结合患儿咳嗽有痰、胃纳欠佳、平素汗出等症状，予以化痰止咳、理气开胃之品，临床取得了良好的疗效。二诊之时，症状好转，还需继续服药巩固调节，酌减药味，又新增当归补血活血，久病必瘀，故疾病后期辅以活血化瘀更利于病情恢复。

【小结】

咳嗽多由肺部感受外邪，或由内伤，从而导致肺失宣肃，肺气上逆所致。其病位主要在肺，肺主一身之表，小儿又有"肺常不足"的生理特点，素体气虚，外邪极易犯肺，肺气失宣，清肃失司则见咳嗽。因此王绍洁教授认为，治疗咳嗽用药尤其要重视肺脏的气机，用药的宗旨就是为了恢复肺宣发肃降的生理功能。如见鼻塞、无汗、喷嚏等，为肺气失宣之象，用药以宣肺为主，常用炙麻黄、桔梗等；若见呼吸短促、呼吸表浅、喘息、咳而上气等，皆为肺失清肃之征，用药以肃肺为主，常用厚朴、半夏等。

外感咳嗽应根据咳嗽的时间、节律、性质、声音，以及痰的色、质、量、味，辨别寒热虚实，从而遣方用药，便可药到病除。热者需加浙贝母、瓜蒌，浙贝母清热化痰、开郁散结，瓜蒌清肺润燥、化痰散结、利气宽胸，二者相须，增强了润肺清热化痰之力；寒者加干姜、细辛，干姜辛散、辛以行散、热以温通，可以温脾、温化痰饮，细辛辛散温燥，既可疏散风寒，又可温肺化饮，而且细辛入少阴经，能够祛在里、在下的寒水之痰，两药温散结合，善治痰饮。

疾病后期多为内伤咳嗽，病位主要在肺而涉及脾，用药应注重健脾化痰及养阴清热。"脾为生痰之源，肺为贮痰之器。"咳嗽后期易成脾虚痰蕴之证，常用陈皮、半夏，陈皮理气健脾、燥湿化痰，半夏燥湿化痰，二者皆入脾经，既治已成之痰，又防脾虚生痰。咳嗽日久耗伤肺阴，常用麦冬、百合、沙参等养阴润肺止咳之品。病程迁延者还应扶助正气，以助疾病的恢复，此时，王绍洁教授善于用太子参。

除方药治疗外，也可以根据寒热虚实，辅以针灸、拔罐等方式增加疗效。

咳嗽患儿的日常护理对于患儿的康复至关重要。咳嗽时急速气流从呼吸道黏膜带走水分，造成黏膜缺水，因此，保持患儿所在环境的湿润洁净，并有良好的通风，可以使用加湿器、挂湿毛巾、用水拖地板或在房间里放一盆清水等方法来增加空气湿度。远离尘土、油烟，如果室外空气质量差，应减少患儿外出的次数。远离花草宠物，以免造成过敏加重病情。咳嗽严重时，往往影响患儿正常睡眠，所以要尽量保持室内安静，为患儿创造舒适的睡眠环境。年龄小的患儿，父母应经常为其变换体位及轻拍背部，可以促进痰液的排出。

患儿的饮食要保证可口、清淡、有营养。而鱼、蟹、虾等海鲜，过甜、过咸、过辣食物及油炸、烧烤等油腻食物，会助湿生痰，引起过敏反应，加重病情，当属禁忌。给予温热的饮食，面条、面片汤均可，不吃凉的食品饮料。菜肴要清淡，尽量以蒸煮为主。多喝水，充足的水分可以帮助稀释痰液，使痰易于咳出，并能够增加尿量，促进有害物质的排泄。

同时培养患儿养成良好的生活习惯。不喝冰水；不靠近吸烟人群；饭前必须洗手；控制饮食，不要吃凉性水果和食物；不能过于兴奋、疲累。

三、肺炎

肺炎系由不同病原体或其他因素所致的肺部炎症，中医学称之为肺炎喘嗽。肺炎喘嗽是小儿时期常见的肺系疾病之一，以发热、咳嗽、痰壅、气急、鼻扇为主要症状，严重者可见张口抬肩、呼吸困难、面白唇青等症。本病全年皆有，冬春两季为多，好发于婴幼儿，一般发病较急，若能早期及时治疗，预后良好。

【临床诊断要点】

1. 起病较急，有发热、咳嗽、痰壅、气急、鼻扇等症，或有轻度发绀。

2. 病情严重者，可见喘促烦躁、面色苍白、口唇青紫、高烧不退。

3. 新生儿患肺炎时，无明显上诉症状，而是以不乳、精神萎靡、白沫呛奶等症为主。

4. 肺部听诊可闻及较固定的中细湿啰音，可伴随干性啰音，若有病灶融合，则可闻及管状呼吸音。

5. 查 X 线显示肺纹理增多、紊乱，肺部透亮度降低或增强，可见小片状阴影，也可出现大片状阴影。

6. 查血象：细菌感染者，白细胞计数和中性粒细胞计数均升高；病毒感染者，白细胞计数则无升高或可降低，有时可见异型淋巴细胞。

7. 原诊断。

【辨证论治】

1. 常证

（1）风寒闭肺

证候：恶寒发热，无汗不渴，咳嗽气急，痰稀色白，舌质淡红，舌苔薄白，脉浮紧，指纹浮红。

辨证：本证多见于发病初期，寒冷季节易于发生，由风寒之邪袭肺，肺失宣降所致。主要特征为咳嗽气急，痰稀色白，口不渴，并有恶寒发热、无汗等风寒表证。小儿为病传变迅速，正邪交争易于化热，故临床上本证为时短暂，应注意其证候转化。

治法：辛温宣肺，化痰止咳。

方药：华盖散加减。常用：麻黄、杏仁散寒宣肺；荆芥、防风解表散寒；桔梗、白前宣肺止咳；苏子、陈皮化痰平喘。

痰多白黏，舌苔白腻者，加半夏、莱菔子化痰止咳平喘；寒邪外束，肺有伏热，加桂枝、生石膏表里双解。

（2）风热闭肺

证候：初起证候较轻，发热恶风，微有汗出，口渴欲饮，咳嗽，痰稠色黄，呼吸急促，咽红，舌尖红，舌苔薄黄，脉浮数，指纹浮紫。重症则见高热烦躁，面色赤红，咳喘气急，鼻翼扇动，喉间痰鸣，大便干，小便黄，舌质红，舌苔黄，脉滑数，指纹紫滞。

辨证：本证除因外感风热犯肺而发病外，还可由风寒之证化热而成。主要特征为轻者痰稠色黄、口渴咽红、呼吸急促，可有发热恶风、微有汗出等风热表证；重者热势更著，鼻翼扇动，喘咳剧烈。本证初起便有明显热象，可据口渴、咽红及舌脉特征，与风寒闭肺证相鉴别；重症患儿则往往快速发展成痰热闭肺证，当予以重视。

治法：辛凉宣肺，清热化痰。

方药：银翘散合麻杏石甘汤加减。常用：麻黄、杏仁、生石膏、生甘草清热宣肺，金银花、连翘清热解毒，薄荷辛凉解表，桔梗、牛蒡子清热利咽。

壮热烦渴，倍用生石膏，加知母清热宣肺；喘息痰鸣者加葶苈子、浙贝母泻肺化痰；咽喉红肿疼痛加射干、蝉蜕利咽消肿；津伤口渴加天花粉生津清热。

（3）痰热闭肺

证候：发热烦躁，喉间痰鸣，痰稠色黄，气促喘憋，鼻翼扇动，或口唇青紫，舌质红，舌苔黄腻，脉滑数。

辨证：本证多见于肺炎喘嗽的中期，为热邪炽盛，炼液成痰，痰热互结，壅阻于肺。主要特征为发热、咳嗽、痰壅、气急、鼻扇；严重者肺气闭塞，气血瘀滞，而见口唇青紫、痰壅如潮，病情危急，当及时救治，避免发生变证。

治法：清热宣肺，涤痰定喘。

方药：五虎汤合葶苈大枣泻肺汤。常用：麻黄、杏仁、生石膏、生甘草清肺平喘，细茶升清降浊，蜜桑白皮、葶苈子泻肺，苏子、前胡宣肺化痰，黄芩、虎杖清肺解毒。

热甚腑实加生大黄、玄明粉通腑泄热；痰多加天竺黄、制胆南星化痰；唇紫加丹参、当归、赤芍活血化瘀。

（4）毒热闭肺

证候：高热持续，咳嗽剧烈，气急鼻扇，甚至喘憋，涕泪俱无，鼻孔干燥如烟煤，面赤唇红，烦躁口渴，溲赤便秘，舌质红，舌苔黄腻，脉滑数。

辨证：本证热毒炽盛，常为痰热闭肺证进一步发展所致。毒热闭肺，则高热持续，咳嗽剧烈，气急鼻扇，甚至喘憋；毒热灼津耗液严重，则涕泪俱无，鼻孔干燥如烟煤。本证病情笃重，毒热易于耗损心阳，或内陷厥阴，发生严重的变证。

治法：清热解毒，泻肺开闭。

方药：黄连解毒汤合三拗汤。常用：炙麻黄、杏仁、枳壳宣肺开闭；黄连、黄芩、栀子清热解毒；生石膏、知母、生甘草清解肺热。

热毒重加蒲公英、败酱草清解热毒；便秘腹胀加生大黄、玄明粉通腑泄热；咳重加前胡、款冬花宣肺止咳。

（5）阴虚肺热

证候：低热不退，面色潮红，干咳无痰，舌质红而干，舌苔光剥，脉细数。

辨证：本证病程较长，多因病程迁延，伤津耗液而致，可见于痰热闭肺治疗不当之后。主要特征为干咳无痰，舌质红而干；重者干咳咯血，伴有全身症状。此外，若有余热未清，余邪留恋者，可见低热缠绵反复。

治法：养阴清肺，润肺止咳。

方药：沙参麦冬汤加减。常用：南沙参、麦门冬、玉竹、天花粉养阴生津，桑叶、款冬花止咳，生扁豆、甘草健脾。

低热缠绵加青蒿、知母清虚热；干咳不止加五味子、诃子敛肺止咳；盗汗加地骨皮、煅龙骨敛汗固涩。

（6）肺脾气虚

证候：病程迁延，低热起伏，气短多汗，咳嗽无力，纳差，便溏，面色苍白，神疲乏力，四肢欠温，舌质偏淡，舌苔薄白，脉细无力。

辨证：本证多见于肺炎恢复期，或患儿素体虚弱，病程迁延，日久耗气。主要特征为气短多汗，咳嗽无力。偏肺气虚者，卫外不固，可见面色苍白，反复感冒；偏脾气虚者，运化失健，可见纳差便溏，神疲乏力。

治法：健脾益气，肃肺化痰。

方药：人参五味子汤加减。常用：人参、五味子、茯苓、白术健脾益气敛肺，百部、橘红止咳化痰，生甘草和中。

动则汗出加黄芪、煅龙骨、煅牡蛎固表敛汗；咳甚加紫菀、款冬花止咳化痰；纳谷不香加神曲、谷芽、麦芽；大便不实加怀山药、炒扁豆健脾益气。

2. 变证

（1）心阳虚衰

证候：突然面色苍白，紫绀，呼吸困难加剧，汗出不温，四肢厥冷，神萎淡漠或烦躁不宁，右胁下肝脏增大、质韧，舌质略紫，舌苔薄白，脉细弱而数，指纹青紫，可达命关。

辨证：本证病势急骤，病情危重，多见于婴幼儿或邪盛正虚的患儿，可由毒热闭肺证变生而来。主要特征为突然面色苍白，紫绀，呼吸困难加剧，四肢厥冷，右胁下痞块增大，脉细弱疾数。肺主气，心主血，肝藏血，气行则血行，若邪毒炽盛，闭塞肺气，气血瘀滞，损伤原本不足之心阳，而致心阳虚衰之危候。

治法：温补心阳，救逆固脱。

方药：参附龙牡救逆汤加减。常用：人参大补元气，附子回阳救逆，龙骨、牡蛎潜阳敛阴，白芍、甘草和营护阴。

面色口唇发绀，肝脏肿大者，加当归、红花、丹参活血化瘀。

（2）邪陷厥阴

证候：壮热神昏，烦躁谵语，四肢抽搐，口噤项强，两目上视，舌质红绛，指纹青紫，达命关，或透关射甲，脉弦数。

辨证：本证可由毒热闭肺证变生而来。主要特征为病情突然加重，壮热神昏，烦躁谵语，四肢抽搐，口噤项强等心肝经症状。热毒炽盛，内陷手厥阴心包经，影响神志，则神昏谵语；内陷足厥阴肝经，引动肝风，则四肢抽搐，口噤项强。

治法：平肝息风，清心开窍。

方药：羚角钩藤汤合牛黄清心丸加减。常用：羚羊角、钩藤平肝息风，茯神安神定志，白芍、甘草、生地黄滋阴缓急。

昏迷痰多者，加郁金、胆南星、天竺黄化痰开窍；高热神昏者，加安宫牛黄丸清心开窍。

【病案处方选录】

病案一

王某，男，3岁。2012年9月6日初诊。

主诉：反复发热20余天。

现病史：患儿于2012年8月9日不慎受凉后出现发热，体温最高39.3℃，无咳嗽，无鼻塞流涕，家长予口服希刻劳、布洛芬对症治疗3天后，患儿体温仍波动于38.6℃左右，于我院门诊就诊，查血常规示：WBC 8.9×10^9/L，N 60.9%，L 34.8%，M 3.4%；胸片示：左下肺炎。收入住院治疗，入院后查肺炎支原体：IgG：1:80；IgM：1:640；肺CT示：左下肺大片阴影。给予阿奇霉素抗感染及对症治疗2周后，患儿病情好转出院。现患儿时有低热，体温仍波动于37.5℃左右，无咳嗽咯痰，无鼻塞流涕，无喘促，胃纳欠佳，寐欠安，大便干结，小便尚可。查体：神清，咽红，双侧扁桃体未见肿大，两肺呼吸音粗，未闻及啰音，心腹无异常。

舌脉：舌质红，舌苔花剥，脉细数。

中医诊断：肺炎喘嗽（阴虚肺热证）；西医诊断：支原体肺炎。

治则：益气养阴，清热活血。

方药：柴胡6g，黄芩6g，蜜桑白皮9g，蜜百部6g，麦冬6g，地骨皮6g，知母6g，当归6g，厚朴6g，炙枳实6g，火麻仁6g，炙甘草3g。5剂。

每日1剂，水煎100mL，分早晚两次空腹温服。

二诊：2012年9月13日，患儿服药后低热次数明显减少，体温时有波动于37.1℃左右，纳差，寐安，大、小便调。查体：神清，咽淡红，双侧扁桃体未见肿大，两肺呼吸音粗，未闻及啰音，心腹无异常。舌质红，舌苔花剥，脉细数。

方药：柴胡6g，黄芩6g，地骨皮6g，知母6g，蜜百部6g，麦冬6g，当归6g，厚朴6g，鸡内金6g，炙甘草3g。10剂。

每日1剂，水煎100mL，分早晚两次空腹温服。

三诊：2012年9月23日，患儿体温基本平稳，纳可，寐安，大、小便调。查体：神清，咽淡红，双侧扁桃体未见肿大，两肺呼吸音粗，未闻及啰音，心腹无异常。舌质红，舌苔略呈花剥，脉细数。复查肺CT示：左下肺大片阴影较前明显吸收。上方太子参易麦冬续服巩固治疗两周后舌脉恢复、肺片影吸收痊愈停药。

[按语] 小儿的生理特点为肺常不足，本患儿素体虚弱，患病之后迁延不愈，难以恢复，邪恋日久伤阴耗气，致长期低热不退；且肺炎支原体感染后期易引起肺阴不足，气血不畅加重病情。

故运用养阴药益气养阴及活血化瘀药活血化瘀通络，改善肺部循环，方中柴胡、黄芩取小柴胡汤之意，驱半表半里之邪；蜜桑白皮肃肺止咳；麦冬、百部养阴生津润肺；地骨皮、知母清肺中虚火，尤适用于低热不退之症；当归活血通络，有助炎症吸收；甘草调和药性；如此配伍运用于肺炎后期，可取得较好疗效。因患儿大便秘结不通，加入厚朴、枳实行气通腹，火麻仁润肠通便，以缓解患儿便秘痛苦。二诊时，患儿症状好转，仍有低热，故续用柴胡、黄芩、蜜百部、地骨皮、知母清热滋阴润肺；太子参滋阴补气、培补正气；当归活血通络；因疾病影响患儿食欲，故加鸡内金消食导滞，厚朴行气。促进恢复。

病案二

王某，女，7岁。2013年10月9日初诊。

主诉：咳嗽两周。

现病史：患儿2013年9月20日无明显诱因下出现发热，体温最高39.2℃，家长予口服"布洛芬"后体温可降至37.1℃，但身热起伏，伴有咳嗽，2013年9月23日至我院门诊就诊，查血常规示：WBC3.88×10^9/L，N46.9%，L50.8%，时患儿发热，体温波动于38.6℃左右，咳嗽频作，喉中有痰，痰黄脓稠，胃纳一般，夜寐欠安，大、小便调。查体：神清，咽赤，双侧扁桃Ⅱ度肿大，两肺呼吸音粗，可及中细湿啰音，右肺为显，心腹无异常。收入院治疗，入院后给予"阿奇霉素、头孢"抗感染、"易坦静"化痰等对症治疗，患儿症状缓解出院。出院时胸片示：右上肺炎症少许。现患儿仍有咳嗽，咯痰黄稠，无发热，无喘促，胃纳可，夜寐尚安，大、小便调。查体：神清，咽红，双侧扁桃体Ⅰ度肿大，两肺呼吸音粗，未闻及啰音，心腹无异常。

舌脉：舌质红，舌苔黄厚腻，脉滑数。

中医诊断：肺炎喘嗽（痰热闭肺证）；西医诊断：大叶性肺炎。

治则：清热泻肺，止咳化痰。

方药：蜜麻黄6g，炙杏仁6g，生石膏40g，姜半夏6g，瓜蒌6g，炒莱菔子9g，炒紫苏子6g，炙白芥子6g，蜜桑白皮9g，炙甘草3g。5剂。

每日1剂，水煎100mL，分早晚两次空腹温服。

二诊：2013年10月14日，患儿咳嗽少作，痰少色黄，黏稠难咳，无发热，纳可，寐安，大、小便调。查体：神清，咽微红，双侧扁桃体未见肿大，两肺呼吸音粗，未闻及啰音，心腹无异常。舌质红，舌苔黄厚腻，脉滑数。

方药：蜜麻黄6g，炒杏仁6g，生石膏30g，姜半夏6g，瓜蒌6g，炒莱菔子9g，炒紫苏子6g，蜜桑白皮9g，太子参6g，当归9g，炙甘草3g。5剂。

每日1剂，水煎100mL，分早晚两次空腹温服。

三诊：2013年10月19日，患儿咳嗽症状明显好转，痰少、色白，无发热，纳可，寐安，大、小便调。查体：神清，咽淡红，双侧扁桃体未见肿大，两肺呼吸音粗，未闻及啰音，心腹无异常。舌质淡红，舌苔薄黄，脉滑数。复查胸片示：右上肺炎症基本吸收。

方药：蜜麻黄6g，炒杏仁6g，生石膏20g，姜半夏6g，炒莱菔子9g，蜜桑白皮9g，太子参6g，当归9g，炙甘草3g。5剂。

每日1剂，水煎100mL，分早晚两次空腹温服。

[**按语**]据主诉及症状推断，此患儿处于肺炎喘嗽的中后期，感受热邪，邪犯于肺，肺气郁闭，气机不利而咳嗽；肺主通调水道，肺气不利，津液失

布，凝而成痰，或热邪炽盛，炼液成痰，痰热交结，阻于气道，故见痰黄黏稠；舌质红，舌苔黄厚腻，脉滑数均为痰热之证的表现。复诊、三诊时，患儿明显好转，而证型并未发生改变，且肺炎后期常肺络不畅，气阴耗伤，也当予以注意。

方以麻杏石甘汤为主方，麻黄、杏仁宣肺止咳；生石膏清泄肺胃，透热生津；半夏化痰止咳；瓜蒌清热化痰；三子养亲汤中莱菔子、紫苏子、白芥子降气化痰；蜜桑白皮泻肺止咳；甘草益气和中，调和诸药。肺炎后期在前方基础上，去温肺化痰之白芥子；据热势，酌减生石膏用量；加太子参，补气养阴；重用活血药当归可改善肺部微循环，促进炎症吸收。

病案三

金某，男，5 岁。2012 年 11 月 6 日初诊。

主诉：发热、咳嗽 3 天。

现病史：患儿 3 天前无明显诱因下出现发热，体温最高 40.0℃，家长予口服"布洛芬"后体温可降至 37.5℃，但身热起伏，咳嗽阵作，痰多色黄，至我院门诊就诊，查血常规示：WBC 4.09×10^9/L，N 35.4%，L 50.9%；胸片示：双下肺少许炎症。现患儿仍有发热，咳嗽阵作，喉中痰多色黄，胃纳一般，夜寐欠安，二便调。查体：神清，咽赤，双侧扁桃无肿大，两肺呼吸音粗，可及少许中细湿啰音，心腹无异常。

舌脉：舌质红，舌苔黄厚腻，脉滑数。

中医诊断：肺炎喘嗽（风热闭肺证）；西医诊断：支气管肺炎。

治则：辛凉宣肺，清热化痰。

方药：蜜麻黄 6g，炒杏仁 6g，生石膏 30g，知母 6g，炙地龙 6g，姜半夏 6g，炙紫菀 6g，蜜桑白皮 9g，蜜百部 6g，炒莱菔子 9g，当归 9g，炙甘草 3g。5 剂。

每日 1 剂，水煎 100mL，分早晚两次空腹温服。

二诊：2012 年 12 月 6 日，患儿无咳嗽咳痰，无发热，纳可，寐安，大、小便调。查体：神清，咽淡红，双侧扁桃体未见肿大，两肺呼吸音粗，未闻及啰音，心腹无异常。舌质红，舌苔薄白，脉数。复查胸片示：双肺纹理增粗。

[**按语**] 患儿感受风热之邪，邪犯于肺卫，气机不利而咳嗽；肺主通调水道，肺气不利，津液失布，凝而成痰，阻于气道，故见痰多色黄。小儿为病传变迅速，可由病变主要部位累及其他脏腑，此患儿得病日短，及时就诊医治，避免了病邪进一步发展，故预后良好。

以麻杏石甘汤为主方，麻黄、杏仁宣肺止咳；生石膏配合知母清泄肺胃，透热生津；制地龙清热通络；姜半夏化痰止咳；炙紫菀、蜜桑白皮、蜜百部、炒莱菔子清热化痰，润肺止咳；当归活血通络，可改善肺部微循环，促进炎症吸收；甘草调和诸药。但须注意生石膏为大寒之品，不宜长期服用，以防损伤脾胃。

【小结】

肺炎喘嗽是小儿时期常见的肺系疾病之一，以发热、咳嗽、痰壅、气急、鼻扇为主要症状。肺炎喘嗽的病名首见于《麻科活人全书》。本病全年皆有，冬春两季为多，好发于婴幼儿。本病包括西医学所称支气管肺炎、间质性肺炎、大叶性肺炎等。肺部听诊可闻及中细湿啰音，或可闻及管状呼吸音。血象检查：若细菌引起的肺炎，白细胞计数较高，中性粒细胞增多；若为病毒引起，白细胞计数正常或降低。

引起肺炎喘嗽的病因主要有外因和内因两大类。外因主要是感受风邪，小儿寒温失调，风邪外袭而为病，风邪多夹热或夹寒为患，其中以风热为多见。小儿肺脏娇嫩，卫外不固，如先天禀赋不足，或后天喂养失宜，久病不愈，病后失调，则致正气虚弱，卫外不固，腠理不密，而易为外邪所中。邪侵于肺，肺气郁阻，郁而生热，肺热熏蒸，灼津为痰，痰液阻滞肺络，气道为之壅塞，以致肺气闭塞而发病。肺为娇脏，司皮毛开阖，主一身气化，通调全身水道，下输膀胱，故其性以下降为顺，上升则逆。风邪犯肺，则肺气上逆，故发为咳嗽、气急等症。肺气上逆，又使水液运化失司，水气阻滞，则凝而为痰，痰随气逆，则喘咳痰多，气滞则血凝，肺气阻塞，则血滞而不畅，所以可有颜面苍白，甚则口唇指甲青紫等血气瘀滞的现象。

中医辨证治疗肺炎有较好效果。发病初期，辨清寒热：小儿肺脏娇嫩，卫外不固，易感风邪，若风寒闭肺，患儿征象寒重热轻，咳声不扬，痰多清稀，舌质淡红、舌苔薄白，脉紧。治宜辛温宣肺、化痰止咳，方选华盖散加减。常用麻黄、杏仁散寒宣肺，荆芥、防风解表散寒。若风热闭肺，患儿发热重，咽红口渴，舌质红、舌苔黄，脉浮数，气急痰多，咳嗽剧烈。此期若不及时控制，可迅速转为痰热闭肺。治宜辛凉宣肺、清热化痰，方选银翘散合麻杏石甘汤加减。常用麻黄、杏仁、生石膏、甘草宣肺清热，金银花、连翘、薄荷解表清热；桑叶、桔梗、前胡宣肺止咳；葶苈子、枳壳涤痰平喘。热邪入里，痰热并重，痰热闭肺，此型是小儿肺炎喘嗽的主要证型。此期辨证要点为辨痰重热重，痰重则咳嗽剧烈、气促鼻扇、痰多喉鸣、舌质红、舌苔白滑而腻，热重者高热不退、面赤唇红、便秘尿赤、舌质红、舌苔糙、脉洪大，也有痰热并重者。治宜清肺豁痰、平喘止咳，常用麻杏石甘汤合葶苈大枣泻肺汤加减。热重者加栀子、虎杖清肺泄热，痰盛者加浙贝母、天竺黄清化痰热。风寒、风热袭肺，皆使肺气壅遏不宣，肃降失司，痰浊内生，阻滞肺气出入，则肺胀喘急。宣肺祛痰，即解表邪、去痰阻，开闭降逆，使肺气畅达。热者清之，肺炎是一种热证，在宣通肺气的同时必须清肺热、解温毒。而用以解表的方药中辛凉应重于辛温，以免化热化火，或过于发散，使津液受伤。治疗归根结底重在宣肺开逆，寒偏重则配合疏风散寒，热偏重则配合清泄肺热。由于邪易化热，以热证较多，只要有发热咳喘表现皆可用麻杏石甘汤加减组方。小儿肺炎，发病急，变化快，正确辨证施治非常重要，对危重患儿，应中西医结合，及时采取措施，才能提高疗效，缩短疗程，促进肺炎患儿的早日康复。

小儿肺炎经临床及时治疗后，一般预后良好。但若感邪太重或体质弱者，则容易致邪入心包，引动肝风而出现气急喘鸣、神昏痉厥之变。应变之法必须及时：如出现高热不退、患儿烦躁不安者，用安宫牛黄丸或紫雪丹，并在处方中加大剂量的羚羊角、钩藤等，往往可使热退身凉、神情安定。若遇体质虚弱之患儿，最易出现内闭外脱的情况，患儿可见神昏谵语、气息短促、手足厥冷、冷汗自出、舌绛色黯、脉细疾或沉弱，此时可用生脉散或独参汤送服安宫牛黄丸。当险情已过，则又当以小儿肺炎本证常规辨治。

患病期间，饮食宜清淡、营养均衡；多喝温开水，以补充水分的流失和稀释痰液；保持居住环境的卫生和安静，利于患儿恢复。

由于肺炎外邪较盛，里热较重，易于伤正气，加上小儿有"易虚易实"的特点，在一些较重的病例，因邪气过盛，正不敌邪，易造成正气虚弱，所以在治疗后期应该注意邪正的对比关系，了解疾病的轻重和进退，及时予以扶正祛邪，对治疗和改善预后有着重要的意义。

小儿形气未充，易感邪气，故当随季节气候变化而增减衣裤，冬春季节外出，尤当防止受冷着凉；平时应注重适当锻炼，同时增加耐寒能力训练，以增强抗病能力。

四、支气管哮喘

支气管哮喘一般认为是由多种细胞和细胞组分共同参与的气道慢性炎症性疾病，这种慢性炎症与气道高反应性相关，常出现广泛、多变的可逆性气流受限，引起反复发作的喘息、气促、胸闷和（或）咳嗽等症状，多在夜间和（或）清晨发作、加剧。2014 年全球哮喘倡议组织（the Global Initiative for Asthma，GINA）中首次提出"异质性"概念，将哮喘定义为一组异质性疾病，以慢性气道炎症为特征，具有呼吸道症状病史（包括喘息、气促、胸闷和咳嗽），症状及程度可随时间而变化，并伴有可变的呼气气流受限。新指南强调了哮喘定义的核心内容是可变的症状和多变的呼气气流受限。同时指出，哮喘的这种异质性主要是指疾病发生发展的潜在过程是不尽相同的，并不否定作为哮喘病生理基础的气道慢性炎症的重要性，新的定义更偏重强调临床表现，以更好地指导临床实践。此外，新指南还强调哮喘确诊，以减少治疗不足或过度治疗。特别添加了关于如何在特殊人群（包括已开始治疗人群）中如何确诊哮喘的指导建议。

本病相当于中医学之哮喘，是小儿时期的常见疾病，以发作性喉间哮鸣气促，呼气延长为特征，严重者不能平卧。哮指声响，喘指气息，临床上哮常兼喘。其发作有明显的季节性，以冬季及气温多变季节发作为主；并有明显的遗传倾向，初发年龄以 1 ~ 6 岁多见。

【临床诊断要点】

1. 中医诊断

（1）常突然发作，发作前多有咳嗽、喷嚏等先兆症状。发作时喘促气急，喉间哮鸣，甚至不能平卧，张口抬肩，口唇青紫。

（2）有反复发作的病史。发作可由某些诱因引起，如气候突变、受冷受热及过敏等。

（3）多有婴儿期湿疹史，家族哮喘史。

（4）发作时肺部听诊可闻及两肺哮鸣音，呼气时明显，呼气延长。支气管哮喘合并继发感染者，可闻及湿性啰音。

（5）查血象，支气管哮喘白细胞计数正常，嗜酸性粒细胞可增多；伴肺部细菌感染时，白细胞计数和中性粒细胞数均可升高。

2. 西医诊断

（1）2012 年标准

1）反复发作喘息、咳嗽、气促、胸闷，多与接触变应原、冷空气、物理、化学性刺激、呼吸道感染及运动等有关，常在夜间和（或）清晨发作或加剧。

2）发作时在双肺可闻及散在或弥漫性、以呼气相为主的哮鸣音，呼气相延长。

3）上述症状和体征经抗哮喘治疗有效或自行缓解。

4）除外其他疾病所引起的喘息、咳嗽、气促和胸闷。

5）临床表现不典型者（如无明显喘息或哮鸣音），应至少具备以下1项：①支气管激发试验或运动激发试验阳性；②证实存在可逆性气流受限：A支气管激发试验阳性；B证实存在可逆性气流受限，支气管舒张试验阳性：吸入速效β2受体激动剂（如沙丁胺醇）后15分钟第一秒用力呼气量（FEV1）增加≥12%或经抗哮喘治疗有效，使用支气管舒张剂和口服（或吸入）糖皮质激素治疗1～2周后，FEV1增加≥12%；C最大呼气流量（PEF）每日变异率（连续监测1～2周）大于20%。

符合第1～4条或第4、5条者，可以诊断为哮喘。

（2）2014年GINA标准

1）5岁及以下儿童：咳嗽（反复发生或持续干咳，夜间症状加重，活动后、大笑或哭闹诱发，无明确呼吸道感染）；喘息（复发性，夜间加重或有诱发因素）；气促或呼吸困难；活动减少；病史及家族史（过敏性疾病，直系亲属中有哮喘病史）；低剂量ICS+按需使用SABA试验性治疗有效（治疗2～3个月后临床症状明显改善，停药后复发，必要时可重复观察）。辅助检查：过敏原检测（皮肤点刺试验或过敏原特异性IgE抗体检测），胸部X线片除外其他诊断，肺功能检查（部分4～5岁儿童正确指导后或可配合检测，但多数儿童检测困难），呼出气一氧化氮（1～5岁儿童的正常参考值已经发表，学龄前儿童上呼吸道感染后反复发生咳嗽和喘息且FENO升高持续大于4周可能对于学龄期哮喘有一定预测价值）。

风险预测：哮喘预测指数（asthma prediction index，API）：3岁及以下儿童，一年内喘息发作≥4次；阳性为符合一项主要指标（父母有哮喘病史，经医生诊断为特应性皮炎，有吸入变应原致敏的依据）或两项次要指标（有食物变应原致敏的依据，外周血嗜酸性细胞数≥4%，与感冒无关的喘息）。API阳性者预计6～13岁时哮喘的发生危险度呈4倍升高，95%的API阴性儿童长大后未发展为哮喘。

2）6岁以上儿童：对于6岁及以上儿童哮喘的诊断与成人相同，主要基于"可变的呼吸道症状"和"可变的呼气性气流受限"两大要点。可变的呼吸道症状包括喘息、气促、胸闷和咳嗽，这些症状通常会出现1种以上，症状出现和程度会随时间变化，往往夜间加重或惊醒，会被运动、大笑、过敏原或冷空气诱发，症状会在病毒感染后出现或加重。其次，要有气流受限的证据，且这种气流受限是多变的；这些证据包括支气管舒张试验阳性［1秒用力呼气容积（forced expiratory volume in one second，FEV1）上升＞12%预计值］，每日2次的呼气峰值流速（peak expiratory flow，PEF）监测值明显变异2周以上（PEF日间变异率＞13%），4周抗感染治疗后肺功能显著改善，运动激发试验阳性（FEV1下降＞12%预计值或PEF变异＞15%），支气管激发试验阳性，随访期间肺功能变化很大（FEV1变化＞12%或PEF变异＞15%）。过敏原检测和呼出气一氧化氮的测定也是重要的辅助手段，但后者在哮喘诊断中不能作为确诊的方法，亦不推荐作为疑似哮喘患者使用吸入激素治疗的依据。

【辨证论治】

1. 发作期

（1）寒性哮喘

证候：咳嗽气喘，喉间有痰鸣音，痰多白沫，形寒肢冷，鼻流清涕，面色淡白，恶寒无汗，舌质淡红，舌苔白滑，脉浮滑。

辨证：本证多因外感风寒，内伤生冷，或素体阳虚、寒饮内伏，造成外寒内饮而发病。主要特征为咳嗽气喘、喉间痰鸣、痰多白沫、形寒肢冷等，并可有恶寒无汗、鼻流清涕等风寒表证。本证亦可见表证不著，以寒饮伤肺为主，寒饮伏肺，阳气不宣，则见痰多白沫、形寒肢冷、面色淡白等症。

治法：温肺散寒，化痰定喘。

方药：小青龙汤合三子养亲汤加减。常用：麻黄、桂枝宣肺散寒，细辛、干姜温肺化饮，白芥子、苏子、莱菔子行气化痰，白芍药、五味子敛肺平喘。

咳甚加紫菀、款冬花化痰止咳；哮吼甚者加地龙、僵蚕化痰解痉；气逆者，加代赭石降气。

（2）热性哮喘

证候：咳嗽哮喘，声高息涌，咯痰稠黄，喉间哮吼痰鸣，胸膈满闷，身热，面赤，口干，咽红，尿黄便秘，舌质红，舌苔黄腻，脉滑数。

辨证：本证多因外感风热，或风寒化热，或素体阴虚、痰热内伏，使痰热互结，阻于气道而发病。主要特征为咳嗽哮喘、声高息涌、咯痰稠黄、身热咽红、舌质红、舌苔黄等痰热内盛的表现。感受风热之邪，虽有轻重，但都有明显热象，可与风寒之证相鉴别。

治法：清肺化痰，止咳平喘。

方药：麻杏石甘汤合苏葶丸。常用：麻黄、生石膏、杏仁宣肺清热止咳，葶苈子、蜜桑白皮、苏子泻肺降逆化痰，生甘草调和诸药。

喘急者加地龙、胆南星涤痰平喘；痰多者，加天竺黄、竹沥豁痰降气；热重者加虎杖、栀子清热解毒；便秘者，加大黄降逆通腑。

（3）外寒内热

证候：恶寒发热，鼻塞喷嚏，流清涕，咯痰黏稠色黄，口渴引饮，大便干结，尿黄，舌质红，舌苔薄白，脉滑数或浮紧。

辨证：本证多因外寒未解，入里化热，或素有痰饮、郁而化热，或素体阴虚、痰热内伏，被外感风寒之邪引动，形成外寒内热而发病。主要特征为恶寒发热、鼻塞喷嚏、流清涕等风寒外感症状，以及咯痰黏稠色黄、口渴引饮、大便干结、尿黄等痰热内盛症状。临床上常见由寒性哮喘转化而来者，遂当以内热症状为依据，与寒性哮喘相鉴别。

治法：解表清里，定喘止咳。

方药：大青龙汤加减。常用：麻黄、桂枝、生姜温肺平喘，生石膏清里热，生甘草和中，白芍、五味子敛肺止咳。

热重者，加栀子、鱼腥草清肺热；咳喘哮吼甚者，加射干、蜜桑白皮泄肺热；痰热明显者，加地龙、僵蚕、黛蛤散、竹沥清化痰热。

（5）肺实肾虚

证候：病程较长，哮喘持续不已，动则喘甚，面色欠华，小便清长，常伴咳嗽、喉中痰吼，舌质淡红，舌苔薄腻，脉细弱。

辨证：本证多因患儿先天禀赋不足，或哮喘日久不愈，损伤肾阳，而痰饮壅肺仍在，形成上实下虚而发病。主要特征为咳嗽、喉中痰鸣等肺实症状，以及哮喘持续、动则喘甚等肾虚症状。痰饮壅肺，肺失宣肃，气机不利；而肾主水，主纳气，肾脏虚衰，不能蒸化水液，聚液成饮，使肺内痰饮更甚；肾不纳气，使气机不利更甚，肺实与肾虚相互影响。

治法：泻肺补肾，标本兼顾。

方药：偏于上盛者用苏子降气汤加减。常用：苏子、杏仁、前胡、半夏降气化痰，厚朴、陈皮理气燥湿化痰。偏于下虚者用射干麻黄汤合都气丸加减。常用：麻黄、射干平喘化痰，半夏、款冬花、紫菀清肺化痰，细辛、五味子敛汗平喘，山茱萸、熟地黄益肾，怀山药、茯苓健脾化痰。

动则气短难续，加胡桃肉、紫石英、诃子摄纳补肾；畏寒肢冷，加补骨脂行气散寒；痰多色白，屡吐不绝者，加白果、芡实补肾健脾化痰；发热咯痰黄稠，加黄芩、冬瓜子、金荞麦清泄肺热。

2. 缓解期

（1）肺脾气虚

证候：气短多汗，咳嗽无力，常见感冒，神疲乏力，形瘦纳差，面色苍白，便溏，舌质淡红，舌苔薄白，脉细弱。

辨证：本证哮喘症状已缓解，但多因患儿素体虚弱，或哮喘日久，损伤肺脾而出现。主要特征为气短多汗，咳嗽无力，常见感冒等肺卫不固，肺气虚损的症状；以及神疲乏力、形瘦纳差、便溏等脾气虚弱，运化失健，肌肉失于充养的症状。

治法：健脾益气，补肺固表。

方药：人参五味子汤合玉屏风散加减。常用：人参、五味子补气敛肺，茯苓、白术健脾补气，黄芪、防风益气固表，百部、橘红化痰止咳。

汗出甚加煅龙骨、煅牡蛎固涩止汗；痰多加半夏、天竺黄化痰；纳谷不香加神曲、谷芽消食助运；腹胀加木香、枳壳理气；便溏加山药、扁豆健脾。

（2）脾肾阳虚

证候：动则喘促咳嗽，心悸气短，面色苍白，形寒肢冷，脚软无力，腹胀纳差，大便溏泻，舌质淡红，舌苔薄白，脉细弱。

辨证：本证哮喘症状已缓解，但因患儿素体虚弱，或哮喘日久，损伤脾肾阳气，运化失健，摄纳无权而致。主要特征为腹胀纳差、大便溏泻等脾阳不足，运化失司的症状；以及动则喘促、面色苍白、形寒肢冷、脚软无力等肾阳虚衰，肾不纳气的症状。临床上年龄较大的患儿可有腰膝酸软、畏寒肢冷、夜尿频多等肾气不足表现。

治法：健脾温肾，固摄纳气。

方药：金匮肾气丸加减。常用：附子、肉桂温肾补阳，山茱萸、熟地黄补益肝肾，怀山药、茯苓健脾，胡桃肉、五味子、白果敛气固摄。

虚喘明显加蛤蚧、冬虫夏草补肾敛气；咳甚加款冬花、紫菀止咳化痰；夜尿多加益智仁、菟丝子补肾固摄。

（3）肺肾阴虚

证候：面色潮红，咳嗽时作，甚而咯血，夜间盗汗，消瘦气短，手足心热，夜尿多，舌质红，舌苔花剥，脉细数。

辨证：本证哮喘症状已缓解，但因患儿素体虚弱，或哮喘日久，耗伤肺肾阴精而致。主要特征为咳嗽时作、夜间盗汗等肺气不足，肺阴亏虚的症状；以及消瘦气短、手足心热、夜尿多等肾不纳气，阴虚内热的症状。肺肾同源，二者为病常相互影响。

治法：养阴清热，补益肺肾。

方药：麦味地黄丸加减。常用：麦冬、百合润养肺阴，五味子益肾敛肺，熟地黄、枸杞子、山药补益肾阴，牡丹皮清热。

盗汗甚加知母、黄柏清热养阴；夜间呛咳加百部、北沙参养阴润肺；咯痰带血加阿胶、白芍养阴止血；潮热加青蒿清虚热。

【病案处方选录】

病案一

李某，男，4岁。2012年5月7日初诊。

主诉：咳嗽3天，加重伴喘促1天。

现病史：3天前患儿因受风后出现咳嗽时作，咳痰色黄，予美普清、西替利嗪口服1天后，患儿咳嗽加重，出现喘促，无鼻扇及口唇紫绀。现患儿咳嗽阵作，痰多色黄黏稠，喘促，无发热，无鼻扇，无口唇紫绀，胃纳欠佳，寐欠安，大、小便调。查体：神清，咽红，双侧扁桃体Ⅰ度红肿，两肺呼吸音粗，可及哮鸣音，心率114次/分，心律齐，未闻及杂音，腹软无压痛，肝脾肋下未及。

舌脉：舌质红，舌苔黄腻，脉滑数。

中医诊断：热性哮喘（发作期）；西医诊断：支气管哮喘。

治则：清热泻肺，止咳平喘。

方药：炙麻黄6g，炒杏仁6g，生石膏20g，苏子6g，葶苈子6g，蜜桑白皮9g，瓜蒌6g，半夏6g，陈皮6g，地龙6g，炙甘草3g。5剂。

每日1剂，水煎100mL，分早晚两次空腹温服。

二诊：2012年5月12日，患儿轻微咳嗽，不喘，纳可，寐安，大、小便调。查体：神清，咽微红，双侧扁桃体未见肿大，两肺呼吸音粗，未闻及啰音，心腹无异常。舌质淡红，舌苔薄黄，脉滑数。上方续服5剂病愈。

[按语]患儿有"哮喘"旧疾，内伏宿痰，此次因起居不慎，感受热邪，上犯于肺，引动伏痰，痰随气逆，阻于气道，肺气不利而咳喘；肺主通调水道，肺气不利，津液失布，凝而成痰，故见喉中痰多。痰多色黄黏稠，咽红，舌质红，舌苔黄腻，脉滑数，均是痰热互结之象，为热性哮喘。

治以麻杏石甘汤加减清热泻肺，麻黄宣肺解表，生石膏清泄里热，杏仁与麻黄配伍能够宣肺降气、止咳平喘，苏子、葶苈子、蜜桑白皮泻肺化痰平喘，瓜蒌能够清肺热而化痰平喘，陈皮、半夏理气化痰，地龙能够清热解痉、涤痰平喘。全方共奏清热泻肺、止咳平喘之功，患儿热清痰消则咳喘自除。

病案二

杨某，男，3岁。2012年9月19日初诊。

主诉：咳嗽、喘促2天。

现病史：患儿既往哮喘病史，2天前患儿无明显诱因出现咳嗽，痰多色白泡沫样，稍有喘促，予美普清、顺尔宁、肺力咳合剂口服2天后，患儿咳嗽加重，喘促明显，来院就诊。现患儿咳嗽阵作，咯白色泡沫痰，喘促，稍有鼻扇，无口唇紫绀，伴有鼻塞流清涕，胃纳欠佳，寐欠安，大、小便调。查体：神清，精神萎靡，咽淡红，双侧扁桃体未见肿大，两肺呼吸音粗，可及哮鸣音，心率116次/分，心律齐，未闻及杂音，腹软无压痛，肝脾肋下未及。

舌脉：舌质淡红，舌苔白厚，脉浮滑。

中医诊断：寒性哮喘（发作期）；西医诊断：支气管哮喘。

治则：温肺散寒，止咳平喘。

方药：炙麻黄6g，桂枝6g，姜半夏6g，干姜6g，细辛3g，炒杏仁6g，白芥子3g，莱菔子9g，苏子6g，炙地龙6g，白芍6g，辛夷6g，蝉蜕3g，炙甘草3g。5剂。

每日1剂，水煎100mL，分早晚两次空腹温服。

二诊：2012年9月24日，患儿咳嗽少作，痰白、质黏成块，稍气促，不喘，无鼻扇及口唇紫绀，鼻塞流涕缓解，纳增，寐安，大、小便调。查体：神清，精神可，咽微红，双侧扁桃体未见肿大，两肺呼吸音粗，偶及干啰音，心率117次/分，心律齐，未闻及杂音，腹软无压痛，肝脾肋下未及。舌质淡红，舌苔白，脉浮滑。

方药：炙麻黄6g，桂枝6g，姜半夏6g，干姜6g，细辛3g，炒杏仁6g，莱菔子9g，苏子6g，白芥子3g，太子参6g，百合6g，炙甘草3g。5剂。

每日1剂，水煎100mL，分早晚两次空腹温服

[**按语**]患儿感受风寒之邪，风寒外束，痰湿阻肺。风寒在表，故恶寒无汗，鼻流清涕；痰湿内阻，阳气不能宣畅，湿痰阻络，气道受阻，故咳嗽气喘，吐白沫痰；痰气相搏，喉间可闻哮鸣音。舌质淡红，舌苔薄白，脉浮滑，均为风寒外束，痰饮内停的表现。复诊时，患儿哮喘症状缓解，但余邪未清，仍有痰湿阻肺，气道不畅，故痰多色白，稍有气促；同时，哮喘后期多易耗伤气阴，阴虚液少，使痰液黏稠，故痰白质黏成块。

治以小青龙汤为主方，辅以三子养亲汤解表散寒、温肺化饮。方中麻黄、

桂枝宣肺散寒；半夏燥湿化痰；细辛、干姜温肺化饮，兼能解表；杏仁降气止咳；苏子、白芥子、莱菔子降气温肺化痰平喘；地龙解痉止咳平喘；白芍配桂枝，有解表和营、缓急平喘之功；辛夷散寒宣通鼻窍；蝉蜕祛风利咽抗过敏；甘草调和诸药。后期有阴虚的表现，在前方的基础上酌减药味，又加太子参、百合补益气阴。

病案三

陈某，女，5岁。2013年4月3日初诊。

主诉：咳嗽3天，加重伴喘促1天。

现病史：患儿3天前因受凉后出现咳嗽时作，鼻塞流涕，不伴发热，自服"羚贝止咳糖浆"后，症状未见好转，1天前患儿咳嗽加重，出现喘促，咳痰色黄，无鼻扇及口唇紫绀，遂来我科就诊。现患儿咳嗽阵作，喘促痰鸣，痰黄黏稠，鼻塞流清涕，无发热，无鼻扇及口唇紫绀，饮食尚可，寐欠安，大便微干，小便正常。查体：神清，咽红，双侧扁桃体未见肿大，两肺呼吸音粗，可及哮鸣音，心率110次/分，心律齐，未闻及杂音，腹软无压痛，肝脾肋下未及。

舌脉：舌质红，舌苔薄白，脉滑。

中医诊断：哮喘-外寒内热证（发作期）；西医诊断：支气管哮喘。

治则：解表清里，化痰止咳平喘。

方药：炙麻黄6g，炒杏仁6g，生石膏30g，荆芥6g，百部6g，蜜桑白皮9g，浙贝母6g，葶苈子6g，陈皮6g，炙地龙6g，蝉蜕3g，辛夷6g，炙甘草3g。5剂。

每日1剂，水煎100mL，分早晚两次空腹温服。

二诊：2013年4月8日，患儿咳嗽明显好转，不喘，偶有痰鸣，纳可，寐安，大、小便调。查体：神清，咽微红，双侧扁桃体未见肿大，两肺呼吸音粗，未闻及啰音，心腹无异常。舌质淡红，舌苔薄白，脉滑。

方药：炙麻黄6g，炒杏仁6g，生石膏20g，百部6g，蜜桑白皮9g，浙贝母6g，葶苈子6g，陈皮6g，前胡6g，蝉蜕3g，炙甘草3g。5剂。

每日1剂，水煎100mL，分早晚两次空腹温服。

[**按语**]患儿不慎受凉，风寒袭肺，肺失宣肃，则咳嗽阵作；外邪引动伏痰，痰随气逆，阻于气道，则喘促痰鸣；寒为阴邪，闭阻鼻窍，则鼻塞流清涕；"小儿阳常有余"，感寒之后易于化热，则痰黄黏稠，大便微干。舌质红，舌苔薄白，脉滑，均是外寒内热之象。此例患儿虽属外感风寒，

就诊时表寒虽未解，同时又入里化热，形成外寒内热之证，故临床辨证准确尤为重要。

外寒内热之哮喘，法当解表清里、化痰止咳平喘，治以大青龙汤加减。麻黄解表散寒，宣肺平喘；杏仁降气止咳，与麻黄配伍，一宣一降；生石膏清泄里热；荆芥疏风散寒；百部、蜜桑白皮、浙贝母、葶苈子泻肺化痰平喘；陈皮理气燥湿化痰；蝉蜕、地龙解痉平喘；辛夷发散风寒，宣通鼻窍；甘草止咳利咽，调和诸药。全方寒热并用，表里双解，配合大量化痰平喘之品，意在哮喘发作期及时控制，缓解症状。复诊时症状明显改善，仅有轻微咳嗽、咳痰，故在前方基础上酌减药味，以前胡降气化痰，续服以巩固疗效。

病案四

潘某，女，6岁。2012年7月17日初诊。

主诉：咳嗽1月余。

现病史：患儿既往哮喘病史，一年发作2～3次，患儿近1个月时有咳嗽，夜间及晨起咳为主，痰少色白质黏稠，鼻塞流涕，无发热，无喘促，面色无华，神疲乏力，胃纳欠佳，寐欠安，大、小便调。查体：神清，咽微红，双侧扁桃体未见肿大，两肺呼吸音粗，未闻及啰音，心率80次/分，心律齐，未闻及杂音，腹软无压痛，肝脾肋下未及。

舌脉：舌质淡红，舌苔白腻，脉滑。

中医诊断：哮喘–肺脾气虚证（缓解期）；西医诊断：支气管哮喘缓解期。

治则：益气健脾，化痰止咳。

方药：炙麻黄6g，炒杏仁6g，黄芪6g，炒白术9g，防风3g，茯苓6g，陈皮6g，姜半夏6g，鸡内金6g，莱菔子6g，蝉蜕3g，辛夷6g，炙甘草3g。5剂。

每日1剂，水煎100mL，分早晚两次空腹温服。

5剂后二诊，不咳嗽，无痰鸣，鼻塞流涕消失，纳好，二便尚调。查体：神清，咽微红，双侧扁桃体未见肿大，两肺呼吸音粗，未闻及啰音，心率80次/分，心律齐，未闻及杂音，腹软无压痛，肝脾肋下未及。舌质淡红、舌苔薄白。脉浮。

上方减麻黄、杏仁、辛夷，加淫羊藿3g，巩固治疗2周。

[按语] 哮喘患儿，素体肺脾肾三脏不足，加之哮喘反复发作，又进一步耗伤肺之气阴，损伤脾之气脾之阳，故出现肺脾气虚之证。肺主气，为水之上源，肺虚肺卫不固，治节无权，凝液为痰，阻于气道，则时有咳嗽；而肺阴亦有不足，津液亏少，痰液浓缩，则痰少色白质黏稠。脾主运化，为后天之本，脾虚运化失健，故胃纳欠佳；水谷精微不足，失于充养，则面色无

华，神疲乏力。

治疗以玉屏风散加六君子汤化裁，益气补肺、健脾化痰。麻黄、杏仁宣降肺气，止咳平喘；黄芪、防风益气固表；白术、茯苓益气健脾；陈皮、半夏燥湿化痰；鸡内金、莱菔子消食化痰；蝉蜕祛风利咽抗过敏；辛夷宣通鼻窍；炙甘草益气和中。初以补益为主，又兼化痰消食以驱除实邪，标本同治，共同发挥作用。病情稳定时，即后期减麻黄、杏仁、辛夷等治标之品，加淫羊藿，加强补肾功效，肺脾肾同补，疗效颇佳。

病案五

周某，女，5 岁。2013 年 4 月 23 日初诊。

主诉：咳嗽 1 月余。

现病史：患儿有哮喘病史，近 1 个月偶有咳嗽，活动后加重，自用"沙丁氨醇气雾剂"后，症状好转，但仍间断咳嗽，为求进一步诊治，遂来我科就诊。现患儿偶有咳嗽，无发热，无鼻扇及口唇紫绀，面色苍白，形寒畏冷，胃纳欠佳，寐安，小便正常，大便稀。查体：神清，咽微红，双侧扁桃体无肿大，听诊两肺呼吸音粗，未闻及啰音，心率83 次 / 分，心律齐，心腹无异常。

舌脉：舌质淡红，舌苔白，脉弱。

中医诊断：哮喘 - 脾肾阳虚证（缓解期）；西医诊断：支气管哮喘缓解期。

治则：温补脾肾，纳气止咳。

方药：炙附子 3g，肉桂 6g，山茱萸 6g，熟地黄 6g，炒杏仁 6g，五味子3g，生白术 6g，茯苓 6g，焦山楂 6g，鸡内金 6g，蝉蜕 3g，炙甘草 3g。5 剂。

每日 1 剂，水煎 100mL，分早晚两次空腹温服。

二诊：2013 年 4 月 28 日，患儿症状好转，无咳嗽、发热，无鼻扇及口唇紫绀，面色略苍白，畏冷减轻，胃纳可，寐安，小便正常，大便成形。查体：神清，咽微红，双侧扁桃体无肿大，听诊两肺呼吸音清，未闻及啰音，心律齐，心腹无异常。舌质淡红，舌苔薄白，脉弱。

方药：炙附子 3g，肉桂 6g，山茱萸 6g，熟地黄 6g，五味子 4g，白术6g，茯苓 6g，炙甘草 3g。10 剂。

每日 1 剂，水煎 100mL，分早晚两次空腹温服。

[**按语**] 此患儿处于哮喘缓解期，但素体虚弱，表现出脾肾阳气不足之证。脾为后天之本，脾胃虚寒，运化失健，则见纳食欠佳，大便稀薄；肾为先天之本，肾阳亏虚，不能正常发挥温煦的功能，则见面色苍白，形寒畏冷；肾不纳气，气机上逆，则见咳嗽，活动后加重。舌质淡红，舌苔白，脉弱，

均为脾肾阳虚之象。复诊时，咳嗽、纳差、大便稀等症状明显好转，故去杏仁、焦山楂、鸡内金，续服 10 剂，调节体质。

王绍洁教授尤其重视缓解期体质调理。哮喘缓解期，以虚证为主，此例为脾肾阳虚之证，法当温补脾肾，治以金匮肾气丸加减。附子、肉桂温补脾肾，山茱萸、熟地黄益髓填精，杏仁降气止咳，五味子收敛纳气，茯苓、白术健脾助运，焦山楂、鸡内金消食和胃，蝉蜕祛风利咽，炙甘草益气和中、调和诸药。全方补中有泻，使补而不滞；脾肾阴阳同补，以补阳为主，重在调节体质，体质增强则哮喘必然缓解，从而防止哮喘的反复发作。

病案六

刘某，女，5 岁。2013 年 12 月 23 日初诊。

主诉：咳嗽伴盗汗 1 周。

现病史：患儿有 2 年哮喘病史，1 个月前发作，已缓解。近 1 周时有咳嗽，干咳无痰，夜间为主，并伴有盗汗，无发热，无喘促，面色苍白，胃纳可，寐欠安，大、小便调。查体：神清，咽微红，双侧扁桃体未见肿大，两肺呼吸音粗，未闻及啰音，心率 94 次／分，心律齐，未闻及杂音，腹软无压痛，肝脾肋下未及。

舌脉：舌质淡红，舌苔花剥，脉细数

中医诊断：哮喘-肺肾阴虚证（缓解期）；西医诊断：支气管哮喘缓解期。

治法：滋阴敛汗，润肺止咳。

方药：炙麻黄 6g，炒杏仁 6g，桔梗 6g，蜜百部 6g，麦冬 6g，百合 6g，熟地黄 6g，知母 6g，牡丹皮 6g，茯苓 6g，酸枣仁 9g，炙甘草 3g。5 剂。

每日 1 剂，水煎 100mL，分早晚两次空腹温服。

二诊：2013 年 12 月 28 日，患儿症状好转，无咳嗽、发热，无鼻扇及口唇紫绀，面色略苍白，胃纳可，寐安，大、小便调。查体：神清，咽不红，双侧扁桃体未见肿大，两肺呼吸音粗，未闻及啰音，心率 94 次／分，心律齐，未闻及杂音，腹软无压痛，肝脾肋下未及。舌质淡红，舌苔花剥，脉细。

方药：麦冬 6g，百合 6g，熟地黄 6g，枸杞子 6g，山药 6g，牡丹皮 6g，茯苓 6g，炙甘草 3g。14 剂。

每日 1 剂，水煎 100mL，分早晚两次空腹温服。

[**按语**] 患儿哮喘日久，易耗气伤阴，出现肺肾阴虚之证。肺主气司呼吸，肺阴不足，肺络失于濡润，肺气上逆，则见干咳无痰；肾为先天之本，肾阴肾阳为五脏阴阳之根本，夜间阳入于内，加重内热，迫津外泄，则见盗汗。

舌质淡红、舌苔花剥、脉细数，均为肺肾阴虚之象。

此患儿为哮喘缓解期，肺肾阴虚之证，法当滋补肾阴、润肺止咳，治以麦味地黄丸加减。麻黄、杏仁、桔梗宣降肺气，止咳平喘；蜜百部、麦冬、百合润肺止咳；熟地黄滋补肾阴；知母、牡丹皮养阴清热；茯苓健脾化湿，防止滋腻；酸枣仁养心安神，有助睡眠；甘草调和诸药。全方滋补肺肾之阴，重在调节体质，同时针对患儿突出症状和体征又兼止咳、清热、安神。复诊时患儿咳嗽、盗汗、睡眠欠佳等症状明显好转，故去杏仁、桔梗、蜜百部、酸枣仁；但阴虚难以迅速调整，加枸杞子、山药补肾滋阴，久服调节体质，可有效防止哮喘反复发作。

【小结】

哮喘是儿科常见病、多发病。正如《证因脉治》所说："哮病之因痰饮留伏，结成窠臼，潜伏于内，偶有七情之犯，饮食之伤，或外有时令风寒，束其肌表，则哮喘之证作矣。"又如《证治汇补》中提到："因内有壅塞之气，外有非时之感，膈有胶固之痰，三者相合，闭拒气道，搏击有声，发为哮病。"由于小儿脏腑娇嫩，形气未充，稚阴稚阳，易寒易热，故本病有反复发作难以根治的特点。哮喘是小儿时期的常见肺系疾病，是一种反复发作的哮鸣气喘疾病。《幼科发挥·喘嗽》说："或有喘疾，遭寒冷而发，发则连绵不已，发过如常，有时复发，此为宿疾，不可除也。"古人已经充分认识到本病有反复发作、难以根治的临床特点。

小儿肺、脾、肾三脏功能不足，导致痰饮内生，留滞于肺窍，此乃夙根，又因感受外邪，或接触异物等，致肺失宣肃，肺气不利，引动夙根，痰气交结，阻于气道，痰随气动，气因痰阻，互相搏击，导致气机升降不利，出现呼吸困难，气息喘促，喉间痰鸣，发为哮喘。

王绍洁教授认为，本病治疗首要先区分发作期和缓解期。发作期以八纲辨证为主，缓解期以脏腑辨证为主。发作期以邪实为主，治疗时以攻邪治其标，同时辨清寒热虚实，随证施治；缓解期以正虚为主，当扶正以固其本，治以补肺固表、扶脾益肾，调节其脏腑功能；若虚实夹杂，则应扶正祛邪，标本兼顾。

哮喘发作期的治疗，多强调痰热胶着，热易清而痰难祛，是以临证不但须详审痰热之孰轻孰重，权衡用药，而且清热化痰务必彻底，治痰需治气，故常佐陈皮、橘皮等宣降肺气之品，以助祛痰。缓解期的治疗，当注重小儿肺脾肾不足的生理特点，在补肺的同时，注意消食健脾杜绝痰源，可用神曲、山楂、莱菔子健脾消食化痰，注重培元固本多用黄精、淫羊藿等。小儿咳喘因脾肾亏虚而致者，一定要注意抓住根本，从健脾益肾、补气填精、调理气血入手，以扶助正气，促使患儿生理功能恢复，其证自除。

有研究表明，哮喘发作与小儿体质过敏有关，因此在处方中可加入一些具有抗过敏作用的中药，如防风、蝉蜕等，加强平喘功效。

哮喘是一个反复发作的病证，因此必须强调在缓解期扶正固本的治疗，可运用中药内服、穴位敷贴、冬季膏方进补等方式，以达到减少发作次数，减轻发作程度，甚至不发作的目的。穴位贴敷疗法既有穴位刺激作用，又可通过皮肤组织对药物有效成分的吸收，发挥明显的药理效应，因而具有双重治疗作用。而且穴位贴敷疗法简单、安全、毒副作用少，患者容易坚持治疗。

伏九贴敷是中医的传统疗法，根据《黄帝内经》中"春夏养阳，秋冬养阴"及中医学的"天人相应"等理论而形成，属于"内病外治"的手段。其主要用于疾病的预防，体现了中医学按时顺养的原则。

临床上许多疾病具有季节性发病或加重的特点，儿童哮喘最具此特点，在天气寒冷时容易发作或加重，故可称为"冬病"，当以温阳祛寒为主，不仅能够驱散寒邪，还能鼓舞正气，使全身脏腑发挥正常的生理功能。治疗在盛夏实施最为有效。一年之中夏季酷热之时阳气最为充沛，腠理开泄，经络气血最为通畅，有利于药物的渗透和吸收。此时祛寒，借阴寒衰微之机顺势而为，则寒邪易去；借阳气生长之机扶助阳气，则阳气易旺。冬季天气最为寒冷，为防止寒邪乘虚袭人，引发疾病，因此选在"三九"时节再行穴位贴敷，扶正祛邪，调补阴阳，能够帮助人体抵抗外邪，预防疾病，"三九"为一年中最冷的时节，阴寒极盛，也为由阴转阳的起点，贴敷能够振奋阳气，有事半功倍之效。因此，伏九穴位贴敷疗法能够有效预防哮喘的反复发作，是中医"治未病"思想的具体体现。

此疗法源于张璐《张氏医通》所记载的白芥子涂法。书中记载："冷哮灸肺俞、膏肓、天突，有应有不应。夏月三伏中，用白芥子涂法，往往获效。方用白芥子净末一两，延胡索一两，甘遂、细辛各半两，共为细末，麝香半钱，杵匀，姜汁调涂肺俞、膏肓、百劳等穴，涂后麻瞀疼痛，切勿便去，候三炷香足，方可去之。十日后涂一次，如此三次，病根去矣。"

选穴多集中在足太阳膀胱经、任脉、督脉，以肺俞、膻中、大椎等穴位为主。肺俞为肺的背俞穴，与肺卫关系最为密切，能宣通肺气，清利化痰；膻中是八会穴中的气会，为宗气积聚之处，对哮喘等病疗效尤佳；大椎为诸阳之会，有双向调节作用，虚寒者能升提阳气，实热者能清热祛邪。

在疾病的辨证论治过程中，中医学强调"因人制宜"。体质不同，对药物的反应和耐受性也不同。故临床可根据患者体质强弱来决定贴敷的药物和药量，一定程度上可使治疗更具有针对性，从而提高临床疗效。

近年来，伏九穴位敷贴在大连地区得到有效推广。同时还观察到，该疗法远期疗效肯定，能改善儿童体质，增强机体抗病能力，疗效确切且无毒副作用。用于小儿哮喘宜治宜防，疗效尤佳。

此外，对于哮喘患儿应重视日常调护，注意气候变化，防止受凉；保持室内空气流通，冷暖适宜；饮食清淡、营养均衡，忌食生冷油腻、辛辣刺激及鱼虾海鲜等容易引起过敏的食物；避免烟、油漆等异味类不良刺激；调节情绪，加强锻炼，增强体质。

五、反复呼吸道感染

反复呼吸道感染，是以上呼吸道感染、急性扁桃体炎、支气管炎及肺炎在一段时间内反复发作、经久不愈为主要临床特征的小儿肺系疾病，是儿童时期常见的疾病。相当于中医学之体虚感冒。其发病年龄多见于6月～6岁，尤以1～3岁的婴幼儿最为多见。冬春气候变化剧烈时，易反复感冒，夏天有自然缓解的趋势。

【临床诊断要点】

2012年7月，中华中医药学会《中医儿科常见病诊疗指南·反复呼吸道感染》的小儿反复呼吸道感染诊断标准：

1. 按不同年龄每年呼吸道感染的次数诊断 0～2岁小儿，每年反复上呼吸道感染7次以上，反复下呼吸道感染包括反复气管支气管炎3次以上或反复肺炎2次以上；2～5岁小儿，每年反复上呼吸道感染6次以上，反复下呼吸道感染包括反复气管支气管炎2次以上或反复肺炎2次以上；5～14岁小儿，每年反复上呼吸道感染5次以上，反复下呼吸道感染包括反复气管支气管炎2次以上或反复肺炎2次以上。

注：①反复上呼吸道感染2次感染间隔时间至少7天以上。②若上呼吸道感染次数不够，可以将上下呼吸道感染次数相加，反之则不能；但若反复感染是以下呼吸道为主，则应定义为反复下呼吸道感染。③确定次数须连续观察1年。④反复肺炎指1年内反复患肺炎≥2次，肺炎须由肺部体征和影

像学证实，两次肺炎诊断期间肺炎体征和影像学改变应完全消失。

2. 按半年内呼吸道感染的次数诊断 半年内呼吸道感染≥6次，其中下呼吸道感染≥3次（其中肺炎≥1次）。

【辨证论治】

1. 营卫失和，邪毒留恋

证候：反复感冒，恶寒怕热，不耐寒冷，平时汗多，肌肉松弛；或伴有低热，咽红不消退，扁桃体肿大；或肺炎喘嗽后久不康复；舌质淡红，舌苔薄白或有花剥，脉浮数无力，指纹紫滞。

辨证：本证多因小儿肺气虚弱，卫阳不足，或在初次感冒后治疗不当，发汗太过，损伤阳气，正虚邪恋，肌腠空虚，易为外邪所侵而再次发病。阳加于阴谓之汗，卫阳不足，营阴不守，则平素汗多而不温，这是本证的主要特征。卫阳不固，卫外失司，卫气不能温煦肌表、抵御外邪，故反复感冒，恶寒怕热，不耐寒冷；营阴不足，无以滋养肌表，故肌肉松弛；若余邪未尽，留恋机体，正邪交争，正不胜邪，则见低热，咽红不消，扁桃体肿大，或肺炎喘嗽后久不康复。

治法：扶正固表，调和营卫。

方药：黄芪桂枝五物汤加减。常用：黄芪补益卫气，桂枝、白芍、生姜、大枣调和营卫，甘草调和诸药。

汗多加龙骨、牡蛎固表止汗；兼有咳嗽加百部、杏仁宣肺止咳；身热未清加青蒿、连翘、银柴胡清宣肺热；咽红、扁桃体肿大未消加板蓝根、玄参、夏枯草、浙贝母利咽化痰消肿。

2. 肺脾两虚，气血不足

证候：屡受外邪，咳喘迁延不已，或愈后又作，面黄少华，纳呆食少，大便溏薄，形体瘦弱，神疲乏力，咳嗽多汗，舌质淡红，舌苔白，脉细弱，指纹淡。

辨证：本证多因后天失于调护，喂养不当，或偏食厌食，生化乏源，宗气不足，肺脾虚损而造成。主要特征为屡受外邪、咳喘迁延、汗多等肺气亏虚、卫外不固的症状；以及面黄少华、纳呆便溏、形瘦神疲等脾气不足，运化失健，水谷精微化生不足的表现。

治法：健脾益气，补土生金。

方药：玉屏风散加减。常用：黄芪补气固表，白术益气健脾，防风走表而祛风邪。

汗多加五味子固表止汗；纳呆食少加鸡内金、山楂开胃消食；大便溏薄加茯苓、薏苡仁健脾化痰化湿；余邪未清，时有咳痰，加贝母、黄芩清热止咳。

3.肾虚骨弱，经血失充

证候：经常感冒咳嗽，肌肉松弛，自汗盗汗，夜寐不宁，走路不稳，或有鸡胸龟背，囟门迟闭，立、行、齿、发、语迟，发育迟缓，舌苔薄白，脉细。

辨证：本证多因父母体弱多病或妊娠患病，或早产、双胎，先天禀赋不足，生后肌骨嫩弱，腠理疏松，不耐邪侵；或后天喂养不当，调护适宜，户外活动过少，日照不足，骨骼生长不良，卫外不固，抗病力弱所致。主要特征为生长发育迟缓、五迟等肾虚骨弱的表现。

治法：补肾壮骨，填精温阳。

方药：补肾地黄丸加减。常用：熟地黄、山药、山茱萸补三阴，菟丝子温补肾阳，泽泻、茯苓、牡丹皮为三泄，泄浊清热。

自汗盗汗加龙骨、黄芪益气固表；时有咳痰加黄芩、鱼腥草、贝母止咳化痰；阳虚加淫羊藿、黄精、肉苁蓉温肾固本。

【病案处方选录】

病案一

徐某，女，5岁。2012年3月12日初诊。

主诉：咳嗽1周余。

现病史：患儿素体虚弱，1年患肺炎2～3次，支气管炎1～2次，近1周复感，时有咳嗽，晨起咳为主，痰少色白质黏稠，无发热，无喘促，面色无华，神疲乏力，五心烦热，寐欠安，纳可，大、小便调。查体：神清，咽红，双侧扁桃体未见肿大，两肺呼吸音粗，未闻及啰音，心率92次/分，心律齐，未闻及杂音，腹软无压痛，肝脾肋下未及。

舌脉：舌质红，舌苔花剥，脉细数。

中医诊断：体虚感冒（肺脾两虚证）；西医诊断：反复呼吸道感染。

治则：扶正祛邪，阴阳双补。

方药：蜜麻黄6g，炙杏仁6g，桔梗6g，蜜百部6g，麦冬6g，地黄6g，炙白术6g，淫羊藿3g，黄芩6g，浙贝母6g，炙甘草3g。5剂。

每日1剂，水煎100mL，分早晚两次空腹温服。

二诊：2012年3月17日，患儿咳嗽少作，痰少，纳可，寐安，大、小便调。查体：神清，精神可，咽微红，双侧扁桃体未见肿大，两肺呼吸音粗，未闻及啰音，心率90次/分，心律齐，未闻及杂音，腹软无压痛，肝脾肋下未及。

舌质淡红，舌苔薄白，脉细弱。

方药：黄芪 6g，防风 6g，炒白术 9g，炒杏仁 6g，麦冬 6g，枸杞子 6g，淫羊藿 6g，牡丹皮 6g，黄精 6g，炙甘草 3g。10 剂。

每日 1 剂，水煎 100mL，分早晚两次空腹温服。

随访：患儿服药后，诸症皆除，体力增强，外感次数明显减少。

[**按语**] 患儿素体虚弱，肺虚则卫外不固，不能抵御外邪侵袭，故易感邪发病；脾虚则气血生化不足，"脾胃虚损，诸邪遂生"，且脾失健运易致痰湿储肺，故近 1 周复感外邪，肺卫失宣，则见咳嗽咳痰；患儿反复感邪，损伤肺阴，津液不足则痰白质黏稠；病久累及肾阴，阴虚内热，则见五心烦热；阴损及阳，元阳不振，邪毒留恋，稍愈又作，反复不已。复诊时，患儿症状好转，虚证仍在。

治疗应表里双解、标本兼治。初诊时患儿复感，外邪袭肺，以蜜麻黄、杏仁宣肺止咳，桔梗开宣肺气；患儿反复受邪，累及肺阴，以蜜百部、麦冬养阴润肺止咳；炙白术健脾化湿；久病及肾，损及肾阴肾阳，以地黄、枸杞、淫羊藿滋补肾阴，温阳固本；黄芩清热，炙甘草调和药性。全方祛邪而不伤正，补养而不留邪。服药 5 剂，患儿症状基本缓解，减祛邪之品，当以固本为要，加黄芪、防风、黄精益气健脾固表，牡丹皮清热化瘀，配合养阴温阳之品，调节患儿体质，扶正固本，防止反复发病。

【小结】

体虚感冒主要是因为小儿先天禀赋不足，或后天喂养失当，或用药不当损伤正气，导致正气不足，卫外不固，外邪容易侵犯机体而发病。体虚感冒在冬春季节，或气温突变时节尤为多发，其对于小儿的身心健康均造成了一定的危害。

王绍洁教授认为，对于体虚感冒的治疗，在感邪期，应该注重针对邪气，分别予以相应的祛邪方法，但应该同时兼顾患儿体虚的现状，可兼扶正气；在迁延期，应该以扶正为主，适量加以祛邪；而在恢复期，则应以健脾益肺，加以培元补肾，兼祛余邪。因在恢复期没有感染时，也常有咽微红，喉间有分泌物，或清晨及夜间轻咳等，当属余邪未清，在运用上面三种治法时，务必注意在扶正祛邪的同时，选用一二味清肺、利咽、化痰的药物，如板蓝根、黄芩、鱼腥草、连翘、菊花、川贝母等在内，可加强预防呼吸道感染作用。

体虚感冒主要以肺脾气虚型及肺肾不足型多见。脾肺气虚型，大多是由于小儿伤于乳食，导致脾胃虚弱，脾失健运，长期致肺脾两虚。此时多用黄芪益气固表，白术、太子参、茯苓健脾益气，陈皮健脾理气，五味子敛肺固表，防风走表祛风，牡蛎收敛固表。肺肾不足型，主要是由于先天禀赋不足，加以后天失养，导致肾虚不纳肺气，并可出现生长发育迟缓的佝偻病。用药多以山茱萸、熟地黄、山药滋补三阴，茯苓、泽泻、牡丹皮泻浊清热，淫羊藿温补肾阳，五味子敛肺固表，北沙参、麦冬滋阴润肺。

小儿体虚感冒根本原因在于小儿脏腑娇嫩，形气未充，先天禀赋不足，加上后天脾胃失调，导致肺脾气虚，卫外不固，腠理疏松，外邪乘虚入侵。肺为娇脏，最易感受外邪，致肺气失宣，故发为反复咳嗽、咯痰、鼻塞、流涕。而且此类患儿在反复呼吸道感染后多次使用抗菌药物，抗生素多苦寒败胃，导致患儿脾胃更加虚弱，故出现面色萎黄、食欲不振。"脾胃虚损，诸邪遂生"，这是小儿体虚感冒的基本病机。

小儿体虚感冒的治疗关键不在治疗感染上，而在防止其反复发生，重点应放在感染后的调治上。通过调理肺脾肾的功能，滋阴清除余热，使患儿阴平阳秘，恢复常态，以期从根本上改变患儿的恶性循环状态，使患儿重建蓬勃生机。基于以上理论，王绍洁教授结合多年临床经验，在古方玉屏风散基础上，化裁拟定强壮灵合剂，并在临床运用强壮灵合剂治疗万余例小儿体虚感冒患儿疗效满意。

强壮灵合剂已成为大连市儿童医院院内制剂，每袋50mL，1～3岁15mL，3～6岁20mL，7～10岁25mL，10岁以上50mL，每日2次。中药名方玉屏风散由中国元代医家危亦林创制，是体质虚弱者预防感冒等感染性疾病的良方。玉屏风散出处记载不一，最常见说法为出自《世医得效方》；其次，《丹溪心法》中有此方，但朱丹溪之前几十年的《究原方》（1213年）已有玉屏风散；还有记载出自《景岳全书》。"玉屏风散"是中医预防体虚感冒的专方，主要提升患者的"正气"以抵御外邪，强壮灵合剂是在玉屏风散方药基础上加黄精、板蓝根、淫羊藿等补肺健脾益肾、滋阴清热之药研制的防治小儿体虚感冒的药物。

从中医学角度来看，强壮灵合剂以玉屏风散为主，根据小儿体虚感冒的发病机制及临床表现添加补肺健脾益肾的药物而成。强壮灵合剂在能益气固表，提升患者"正气"的玉屏风散的基础上加黄精、板蓝根、淫羊藿等补肺健脾益肾、清余热之药，采用培土生金之法来防治小儿反复呼吸道感染，具有补益肺脾、益气固表、化痰宣肺、兼清余热之功，培补后天，以壮先天，从而提高患儿自身抗病能力，减少小儿体虚感冒。

小儿体虚感冒的发生、发展与五脏中的肺脾肾关系最为密切，证型多集中在肺脾两脏，从西医角度来说，以机体免疫力低下为常见。根据中医理论"四季脾旺不受邪"，脾脏的健运与否在疾病的发生发展中起着关键作用。脾脏是人体重要的外周免疫调节器官，在整体的免疫调节中具有重要作用，而肺与脾在生理和病理上相互影响。故肺系疾病勿忘治脾，强壮灵合剂通过中药补肺健脾的作用来增强机体的免疫力，减少西药的毒副反应，使机体调整到最佳应激状态，从而提高疗效。

强壮灵合剂采用培土生金法治疗小儿体虚感冒。培土生金法是按照五行生克关系而确立的一种治疗法则，即采取补益脾土的方法以补充肺金之不足，适用于脾胃虚弱而致肺气不足，或肺病及脾而致脾虚之病证。方中黄芪益气固表止汗，为君药。白术补气健脾，防风走表而散风邪，同为臣药。黄芪得防风，固表而不致留邪；防风得黄芪，祛邪而不伤正。黄精补益肺肾之阴，而且能补脾气益脾阴。板蓝根有清热解毒凉血之功，有利咽之长，同为佐药。甘草调和诸药，为使。全方共奏培土生金、补益肺脾肾、益气固表、滋阴清热、化痰宣肺之功。现代药理研究表明，玉屏风散具有提高免疫力、调节免疫的作用，能保护气管黏膜上皮，减轻气管黏膜损伤，从而对抗细菌黏附。总之，王绍洁教授研制的强壮灵合剂结合小儿生理病理特点，强调肺脾肾同补，兼滋阴清热的理论思想，这种全面兼顾理论的提出在全国范围内具有一定的创新性，其通过扶正固表，健脾补肺益肾，培补后天，以壮先天，提高自身抗病能力，减少小儿体虚感冒。

此外，针灸、拔罐、穴位贴敷也能起到一定的防治效果，临床上可根据实际情况配合应用。

为了更为有效地防止患儿反复发病，患儿就诊时应嘱家长重视预防调护：保持环境卫生和空气流通，加强患儿体育锻炼和适当户外活动，远离感冒人群，可用食醋熏蒸室内预防感冒，合理饮食，起居适宜等。通过医务人员和家长、患儿的共同努力，能够有效防止体虚感冒，促进儿童健康发育。

附1：治疗过敏性鼻炎病案一则

王某，男，6岁。2012年9月6日初诊。

主诉：鼻塞、流涕反复发作2年余。

现病史：患儿有过敏性鼻炎病史，每年发作3～4次，发作时鼻塞，流清涕，时有喷嚏，以晨起为主，遇冷热交替加重，予西药治疗，期间症状时轻时重，始终无法完全消除，持续长达2年之久。现患儿鼻塞，流清涕，晨起加重，时有喷嚏，稍有咳嗽，有痰，面色无华，神疲乏力，胃纳可，寐尚安，大、小便调。查体：神清，咽红，双侧扁桃体未见肿大，两肺呼吸音粗，未闻及啰音，心率83次/分，心律齐，未闻及杂音，腹软无压痛，肝脾肋下未及。

舌脉：舌质红，舌苔薄白，脉细弱。

中医诊断：鼻鼽（肺脾气虚证）；西医诊断：过敏性鼻炎。

治则：益气养阴，健脾通窍。

方药：柴胡6g，黄芩6g，太子参6g，炙半夏3g，前胡6g，防风6g，辛夷6g，苍耳子3g，蝉蜕3g，赤芍6g，炙甘草3g。5剂。

每日1剂，水煎100mL，分早晚两次空腹温服

二诊：2012年9月11日，患儿鼻塞、流涕减轻，喷嚏仍作，遇风冷尤甚，已无咳嗽咳痰。查体：神清，咽红，双侧扁桃体未见肿大，两肺呼吸音粗，未闻及啰音，心率81次/分，心律齐，未闻及杂音，腹软无压痛，肝脾肋下未及。舌质红，舌苔薄白，脉细弱。

方药：柴胡6g，黄芩6g，太子参6g，防风6g，黄芪6g，炒白术9g，辛夷6g，苍耳子3g，蝉蜕3g，赤芍6g，炙甘草3g。10剂。

每日1剂，水煎100mL，分早晚两次空腹温服。

三诊：2012年9月21日，患儿鼻塞、流涕明显好转，无喷嚏，无咳嗽咳痰。查体：神清，咽微红，双侧扁桃体未见肿大，两肺呼吸音粗，未闻及啰音，心率82次/分，心律齐，未闻及杂音，腹软无压痛，肝脾肋下未及。舌质淡红，舌苔薄白，脉细弱。

方药：黄芪6g，防风6g，炒白术9g，茯苓6g，太子参6g，辛夷6g，苍耳子3g，蝉蜕3g，赤芍6g，炙甘草3g。10剂。

每日1剂，水煎100mL，分早晚两次空腹温服。

随诊：上方连服20剂，症状完全消失，随访半年鼻塞、流涕未再发作。

[按语] 中医鼻鼽，即阵发性鼻痒、喷嚏、流清涕，往往突然发作，早晚易发。《素问玄机原病式·卷一》谓："鼽者，鼻出清涕也。"相当于西医的过敏性鼻炎，不同于鼻渊。《医宗金鉴》谓："鼻渊浊涕流鼻中，久淋血水秽而腥。"鼻渊与西医的鼻窦炎相似。

鼻鼽的发生，内因素体虚寒，肺虚不固及脾肾阳虚，外因风寒异气（过敏原）入侵。病机为肺气虚弱、卫表不固，肺脾气虚、水湿泛鼻，肾气亏虚，肺失温煦等。此类患者往往表现为突发性鼻痒、喷嚏阵作，清涕如注，鼻黏膜苍白或紫暗，伴形寒肢凉，手足不温，小便清长，夜尿多，容易感冒，舌质淡红，

脉虚弱等,临床上多从益气、补脾、温阳着手,用玉屏风散、附桂八味汤等为治,取得了一定疗效。

本例患儿肺脾气虚,卫表不固,风寒之邪乘虚而入,肺为华盖,鼻为肺之窍,鼻窍失阳气温煦,寒邪凝滞,脉络不通则鼻塞喷嚏;肺失清肃,气不摄津,津液外溢,则鼻流清涕;脾为肺之母,脾气化生的水谷精微可以充养肺气,脾气亏虚,运化失健,化生不足,则面色无华,神疲乏力,同时不能补养肺气,致使肺气更虚。初诊时,正处于鼻炎发作时期,肺脾气虚为本,风寒外束为标;二诊三诊时,外邪已解,或很少残留,此时尤为重要的是巩固疗效,并最终达到调理患儿,防止复发的目的。

证属本虚标实,发作期以解表宣肺为主,方用小柴胡汤为基础方,加用清肺宣窍药物。小柴胡汤首见张仲景《伤寒论》96 条,其主治病机主要为太阳病后,表证已罢,邪入少阳,半表半里,即"伤寒五六日,中风,往来寒热,胸胁苦满,默默不欲饮食……小柴胡汤主之"。王绍洁教授认为往来寒热不仅局限于体温的往来变化,更多的是应拓展为但见某一症状的往来出现、时现时隐。正如本病所见发作性的鼻塞、流涕、鼻痒、喷嚏,因此运用小柴胡汤治疗本病符合方意。

方中柴胡、黄芩相配伍,外透内清,宣畅气机;太子参益气养阴、扶正祛邪;荆芥、防风疏风解表;前胡、蜜百部润肺止咳化痰;桔梗宣肺止咳,又可载药上行;辛夷、苍耳子发散风寒,通利鼻窍;蝉衣、漏芦具有抗过敏的作用,加入方中能增强疗效;赤芍活血通络;炙甘草健脾益气,调和诸药。后期兼用玉屏风散益气固表,标本兼治;同时对于本病治疗必须重视补脾、茯苓、白术益气健脾,寓培土生金之意;且久病多瘀,气血瘀滞,脉络痹阻,鼻窍失利,加入活血药物宣窍通络。过敏性鼻炎往往需要长时间服药,治疗有效后还要继续巩固,才能达到防止反复发作的目的。

附2:腺样体肥大病例二则

病案一

刘某,男,9 岁。2015 年 4 月 27 日初诊。

主诉:打鼾 1 年,加重 3 个月。

现病史:患儿 1 年前无明显诱因出现睡眠打鼾,无憋气,时有鼻塞,未予治疗,3 个月前症状加重,打鼾声音逐渐增大,伴憋气,导致白天精力不集中,于当地医院诊断为腺样体肥大,建议手术治疗。家长不愿手术,遂来我门诊就诊。患儿精神尚可,饮食睡眠好,大、小便正常。

查体：神志清楚，精神尚可，呼吸时或憋气，面色白而无华，浅表淋巴结未触及，口周无发绀，咽无充血，双侧扁桃体无肿大。双肺呼吸音清，未闻及啰音，心腹无异常。

专科检查：鼻塞，清涕多，舌质暗红，舌苔白腻，脉浮。

辅助检查：影像学报告提示：腺样体肥大。

中医诊断：鼾证（风寒袭肺，痰阻清窍）；西医诊断：腺样体肥大。

治疗处置：疏风祛邪，涤痰通窍。

方药：柴胡 6g，黄芩 6g，姜半夏 6g，太子参 6g，荆芥 6g，防风 6g，辛夷 6g，苍耳子 4g，淫羊藿 5g，蝉蜕 3g，僵蚕 6g，赤芍 6g，生甘草 6g。7 剂。

每日 1 剂，水煎 100mL，分两次空腹温服。

二诊：2015 年 5 月 4 日，患儿服药后，打鼾声音明显减小，流涕减轻，偶有鼻塞。患儿自觉头清目明。舌质红，舌苔白，脉浮。

治疗处置：患儿病情好转，效不更方，继服上方 14 剂。

三诊：2015 年 5 月 18 日，患儿病情稳定，一般状态好，睡眠状态好。其父母述患儿寐中打鼾情况明显好转，食欲好，大、小便正常。舌质淡红，舌苔白厚，脉浮。

治疗处置：患儿病情继续好转，效不更方，继服上方 14 剂。

电话随访，病情稳定，自行停药观察。

病案二

李某，女，4 岁。2016 年 11 月 28 日初诊。

主诉：流涕鼻塞 3 月余。

现病史：患儿 3 个月前感风寒，发烧流涕咳嗽，自服药物，症状缓解。唯流涕鼻塞不得缓解 3 月余。近来持续鼻塞，涕多黏白，嗅觉迟钝，咳嗽咳痰。偶有夜间寐中打鼾，憋气感，曾于当地医院耳鼻喉看诊，确诊为腺样体肥大，建议手术，然家长拒绝手术，为求中医中药治疗故来我院我科求治。患儿精神萎靡时或烦躁，面色暗黄，流涕不止。自述食欲尚好，大、小便正常。

查体：精神萎靡，时或烦躁，伴鼻塞憋气，面色暗黄，浅表淋巴结未触及，口周无发绀，咽无充血，双侧扁桃体无肿大，双肺呼吸音清，未闻及啰音，心腹无异常。

专科检查：鼻塞，多涕，面色暗黄，舌质暗红，舌苔白腻，脉浮。

辅助检查：影像学报告提示：腺样体肥大。

中医诊断：鼾证（风寒袭肺，痰阻清窍）；西医诊断：腺样体肥大。

治疗处置：疏风祛邪，涤痰通窍。

方药：柴胡 6g，黄芩 6g，太子参 6g，荆芥 6g，防风 6g，姜半夏 5g，淫羊藿 5g，僵蚕 6g，辛夷 6g，桔梗 6g，浙贝母 6g，赤芍 6g，蝉蜕 3g，生甘草 6g。7 剂。

每日 1 剂，水煎 100mL，分两次空腹温服。

二诊：2016 年 12 月 5 日，患儿服药后，咳嗽咳痰好转，鼻塞缓解，流涕清稀，寐中打鼾情况减少，憋气减轻。舌质红，舌苔白，脉浮。

治疗处置：患儿病情好转，原方更改如下。

方药：柴胡 6g，黄芩 6g，太子参 6g，防风 6g，辛夷 6g，姜半夏 5g，浙贝母 6g，淫羊藿 5g，荆芥 6g，赤芍 6g，僵蚕 6g，生甘草 6g。7 剂。

每日 1 剂，水煎 100mL，分两次空腹温服。

三诊：2016 年 12 月 12 日，患儿服药后，鼻塞缓解，流涕止，打鼾症状消失。舌质红，舌苔白润，脉浮。

治疗处置：患儿病情继续好转，效不更方，继服上方 14 剂。嘱病情变化请随诊，3 个月后电话随访，病情稳定，自行停药观察。

[按语] 本病发生原因有二：一为肺、脾、肾三脏亏虚，此乃本；二为外邪入侵诱发本病（多为寒邪、疫气），此乃标，标本合而为患。小儿先天禀赋不足，或后天脾胃失养，导致肺、脾、肾亏虚，卫外不固，腠理疏松，外邪乘虚入侵，阳气无从泄越，气机不畅，津液停于鼻窍，邪毒滞留颃颡，久而不去。若平素饮食不节，过食寒凉等损伤脾胃阳气，脾胃运化失健，则致湿邪内停，循经上犯颃颡，湿停日久则凝聚为痰，痰湿与邪毒结于颃颡，发作于腺样体，使其肿胀不消，易成本病。

加减小柴胡汤，寒温并用，升降并行，攻补兼施，宣通表里，和畅气机，扶正祛邪，为和解之剂。辅以疏肝健脾，化痰散结，攻补兼施，使邪去正复，枢机得利。肺之宣降有序，脾胃和降有因，肾纳气有根，则病自愈。

方中柴胡为少阳专药，轻清升散，疏邪透表，黄芩苦寒善清少阳相火透里，一散一清共解少阳之邪。半夏和胃降逆，散结消痞，助君药臣药攻邪之用，太子参益卫气生津液和营卫，既扶正以助祛邪，又实里而防邪入。加荆芥、防风温而不燥，发散上焦风寒。辛夷、炒苍耳子通鼻窍，疗鼻渊。淫羊藿温阳，赤芍活血，浙贝母、僵蚕化痰散结，蝉蜕利咽开音，桔梗引诸药入肺，甘草调和诸药。诸药共奏调畅气机、疏郁达邪、扶正祛邪之功。

二诊三诊，患儿病情明显好转，故效不更方，原方稍作调整，巩固疗效。

消化系统疾病

一、腹泻

腹泻是一组由多病原、多因素引起的以大便次数增多和大便性状改变为特点的消化道综合征。相当于中医学泄泻的范畴。本病以2岁以下的小儿最为多见。虽一年四季均可发生，但以夏秋季节发病率为高。

《幼科金针·泄泻》说："泄者，如水之泄也，势犹纷绪；泻者，如水之泻也，势惟直下，为病不一，总名泄泻。"泄泻是由脾胃功能失调引起的。轻者预后良好，重者预后较差，可耗伤气液，容易出现伤阴、伤阳或阴阳两伤的证候，甚则可导致慢脾风。

【临床诊断要点】

1.多有乳食不节、饮食不洁，或冒风受寒、感受时邪等病史。

2.大便次数较平时明显增多，重者可达10次以上，粪呈淡黄色或清水样；或夹有奶块、不消化物，如同蛋花汤样；或黄绿稀溏，或色褐而臭，夹少量黏液。可伴有恶心、呕吐、腹痛、发热、口渴等症。

3.重症泄泻，可见高热烦渴、精神萎靡、皮肤干瘪、囟门凹陷、目眶下陷、啼哭无泪、小便短少等脱水症状，以及口唇樱红、呼吸深长等酸碱平衡失调和电解质紊乱的表现。

4.大便镜检可有脂肪球或少量白细胞、红细胞。

5.大便轮状病毒检测、致病性大肠杆菌培养等粪便病原学检测能够帮助明确相关病原学诊断。

【病因病理】

1.病因　多种病因可引起泄泻，常见的有外感、食伤和正虚三类。

（1）外感病因　外感风、寒、暑、湿、热等邪均可致泻，唯无燥邪致泻之说，而其他外邪则常与湿邪相合而致泻。最为常见者，又为暑湿（热）侵袭与风寒（湿）外感。

（2）食伤病因　小儿，特别是婴幼儿，脾常不足，运化力弱，乳食又不知自节，故易为食伤。

（3）正虚病因　饮食入胃，游溢精气，上输于脾，糟粕下行，排出体外，是为脾胃升清降浊之生理功能。若脾胃虚弱，则清浊不分，并走于下，形成泄泻。

小儿先天禀赋不足，或后天调护失宜，均能造成脾胃虚弱；也有本为暴泻实证，因未能得到正确处理，迁延不愈，则损伤脾胃而由实转虚。

2.病理

（1）病变脏腑在脾胃　泄泻的病变脏腑主要在脾胃，无论是外感、食伤，还是正虚，其共同的病理变化，都是脾主运化功能的失常。脾胃升降失司，精华糟粕不分，清浊合污下流，是形成泄泻的基本机理。

（2）病理因素为湿滞　泄泻发病，与湿浊内阻有密切关系。外感泄泻，不论暑热或风寒，皆夹湿；乳食停积酿成湿浊；脾胃虚弱湿自内生。脾性喜燥而恶湿，湿困中焦，运化失司，精华之气不能输化，合污下降而成泄泻。故《幼科全书·泄泻》有"凡泄泻皆属湿"之说。脾病与湿盛之间互为因果，是泄泻发生的关键所在。

（3）病机属性分虚实　泄泻的不同证候，主要以不同的病因而产生。由于泄泻的病因不同，身体素质有差异，因而在病证的发生、发展过程中，病程有长短之分，病情有寒热之别，而其病机属性则可分为虚实两大类。

一般说来，暴泻起病急，病程短，邪气盛，正未虚，多属实证。久泻常因素体亏虚，或因病程迁延、邪气伤正或失治误治而产生，病机属性以虚为主，或虚中夹实。

（4）病情演变重阴阳　小儿生理上阳既未盛，阴亦未充，故称稚阴稚阳。小儿泄泻，既耗阴液，又伤阳气，故其病情演变，必须重视阴液的消长和阳气的存亡。

【辨证论治】

1.常证

（1）伤食泻

证候：大便稀溏，夹有乳凝块或食物残渣，气味酸臭，或如败卵，脘腹胀满，便前腹痛，泻后痛减，腹痛拒按，嗳气酸馊，或有呕吐，不思乳食，夜卧不安，舌苔厚腻，或微黄，脉滑实，指纹滞。

辨证：起病前有伤食史，脘腹胀满疼痛，泻下或呕吐后胀痛减轻，是为本证特征。伤乳者稀便夹乳凝块；伤食者夹食物残渣。本证可单独发生，更常为他证兼证。调治不当，病程迁延，积不化而脾气伤，易转为脾虚泻，或脾虚夹积，甚至疳证。

治法：消食导滞。

方药：保和丸加减。常用：山楂、神曲、莱菔子消食化积导滞，陈皮、半夏理气降逆，茯苓健脾渗湿，连翘清解郁热。

腹胀痛加木香、厚朴、槟榔理气消胀止痛；呕吐加藿香、生姜和胃止呕。食积较重者加枳实，脾胃薄弱者加白术、谷芽；舌苔黄者加黄芩、竹茹。

（2）风寒泻

证候：大便清稀，中多泡沫，臭气不甚，肠鸣腹痛，或伴恶寒发热，鼻流清涕，咳嗽，舌质淡红，舌苔薄白，脉浮紧，指纹淡红。

辨证：本证一般有感受风寒、饮食生冷史。暴泻中热象不著，大便清稀夹有泡沫，肠鸣腹痛为其特征。便多泡沫，鼻流清涕，为风走肠腑；寒象重，寒主收引，故腹部切痛，恶寒；兼伤食者，还可见腹胀舌苔腻，大便夹不消化物，纳呆。风寒化热则便次增多，气转臭秽，发热加重。寒邪易伤阳气，大便不化，肢冷神萎，需防伤阳变证。

治法：疏风散寒，化湿和中。

方药：藿香正气散加减。常用：藿香、苏叶、白芷、生姜疏风散寒、理气化湿，大腹皮、厚朴、陈皮、半夏温燥寒湿、调理气机，苍术、茯苓、甘草、大枣健脾和胃。

大便稀，色淡，泡沫多，加防风炭以祛风止泻；腹痛甚，里寒重，加木香、干姜以理气温中，散寒止痛；夹有食滞者，去甘草、大枣，加焦山楂、神曲消食导滞；小便短少加泽泻、猪苓渗湿利尿；表寒重加荆芥、防风以加强解表散寒之力。

（3）湿热泻

证候：大便水样，或如蛋花汤样，泻下急迫，量多次频，气味秽臭，或见少许黏液，腹痛时作，食欲不振，或伴呕恶，神疲乏力，或发热烦躁，口渴，小便短黄，舌质红，舌苔黄腻，脉滑数，指纹紫。

辨证：本证夏秋季节最为多见。起病较为危重，全身及大便症状均显示湿热壅盛之象。本证以起病急、泻下急迫、便次多、舌质红、舌苔黄腻为特征。偏热重，气味秽臭，或见少许黏液，发热；偏湿重便如稀水，口渴尿短；兼伤食者，还可见大便夹不消化物，纳呆。若泻下过度，本证易于转为伤阴，甚至出现阴竭阳脱之变证。失治误治，迁延日久，则易转为脾虚泄泻。与风寒泻从大便次数、性状、气味及全身寒热轻重等方面可以辨别。

治法：清热利湿。

方药：葛根黄芩黄连汤加减。常用：葛根解表退热、生津升阳，黄芩、黄连清解胃肠之湿热，甘草调和诸药。

热重于湿，加连翘、马齿苋、马鞭草清热解毒；湿重于热，加滑石、车前子、茯苓、苍术燥湿利湿；腹痛加木香理气止痛；口渴加生石膏、芦根清热生津；夏季湿浊中阻加藿香、佩兰芳化湿浊；呕吐加竹茹、半夏降逆止呕。

（4）脾虚泻

证候：大便稀溏，色淡不臭，多于食后作泻，时轻时重，面色萎黄，形体消瘦，神疲倦怠，舌质淡红，舌苔白，脉缓弱，指纹淡。

辨证：本证常由小儿素体脾虚或暴泻失治迁延而成，病程较长，大便稀溏，多在食后作泻，初起之湿热、风寒症状已解，脾虚症状显露，是本证特点。食后即泻因脾虚纳而不能运，反而促其肠腑传导下行所致。偏脾气虚者面色萎黄，形体消瘦，神疲倦怠；偏脾阳虚者大便清稀无臭，神萎面白，肢体欠温。小儿稚阳未充，稚阴未长，故本证进一步发展，则由脾及肾，易转成脾肾阳虚泻，或久泻而成疳证。本证辨证，应以四诊诊查结果为主要依据，即使大便病原学检查仍属阳性，亦当从正虚而未能祛邪加以认识。

治法：健脾益气，助运止泻。

方药：参苓白术散加减。常用：党参、白术、茯苓、甘草益气补脾，山药、莲肉、扁豆、薏苡仁健脾化湿，砂仁、桔梗理气和胃。

胃纳不振，舌苔腻，加藿香、陈皮、焦山楂以芳香化湿，理气消食助运；腹胀不舒加木香、枳壳理气消胀；腹冷，舌质淡红，大便夹不消化物，加干姜以温中散寒，暖脾助运；久泻不止，内无积滞者，加肉豆蔻、诃子、石榴皮以固涩止泻。少气懒言，便泻不止，甚至脱肛，加炙黄芪、升麻；口苦，舌苔黄，或便夹黏冻，为兼湿热未清，加黄连、马齿苋清利湿热。

（5）脾肾阳虚泻

证候：久泻不止，大便清稀，完谷不化，或见脱肛，形寒肢冷，面色㿠白，精神萎靡，睡时露睛，舌质淡红，舌苔白，脉细弱，指纹色淡。

辨证：此证可由脾虚泻发展而来，见于久泻，以大便澄澈清冷、完谷不化、形寒肢冷为特征。偏脾阳虚者大便清稀，或见脱肛，面色㿠白；偏肾阳虚者大便冷清，滑脱不禁，腹凉肢冷，精神萎靡。本证继续发展，则成重症疳泻，终则阳脱而亡。与脾虚泻的区别在于虚寒征象更为显著，表现为大便澄澈清冷无臭、小便色清、形寒肢冷、受寒饮冷后加重等，精神等全身状况则渐趋恶化。

治法：补脾温肾，固涩止泻。

方药：附子理中汤合四神丸加减。常用：党参、白术、甘草健脾益气，干姜、吴茱萸温中散寒，附子、补骨脂、肉豆蔻、五味子温肾暖脾、固涩止泻。

脱肛加炙黄芪、升麻升提中气；久泻不止加诃子、石榴皮、赤石脂收敛固涩止泻；兼夹食滞加陈皮、焦山楂、麦芽。

小儿长期腹泻，多属脾肾阳虚，一般健脾固涩药疗效欠佳，加用熟附子后有较好效果。附子用量以 3 ~ 10g 为宜，须先煎 30 分钟左右，以减少毒性。

2. 变证

（1）气阴两伤

证候：泻下无度，质稀如水，精神萎靡或心烦不安，目眶及前囟凹陷，皮肤干燥或枯瘪，啼哭无泪，口渴引饮，小便短少，甚至无尿，唇红而干，舌质红少津，舌苔少或无苔，脉细数。

辨证：本证多见于湿热泻，泻下过度，伤津耗液，气随之衰，而迅速出现全身气阴两伤征象。也可见于久泻而气阴慢性消耗者。本证多起于湿热泄泻，以精神萎靡、皮肤干燥、小便短少为特征。患儿小便减少而未至无尿，啼哭尚有泪，说明阴津已伤而未竭；精神萎靡而未至萎靡淡漠，肢体乏力而未至厥冷，说明气分已衰而阳气未亡。偏耗气者大便稀薄，神萎乏力，不思进食；偏伤阴者泻下如水、量多，目眶及前囟凹陷，啼哭无泪，小便短小甚至无尿。本证若不能及时救治，则可能很快发展为阴竭阳脱证。

治法：益气健脾，酸甘敛阴。

方药：人参乌梅汤加减。常用：人参、炙甘草益气扶脾，乌梅涩肠止泻，木瓜祛湿和胃，四药合用酸甘化阴，莲子、山药健脾止泻。

久泻不止加山楂炭、诃子、赤石脂涩肠止泻；口渴引饮加石斛、玉竹、天花粉、芦根养阴生津止渴；大便热臭加黄连清解内蕴之湿热。若能加用西洋参另煎服则更好。

（2）阴竭阳脱

证候：泻下不止，次频量多，精神萎靡，表情淡漠，面色青灰或苍白，哭声微弱，啼哭无泪，尿少或无，四肢厥冷，舌质淡红无津，脉沉细欲绝。

辨证：本证发生于暴泻不止，泻下无度，未及时救治；或发生于久泻不愈，全身日渐衰竭者。前者先见阴津耗竭，继而阳气亡脱，后者则阴阳俱耗，终至阳脱危亡。以面色青灰或苍白，哭声微弱，尿少或无，四肢厥冷，脉沉细欲绝为特征。阴竭证皮肤枯瘪，啼哭无泪，无尿；阳脱证神萎而悄无声息，四肢厥冷，脉细欲绝。本证为变证、危症，不及时救治则迅即夭亡。

治法：挽阴回阳，救逆固脱。

方药：生脉散合参附龙牡救逆汤加减。常用：人参大补元气，麦冬、五味子、白芍、炙甘草益气养阴、酸甘化阴，附子回阳固脱，龙骨、牡蛎潜阳救逆。紧急时也可先用西洋参口服液口服、参麦注射液静脉滴注。

【病案处方选录】

病案一

李某，男，5 岁。2012 年 9 月 13 日初诊。

主诉：反复大便不成形 1 月余。

现病史：患儿近 1 个月反复出现大便不成形，日行 3 ～ 4 次，常伴有腹痛，过食生冷或进食难以消化之食物时上述症状加重，先后服用过多种中、西药，均无明显疗效。刻下：患儿大便不成形，夹有不消化食物，日行 4 次，时有腹痛腹胀，形体消瘦，纳差，寐尚安，小便可。查体：神清，咽微红，双侧扁桃体未见肿大，两肺呼吸音粗，未闻及啰音，心率 87 次 / 分，心律齐，未闻及杂音，腹软，无压痛，肝脾肋下未及。舌质淡红、舌苔白略厚，脉浮。

舌脉：舌质淡红，舌苔薄白，脉弱。

中医诊断：泄泻（脾虚泻）；西医诊断：小儿腹泻。

治则：益气健脾止泻。

方药：党参 6g，茯苓 6g，炒白术 9g，薏苡仁 6g，陈皮 6g，木香 3g，砂仁 3g，炙附子 3g，干姜 6g，鸡内金 6g，焦山楂 6g，五味子 6g，炙甘草 3g。5 剂。

每日 1 剂，水煎 100mL，分早晚两次空腹温服。

二诊：2012 年 9 月 17 日，患儿服药后大便渐成形，排便次数减少，日行 2 ～ 3 次，腹痛缓解，纳增，寐安，小便调。查体：神清，咽微红，双侧扁桃体未见肿大，两肺呼吸音粗，未闻及啰音，心率 86 次 / 分，心律齐，未闻及杂音，腹软，无压痛，肝脾肋下未及。舌质淡红，舌苔薄白，脉弱。

方药：党参 6g，茯苓 6g，炒白术 9g，陈皮 6g，木香 3g，砂仁 3g，干姜 6g，鸡内金 6g，炙甘草 3g。10 剂。

每日 1 剂，水煎 100mL，分早晚两次空腹温服。

三诊：2012 年 9 月 23 日，患儿大便成条，日行 1 ～ 2 次，无腹痛，面色、纳食俱佳，寐安，小便调。查体：神清，咽微红，双侧扁桃体未见肿大，两肺呼吸音粗，未闻及啰音，心率 87 次 / 分，心律齐，未闻及杂音，腹软无压痛，肝脾肋下未及。舌质淡红，舌苔薄白，脉弱。上方续服 10 剂，巩固疗效。

[**按语**] 小儿的生理特点为脾常不足，本患儿素体虚弱，患病之后迁延不愈，脾胃虚弱，胃弱则腐熟无能，脾虚则运化失职，因而水反为湿，谷反为滞，不能分清别浊，水谷水湿合污而下，形成脾虚泄泻。治疗以参苓白术散为主方益气健脾、渗湿止泻，加减变化。方中党参益气健脾、白术健脾燥湿、茯苓健脾渗湿，党参与白术配伍加强益气健脾之功，白术与茯苓配伍加强健脾祛湿之效，三药合用则脾气充有化湿之力、湿浊去有健脾之功；薏苡仁助白术、茯苓以健脾醒脾祛湿，陈皮、木香健脾理气止痛；砂仁醒脾和胃、行气化湿；附子、干姜温中扶阳、散寒止痛；焦山楂、鸡内金消食助运；五味子益气养阴、固涩止泻；炙甘草健脾和中，解附子毒性，又可调和诸药。综观全方，补中气，渗湿浊，行气滞，使脾气健运，湿邪得去，则诸症自除。二诊、三诊之时症状明显减轻，仍以参苓白术散为主健脾化湿，辅以理气开胃之品，再配合家人饮食起居的护理照顾，临床疗效满意。

病案二

田某，女，3岁。2012年6月5日初诊。

主诉：水样便20余天。

现病史：患儿20余天前开始出现大便呈水样，便质清稀，日行十余次，夹杂不消化食物，纳差，夜间哭吵，小便量少，经西医止泻、抗感染、补液治疗后患儿症状稍缓解。刻下：患儿排水样便，日行6～7次，纳差，寐欠安，小便尚可。查体：神清，精神萎，咽微红，双侧扁桃体未见肿大，两肺呼吸音粗，未闻及啰音，心率88次/分，心律齐，未闻及杂音，腹软，无压痛，肝脾肋下未及。

舌脉：舌质淡红，舌苔薄白，脉细弱。

诊中医断：泄泻（脾肾阳虚泻）；西医诊断：小儿腹泻。

治则：温补脾肾，固涩止泻。

方药：炙附子3g，干姜6g，党参6g，炒白术9g，茯苓6g，补骨脂6g，吴茱萸3g，五味子3g，陈皮6g，砂仁3g，鸡内金6g，炙甘草3g。5剂。

每日1剂，水煎100mL，分早晚两次空腹温服。

二诊：2012年6月10日，患儿服药后便质渐稠，大便日行2～3次，纳差，寐尚安，小便调。查体：神清，咽微红，双侧扁桃体未见肿大，两肺呼吸音粗，未闻及啰音，心率88次/分，心律齐，未闻及杂音，腹软，无压痛，肝脾肋下未及。舌质淡红，舌苔薄白，脉细弱。

方药：制附子3g，干姜6g，党参6g，炒白术9g，茯苓6g，补骨脂6g，陈皮 6g，砂仁 3g，鸡内金 6g，焦山楂 6g，炙甘草 3g。10 剂。

每日 1 剂，水煎 100mL，分早晚两次空腹温服。

三诊：2012 年 6 月 20 日，患儿大便糊状，偶有成形，色黄，日行 1 ~ 2 次，食欲增加，寐安，小便调。查体：神清，咽微红，双侧扁桃体未见肿大，两肺呼吸音粗，未闻及啰音，心率 90 次 / 分，心律齐，未闻及杂音，腹软，无压痛，肝脾肋下未及。舌质淡红，舌苔薄白，脉细弱。上方续服，巩固疗效。

[**按语**] 小儿形体稚阳未充，患泄泻后易损伤脾阳，且日久脾损及肾，形成脾肾阳虚。脾肾阳虚，命门火衰，火不暖土，阴寒内盛，水谷不化，并走肠间，则大便清稀呈水样，澄澈清冷，洞泄而下，舌质淡红，舌苔薄白，脉细弱为脾肾阳虚之象。方以附子理中丸及四神丸加减变化温阳健脾止泻。附子脾肾双补、补火生土，干姜、吴茱萸直入脾胃、温中祛寒、振奋脾阳，党参、白术、茯苓、甘草益气健脾、祛湿止泻，脾为湿土，虚则易生湿浊，故用甘温苦燥之白术为佐健脾燥湿。补骨脂辛苦性温，补命门之火以温养脾土，即补肾助阳、温脾止泻。患儿久泻不愈，如不及时扶正固涩，必致阴阳两虚，造成不良后果，故应及时使用扶正固涩之品，五味子益气养阴，收敛固涩止泻。陈皮、砂仁醒脾和胃、行气化湿，使诸药补而不滞。鸡内金消食导滞开胃，改善食欲。炙甘草寓意有三：一为合参、术以助益气健脾；二为缓急止痛；三为大量制约附子毒性、调和诸药。二诊时患儿便质渐稠，大便日行 2 ~ 3 次，纳差，故加入焦山楂协助鸡内金健脾助运、健胃消食。肾为先天之本，脾为后天之本，太阴湿土，得阳始运，全方补肾阳而温脾阳，使中焦脾土阳气升发，脾气散精，则水谷精微得升，水湿得化，泄泻自止。

病案三

孙某，男，1 岁。2012 年 3 月 17 日初诊。

主诉：腹泻 3 天。

现病史：患儿因饮食不节致腹泻 3 天，1 日 4 ~ 5 次，大便酸臭如败卵，夹有奶瓣，含少量黏液，伴呕吐，食欲不振，哺乳后即泻。查体：神清，咽微红，双侧扁桃体未见肿大，两肺呼吸音粗，未闻及啰音，心率 107 次 / 分，心律齐，未闻及杂音，腹软，无压痛，肝脾肋下未及。

舌脉：舌质红，舌苔厚腻，指纹滞。

中医诊断：泄泻（伤食泻）；西医诊断：婴幼儿腹泻。

治则：消食导滞。

方药：焦山楂 5g，鸡内金 5g，莱菔子 5g，茯苓 5g，炒白术 5g，陈皮

3g，姜半夏 3g，旋覆花 3g，连翘 3g，砂仁 3g，炙甘草 3g。5 剂。

每日 1 剂，水煎 100mL，分 3 次空腹温服。

二诊：2012 年 3 月 22 日，患儿服药后腹泻次数减少，日行 2 次，纳增，无呕吐，寐尚安，小便调。查体：神清，咽微红，双侧扁桃体未见肿大，两肺呼吸音粗，未闻及啰音，心率 106 次 / 分，心律齐，未闻及杂音，腹软，无压痛，肝脾肋下未及。舌质淡红，舌苔白，指纹滞。

方药：焦山楂 5g，鸡内金 5g，莱菔子 5g，茯苓 5g，炒白术 5g，连翘 3g，砂仁 3g，炙甘草 3g。10 剂。

[按语] 小儿伤食泻，中医学认为与饮食不节、过食生冷、暴饮暴食、饥饱失常及外感邪气等因素关系密切。小儿脏腑娇嫩，脾胃虚弱，饮食不节，损伤脾胃，脾失运化，胃失受纳，脾不升清，水谷难以腐熟，精微不能四布，完谷水湿并走大肠而致泄泻。此小儿有伤食病史，乳食停滞，运化失司，则见食欲不振，大便酸臭如败卵，夹有奶瓣；饮食之后，加重积滞，则见哺乳后即泻；六腑以通为顺，气机不通，胃气上逆，则伴呕吐。方以保和丸加减变化运脾和胃，消食化滞。焦山楂酸甘性温，消一切饮食积滞，长于消油腻之积；鸡内金、莱菔子辛甘而平下气消食除胀，化积导滞；茯苓健脾渗湿；白术甘苦性温，健脾燥湿，使攻积而不伤正；陈皮、半夏理气降逆；旋覆花降逆止呕；连翘味苦微寒，既可散结以助消积，又可清解食积郁热；砂仁醒脾和胃，行气化湿；炙甘草调和诸药。诸药配伍，使食积得化，胃气得和，热清湿去，则诸症自除。患儿二诊腹泻次数减少，日行 2 次，纳增，无呕吐，症状好转，酌减药味，继续服用，巩固疗效。

病案四

王某，女，3 岁。2013 年 12 月 10 日初诊。

主诉：腹泻伴发热、咳嗽 1 天。

现病史：患儿 1 天前外出后开始出现腹泻，日行 5 ~ 6 次，为稀水便，无黏液及脓血，沫多，臭气不甚，伴恶寒发热，体温 37.5 ~ 38℃之间，无汗，咳嗽，少痰，鼻塞流清涕，纳呆，小便量稍少。查体：神清，精神可，咽不红，双侧扁桃体未见肿大，两肺呼吸音粗，未闻及啰音，心率 99 次 / 分，心律齐，未闻及杂音，腹软，无压痛，肝脾肋下未及。

舌脉：舌质淡红，舌苔白腻，脉浮紧。

中医诊断：泄泻（风寒泻）；西医诊断：小儿腹泻。

治则：疏风散寒，化湿和中。

方药：藿香 6g，荆芥 6g，紫苏 6g，厚朴 6g，半夏 6g，枳壳 6g，炒杏仁 6g，桔梗 6g，炙甘草 3g。3 剂。

每日 1 剂，水煎 100mL，分早晚两次空腹温服。

二诊：2013 年 12 月 13 日，患儿服药后热退，腹泻次数减少，日行 2 次，偶咳，无涕，纳增，寐尚安，小便调。查体：神清，咽微红，双侧扁桃体未见肿大，两肺呼吸音粗，未闻及啰音，心率 98 次 / 分，心律齐，未闻及杂音，腹软，无压痛，肝脾肋下未及。舌质淡红，舌苔薄白，脉浮。嘱服剩余 1 剂，随诊痊愈。

[按语] 小儿的生理特点为脾常不足，容易湿滞，若失于保护，外伤风寒，内伤湿滞，运化失职，则发为泄泻；小儿肺常不足，风寒束肺，肺失宣肃，发为咳嗽；郁于卫表，则发热。故治疗应重在以疏风散寒、化湿和中为主，佐以宣肺止咳。方中藿香辛散风寒、芳香化湿，配以荆芥疏风解表，增强辛散之力，祛邪外出；紫苏、厚朴、半夏、枳壳理气和中；桔梗、杏仁宣肺止咳；甘草调和药性。诸药相合，使风寒外散，湿浊内化，脾气上升，肺气下降，诸症自愈。

病案五

窦某，男，1 岁。2013 年 10 月 5 日初诊。

主诉：发热伴腹泻 1 天。

现病史：1 天前患儿发热，体温波动在 38 ~ 39℃，偶有咳嗽。今晨起，患儿呕吐 2 次，为胃内容物。大便呈稀水样，已有 6 次。刻下：患儿发热体温 38.3℃，无咳嗽，大便呈稀水样，泻下急迫，气味秽臭，少尿，纳差，寐尚安。查体：精神反应稍差，咽充血，双侧扁桃体未见肿大，两肺呼吸音粗，未闻及啰音，心率 110 次 / 分，心律齐，未闻及杂音，皮肤弹性尚好，腹软，无压痛，肝脾肋下未及。

舌脉指纹：舌质红，舌苔薄黄，指纹紫滞。

中医诊断：泄泻（湿热泻）；西医诊断：急性肠炎。

治法：清热利湿。

方药：葛根 6g，黄芩 6g，黄连 3g，薏苡仁 3g，陈皮 3g，炙半夏 3g，焦山楂 6g，炙甘草 3g。3 剂。

每日 1 剂，水煎 100mL，分 3 次空腹温服。

配合口服补液盐以预防、纠正脱水、维持水电解质平衡。

二诊：2013 年 10 月 7 日患儿昨天热退，无呕吐，仍有腹泻、腹胀，水样便稍见转稠，日 4～5 次，未见黏液便，尿量增加，纳稍增，寐安。

查体：神清，咽微红，双侧扁桃体未见肿大，两肺呼吸音粗，未闻及啰音，心率 108 次/分，心律齐，未闻及杂音，皮肤弹性可，腹软，无压痛，肝脾肋下未及。舌质红，舌苔薄，指纹淡紫。

方药：葛根 6g，黄芩 6g，薏苡仁 3g，白术 6g，茯苓 3g，陈皮 3g，木香 3g，焦山楂 6g，炙甘草 3g。3 剂。

每日 1 剂，水煎 100mL，分 3 次空腹温服。

三诊：2013 年 10 月 10 日患儿大便成条，日行 1～2 次，无腹胀，纳增，寐安，小便调。查体：神清，咽微红，双侧扁桃体未见肿大，两肺呼吸音粗，未闻及啰音，心率 110 次/分，心律齐，未闻及杂音，腹软无压痛，肝脾肋下未及。舌质淡红，舌苔薄白，指纹淡，腹泻病愈。予"参苓白术散"加减调治脾胃。

方药：党参 5g，白术 5g，茯苓 5g，山药 5g，薏苡仁 3g，陈皮 3g，炙甘草 3g。3 剂。

每日 1 剂，水煎 100mL，分早晚两次空腹温服。

[**按语**] 本患儿初起因感邪热，与湿相合，表里同病，大便呈稀水样，泻下急迫，气味秽臭为其主要临床表现，治以葛根芩连汤为主，解表清热利湿。葛根解表退热、生津升阳，黄芩、黄连清解胃肠之湿热，薏苡仁清热利湿，陈皮健脾理气，半夏燥湿降逆止呕，焦山楂消食开胃，甘草健脾和中，调和诸药。综观全方，外疏内清，表里同治，使表解里和，脾气健运，湿热之邪得去，则诸症自除。二诊患儿病情好转，也无呕吐，减黄连、半夏；又考虑到小儿脾常不足，表邪解后，表现为脾弱失运，故加茯苓、白术健脾止泻；患儿仍有腹胀，故稍加木香行气通腑。三诊患儿症状明显改善，为求巩固予参苓白术散为主健脾化湿、调理脾胃。

【小结】

泄泻是以大便次数增多，粪质稀薄或如水样为特征的一种小儿常见病。小儿脏腑稚嫩，脾常不足，饮食不节与感受外邪等均可导致脾虚湿盛而发生泄泻。小儿脾常不足的生理特点在年龄幼小者表现更为突出，所以泄泻多见于婴幼儿。本病是目前严重危害儿童健康的疾病之一，若其迁延不愈，会使小儿正气耗伤，转为疳病、慢脾风等病证，或者出现伤阴、伤阳等变证，救治不及时则将危及患儿生命。

病因以外感时邪、内伤饮食及脾胃虚弱为多见。外感风寒暑湿均可导致脾运失健，升降失令，清浊不分，合污而下，而致泄泻。喂养不当，乳食失节或饮食不洁，损伤脾胃，运化失职，停为湿滞，则为泄泻。先天不足，后天失调，或久病迁延不愈，可致脾胃阳虚之泄泻。泄泻的病变脏腑在脾胃，病理因素为湿邪，病理属性分虚实，按病程分暴泻、久泻。暴泻常因外感或内伤饮食，病机多属实；久泻常因素体内亏，或病程迁延，病机多属虚，或正虚邪恋。虚、实证在一定条件下也可相互转化或兼夹。

《景岳全书·泄泻》曰："泄泻之本，无不由于脾胃。"由此可见，泄泻的主要病位在脾胃，但与肝、肾密切相关。若脾胃运化失司，则可导致小肠分清泌浊及大肠传导功能失常，水液内停，留驻肠道，即可发生泄泻。脾虚则内湿由生，湿盛则脾阳被遏，而脾失健运为主要矛盾。肝主疏泄，助脾运化，肝郁乘脾，脾运失职，湿浊内生，而致泄泻。肾主命门之火，能暖脾助运，腐熟水谷，肾虚不能助脾，易致泄泻。

在治疗时，应首先考虑到脾失健运，湿浊内生，予以健脾化湿。泄泻一病，皆以脾虚为本，在久泻中表现尤其明显，只有补脾气、振脾阳才能使水湿得化。由于补虚药大多味甘质腻，滋补时易壅滞脾胃气机。所以应用补虚药时，一定要照顾到脾胃功能，可配伍少量理气的药物，使其补而不滞，否则不仅起不到补的作用，反而导致脾胃疾病。叶天士云，"通补则宜，守补则谬"，"补药必佐宣通"。这是对应用补虚药必须配伍理气药物重要性的概括，脾胃不健者更应注意。补气药易壅滞气机，尤其是如甘草之辈能助湿满中，在应用时需配伍小量木香、陈皮等行气药，增强脾胃运化功能，兼用少量砂仁、薏苡仁等芳香宣通、行气醒脾之品，以防滋腻碍脾胃。水湿内蕴是形成泄泻的主要原因，采用淡渗分利的方法，使水湿从小便而去，是治疗泄泻的有效办法，所谓"利小便即所以实大便"，"治湿不利小便非其治也"。但临证时有可利与不可利之分。凡新病、体实、阴液未耗者可利；久病、体虚、阴液已亏者不宜，以免分利太过，重伤阴液。另外，药物使用要注意区分寒热。一般湿热多宜清热，寒湿需温化，兼用渗利。芳香化湿药是以芳香化浊、化湿醒脾为主要功效的一类药物。本类药物气味多辛散芳香，性质偏于温燥，专入脾经，以其具有化脾经重浊之邪，使被困扰的脾胃恢复健运和升降功能见长，是临床治疗泄泻的常用药。

小儿发病容易，变化迅速，病情演变重阴阳。小儿泄泻易于耗气伤液，重症可发生伤阴、伤阳的变证。暴泻、热泻易损阴津而伤阴，寒泻、久泻最易伤阳而亡阳，甚则出现阴阳两伤的危候。暴泻或久泄不止，易于出现耗伤气阴，阴损及阳之亡阴、亡阳、阴竭阳脱之危象；久泻、暴泻必伤脾气，土虚则木乘，而致肝木无制，虚风内动，出现慢惊风，故需根据病情变化，灵活运用益气、养阴、温阳、固脱等治法。临证时内外方法合治，可明显提高疗效。对于饮食停滞型泄泻，若见腹痛可加木香，呕吐加生姜；对于湿热型，尤要注意防止脱水，可用乌梅、石斛养阴生津；对于风寒型，应先行考虑解表，先表后里，若见便夹泡沫多者加防风，夹食滞者加鸡内金、焦山楂；对于脾肾虚寒型，若见久泻者，可加诃子、石榴皮。因肝的疏泄有助于脾之运化，用木香之类可以疏肝理气，有助于脾主运化。另外，肾乃火之源，助脾胃腐熟水谷，因此，利用附子、干姜，可以补益肾阳、助脾运化、泄泻自停。

中医认为推拿（俗称按摩）可疏通经络、收敛止泻，小儿推拿治疗泄泻以中医理论为基础。小儿泄泻主要与脾胃有关，推拿治疗诸法均注重调整脾胃而达止泻目的。小儿泄泻的推拿疗法以辨证施治为原则，通过辨证，对于不同的证型选用合理的推拿部位及手法。湿热泻手法为分阴阳，清大肠，清小肠，退六腑，揉小天心。风寒泻用分阴阳，揉外劳宫，推三关，摩腹，揉脐，揉龟尾，运土入水手法。伤食泻手法为揉板门，清大肠，补脾土，摩腹，运内八卦，揉中脘，点揉天枢。脾虚泻手法为推三关，补脾土，摩腹，推上七节骨，捏脊，重按脾俞、胃俞、大肠俞。清大肠可利肠腑湿热积滞；清小肠可清热利尿除湿；补大肠，推上七节骨，揉龟尾，能温中止泻，固肠涩便；补脾经，揉脐，摩腹能健脾化湿，温中散寒；推三关能温阳止泻；捏脊配合重提膀胱经的背俞穴，能加强其相应脏腑功能，调和气血阴阳，温通经络。西医学研究认为，小儿经常捏脊可刺激胃肠，促进消化液的分泌，有增食欲、助消化、强壮身体、提高免疫功能等作用。小儿推拿无副作用，无创伤，无痛苦，减少了药物治疗带给患儿的痛苦，且简便易行，临床运用推拿治疗小儿泄泻疗效显著。

在临床经常遇到患儿曾经西医治疗，静滴抗生素多日，仍泄泻不止，此时应该立刻停止使用抗生素，因此时肠道菌群失调。尤应注重中医调理为要，小儿发育迅速，对水谷精微的需求远较成人迫切，由于脾胃功能尚未健全，加之乳食不能自制，饥饱无节，一旦调护失当，极易感受外邪或伤于饮食，损伤脾胃而导致泄泻。因此控制饮食摄入以减少胃肠负担也是治疗的重要环节。龚信在《古今医鉴》中曾说："调理脾胃者，医中之王道也；节戒饮食者，却病之良方也。"故腹泻患儿，生冷瓜果、油腻荤腥之物均非所宜，切要慎重。轻病患儿要减少饮食，母乳喂养者要缩短喂奶时间，延长间隔时间。人工喂养者先予以米汤口服，然后根据病情逐步恢复到病前饮食。无论饮食起居，或患病用药，均要注意顾护脾胃。也正如万全的《幼科发挥》所说："人以脾胃为本，所当调理，小儿脾常不足，尤不可不调也。"对吐泻严重的患儿暂时禁食，以后随着病情好转，逐渐增加饮食量。忌食油腻、生冷及不易消化的食物。保持皮肤清洁、干燥，勤换尿布。每次大便后，要用温水清洗臀部，并扑上爽身粉，防止发生红臀。密切观察病情变化，及早发现泄泻变证。

二、厌食

厌食指小儿较长时间不思进食，厌恶摄食的一种病症，包括消化功能紊乱引起的食欲减退、神经性厌食等。本病在儿科临床上发病率较高，尤在城市儿童中多见。其发生无明显季节差异，但因夏季暑湿当令，易于困遏脾气，使症状加重。本病好发于 1～6 岁的小儿。厌食指以厌恶摄食为主症的一种小儿脾胃病症，若是其他外感、内伤疾病中出现厌食症状，则不属于本病。患儿除食欲不振外，一般无其他明显不适。本病预后良好，但长期不愈者，可使气血生化乏源，抗病能力下降，而易罹患他症，甚或影响生长发育转化为疳证。

【临床诊断要点】

1. 有喂养不当、病后失调、先天不足或情志失调史。

2. 长期食欲不振，厌恶进食，食量明显少于同龄正常儿童。

3. 面色少华，形体偏瘦，但精神尚好，活动如常。

4. 除外其他外感、内伤慢性疾病。

【病因病理】

1. **病因**　小儿脏腑娇嫩，脾常不足，多种原因均可影响脾胃的正常纳运功能，产生厌食。常见者有下列 4 类。

（1）饮食不节，喂养不当　家长或保育人员缺乏喂养知识，乱投以肥甘厚味，如过食糖类、煎炸、黏腻、炒香食物，或滥服滋补药品，损伤脾气。或因乳儿期未按期添加辅食，断乳后不能适应普通饮食，或小儿生活无规律，进食不按时，贪吃零食，饮食偏嗜，饥饱无度，均可导致脾胃损伤，产生厌食。

（2）多病久病，损伤脾胃　小儿患泄泻、反复感冒、肺炎喘嗽、肝炎等病，或伤及脾气，或耗损胃阴，病后未能及时调理，脾运胃纳失健，可致长期厌食。

（3）先天不足，后天失调　先天不足的婴儿脾胃薄弱，往往出生之初不欲吮乳，若后天又失于精心护养，脾胃虚弱，则食欲难以增进。

（14）情绪变化，思虑伤脾　小儿神气怯弱，易受惊恐，或变换环境，或家长对其要求过高，望子成龙，多加限制，或家长对小儿娇养顺从，小儿稍有不遂就哭闹不已，或保育人员管教过严，均可使其情绪抑郁，肝失条达，气机不畅，横逆犯脾，形成厌食。

2.病理

（1）病变脏腑在脾胃　厌食的病变无论由何原因所致，病变脏腑均以脾胃为主，一般不影响其他脏腑。

（2）病机关键为脾虚失运　脾胃相为表里，脾主运化，胃主受纳，脾胃调和，方能知饥纳食，食而能化。如由饮食喂养不当，或湿浊困遏脾气，脾阳失于舒展，则运化失职，胃纳减少，或素体不足，脾气虚弱，运化无力，或肝气横逆犯胃，以致不思饮食。厌食虽有多种证候，但其病机关键在于脾失健运。

（3）病理属性分虚实　由于病因、病程、体质的差异，证候有偏于脾胃运化功能的失调和偏于脾胃气阴的虚弱。一般偏于运化功能失调者，病程较短，体质较好；偏于脾胃气阴虚弱者，病程较长，体质较差。若有多食或湿滞，又可形成虚实夹杂的证候。

【辨证论治】

1.脾失健运

证候：食欲不振，甚则厌恶进食，食而乏味，或伴有胸脘痞闷，嗳气泛恶，食后脘腹饱胀，大便不调，形体未见明显消瘦，精神正常，舌质淡红，舌苔薄白或薄腻，脉尚有力。

辨证：本证为厌食初期表现，病程短，仅表现为纳呆食少，食而乏味，饮食稍多即感腹胀，舌苔薄腻，除此之外，其他症状不著，精神、形体如常为其特征。脾运不健，气机受阻，故见脘腹饱胀，食少无味；胃失和降，上逆而为嗳气泛恶，若失于调治，病情迁延，损伤脾气，则易转为脾胃气虚证。

治法：调和脾胃。

方药：不换金正气散加减。常用：苍术、陈皮、枳壳、藿香、神曲、炒麦芽、焦山楂等。

脘腹胀满加木香、厚朴、莱菔子理气宽中；暑湿困阻，舌苔白腻加荷叶、佩兰、厚朴消暑化湿醒脾；嗳气泛恶加半夏、竹茹和胃降逆；大便偏干加枳实、莱菔子导滞通便；大便偏稀加山药、薏苡仁健脾祛湿；内有郁热，唇舌红赤加连翘、胡黄连清泄郁热。

2. 脾胃气虚

证候：不思乳食，懒言，面色少华，肢倦乏力，形体偏瘦，大便溏薄，夹有不消化食物残渣，舌质淡，舌苔薄白，脉缓无力。

辨证：本证多见于脾胃素虚，或脾运失健迁延失治者。以不思乳食，面色少华，肢倦乏力，形体偏瘦为辨证依据。脾胃为后天之本，气血生化之源，脾胃气虚，受纳与健运乏力，则饮食减少；湿浊内生，故大便溏薄；脾主肌肉，脾胃气虚，四肢肌肉无所禀受，故四肢乏力；气血生化不足，不容于面，而见面色少华；脾为肺之母，脾胃一虚，肺气先绝，故见气短、懒言；舌质淡红，舌苔白，脉虚弱，皆为气虚之象。若迁延不愈，气血耗损，形体消瘦，则应按疳证辨治。

治法：健脾益气，佐以助运。

方药：异功散加味。常用党参、白术、茯苓、甘草、陈皮、佩兰、砂仁、神曲、鸡内金等。

舌苔腻、便稀，去白术，加苍术、薏苡仁燥湿健脾；大便溏薄加炮姜、肉豆蔻温运脾阳；饮食不化加焦山楂、炒谷芽、炒麦芽消食助运；汗多易感加黄芪、防风益气固表；情志抑郁加柴胡、佛手解郁疏肝。

3. 脾胃阴虚

证候：食少饮多，皮肤干燥，大便偏干，小便短黄，舌质红，少津，舌苔少或花剥，脉细数。

辨证：本证见于温热病后或素体阴虚，或嗜食辛辣伤阴者，以食少饮多、大便偏干、舌质红、舌苔少为特征。津液亏乏，不能上承，则口渴；阴津无以滋养皮肤，故见皮肤干燥；舌质红少津，脉细数为阴虚内热之象；阴亏液涸，不能濡润大肠，故大便偏干。

治法：滋养脾胃，佐以助运。

方药：养胃增液汤加减。常用沙参、麦冬、玉竹、石斛、乌梅、白芍、甘草、焦山楂、炒麦芽。

口渴烦躁加天花粉、芦根、胡黄连清热生津除烦；大便干结加火麻仁、郁李仁、瓜蒌仁润肠通便；夜寐不宁，手足心热加牡丹皮、莲子心、酸枣仁清热宁心安神；食少不化加谷芽、神曲生发胃气；兼脾气虚弱加山药、太子参补益气阴。

4. 脾虚食积

证候：食欲不振，烦躁，唇红，口臭，脘胀，手掌色红，大便干，小便黄，舌质红，舌苔白厚腻或黄，脉数或指纹紫滞。

辨证：本证因脾虚，饮食不节所致，以纳差、口臭、脘腹胀满、倦怠懒言为特点。食积内停，气机不畅，则脘腹痞满胀痛；脾胃升降失职，浊阴不降，则嗳腐、口臭；食积不消，热壅气阻，见大便干结、小便黄赤。

治法：消食化积，行气和中。

方药：保和丸加减。常用神曲、山楂、枳实、连翘、陈皮、莱菔子、炒麦芽等。

若腹胀加木香、厚朴以理气止痛；呕吐加竹茹、砂仁行气止呕；体虚加白术。溲黄加白茅根以清热；偏热加龙胆草；大便秘结加大黄。

5. 脾虚肝旺

证候：厌食或拒食，性躁易怒，好动多啼，咬齿磨牙，便溏溲少，舌光苔净，脉细弦。

辨证：本证为肝旺乘脾，脾胃不和，脾失健运所致，以急躁易怒、纳呆、脉细弦为特点。肝旺故急躁易怒，好动多啼；肝木为病易于乘脾，脾胃虚弱故厌食。

治法：疏肝健脾，开胃进食。

方药：逍遥散加减。常用当归、茯苓、柴胡、白芍、甘草、薄荷、白术、焦山楂、炒麦芽等。

腹胀加木香、枳实理气止痛；大便干加大黄、当归以泄热通腑；睡眠不佳加法半夏、炒枣仁以安神。

【病案处方选录】

病案一

陈某，男，3岁。2012年9月13日初诊。

主诉：不思饮食5月余。

现病史：患儿近5个月来不思饮食。刻下：患儿纳差，形体消瘦，面色萎黄，大便日行2～3次，便质较稀，小便尚可，寐安。查体：神清，精神可，咽微红，双侧扁桃体未见肿大，两肺呼吸音粗，未闻及啰音，心率92次/分，心律齐，未闻及杂音，腹软，无压痛，肝脾肋下未及。

舌脉：舌质淡红，舌苔薄白，脉弱。

诊断：厌食（脾胃气虚证）。

治则：益气健脾，和胃消食。

方药：党参 6g，茯苓 6g，炒白术 9g，薏苡仁 6g，陈皮 6g，木香 3g，砂仁 3g，神曲 6g，鸡内金 6g，焦山楂 6g，干姜 6g，炙甘草 3g。5 剂。

每日 1 剂，水煎 100mL，分早晚两次空腹温服。

二诊：2012 年 9 月 18 日，患儿服药后纳食增，面渐红润，大便日 1 次，质稠，小便调，寐尚安。查体：神清，精神可，咽微红，双侧扁桃体未见肿大，两肺呼吸音粗，未闻及啰音，心率 90 次 / 分，心律齐，未闻及杂音，腹软，无压痛，肝脾肋下未及。舌质淡红，舌苔薄白，脉细弱。

方药：党参 6g，茯苓 6g，炒白术 9g，陈皮 6g，砂仁 3g，焦山楂 6g，炙甘草 3g。10 剂。

每日 1 剂，水煎 100mL，分早晚两次空腹温服。

嘱上方续服 10 剂，注重饮食结构。3 个月后，对患儿进行随诊，家长述患儿三餐饮食俱可，体重增加 1.5kg，面色红润，大便成形，日 1 次。

[**按语**] 小儿体禀稚阴稚阳，脏腑娇嫩，形气未充，五脏六腑皆属不足，尤以"脾常不足"为著，加之喂养不当、饥饱失常、所愿不遂等因素易损伤脾胃，导致脾气渐虚，运化乏力，则食量减少，厌恶进食，发为厌食。治疗以运脾消食为主，方用异功散加减。异功散首载于《小儿药证直诀》，主"温中和气，治吐泻，不思乳食"。《幼科发挥》曰："儿有少食而易饱者，此胃之不受，脾之不能消也。宜益胃之阳，养胃之阴，宜钱氏异功散合小建中汤主之。"方由人参、白术、茯苓、陈皮、甘草五味药物组成。人参易为党参甘温益气、健脾养胃，配伍白术健脾燥湿，加强益气助运之力；佐以甘淡茯苓，健脾渗湿，茯苓、白术、薏苡仁相配，则健脾祛湿之功益著。甘草健脾益气，佐以木香行气，《本草备要》言其"能升降诸气，泄肺气，疏肝气，和脾气"，陈皮理气助运、行气化滞，砂仁辛温香窜、和胃醒脾调中，焦山楂、鸡内金、神曲消食助运，大便稀溏加干姜温运脾阳。全方益气健脾、和胃消食之功显著。患儿二诊症状好转，酌减药味，继续调理。

病案二

王某，女，5 岁。2012 年 9 月 5 日初诊。

主诉：厌食 3 月余。

现病史：患儿因饮食不节，近 3 个月来厌恶进食。刻下：患儿纳差，皮肤干燥，形体消瘦，夜间盗汗明显，寐欠安，大便干结，2 ~ 3 日一行，小便尚可。查体：神清，精神可，咽红，双侧扁桃体未见肿大，两肺呼吸音粗，未闻及啰音，心率 89 次 / 分，心律齐，未闻及杂音，腹软，无压痛，肝脾肋下未及。

舌脉：舌质红少津，舌苔花剥，脉细数。

诊断：厌食（脾胃阴虚证）。

治则：益气养阴，健脾和胃。

方药：生地黄6g，麦冬6g，枸杞子6g，太子参6g，五味子3g，当归6g，陈皮6g，炒白术9g，焦山楂6g，鸡内金6g，火麻仁6g，炙甘草3g。5剂。

每日1剂，水煎100mL，分早晚两次空腹温服。

二诊：2012年9月10日，患儿服药后纳食增，大、小便调，寐尚安。查体：神清，精神可，咽微红，双侧扁桃体未见肿大，两肺呼吸音粗，未闻及啰音，心率90次/分，心律齐，未闻及杂音，腹软，无压痛，肝脾肋下未及。舌质淡红，舌苔稍有花剥，脉细。

方药：生地黄6g，麦冬6g，枸杞子6g，太子参6g，五味子3g，当归6g，陈皮6g，炒白术6g，焦山楂6g，鸡内金6g，炙甘草3g。10剂。

每日1剂，水煎100mL，分早晚两次空腹温服。

嘱上方续服10剂，注重饮食结构。1个月后，随访患儿，食欲恢复，体重增加。

[按语] 胃为阳腑，体阳而用阴，患儿饮食不节，过食温燥之品，导致津液受损，胃阴不足，胃失濡润，亦不能受纳和腐熟水谷，出现厌恶进食。阴津亏虚无以濡养皮肤，故皮肤干燥。阴津亏虚，虚热内盛，故夜间盗汗明显，寐欠安。治当益气养阴。《类证治裁》说："治胃阴虚不饥不纳，用清补，如麦冬、沙参、玉竹、杏仁、白芍、石斛、茯神、粳米、麻仁、扁豆。"于清补之外，又须佐以助运而不过于温燥之品，如麦芽、山楂、鸡内金、陈皮之类。方用一贯煎加减。生地黄甘苦而寒，滋阴养血以补脾胃之阴，麦冬、当归、枸杞子滋阴养血生津，太子参、五味子益气养阴，陈皮、白术健脾理气，焦山楂、鸡内金消食和胃。患儿阴亏液涸，《温病条辨》所谓"水不足以行舟，而结粪不下者"，故大便干结，当增水行舟，并以火麻仁润肠通便。患儿二诊大便干结症状消除，故去火麻仁，余方同前进一步调理。

病案三

王某，男，11岁。2013年2月1日初诊。

主诉：厌食3个月，食后呕吐1个月。

现病史：3个月前因挨打拒食，约有1周时间只吃青枣不吃饭。自此，脾气暴躁，厌食，恶心，经常无故发脾气。近 1 个月来胃脘胀痛，喜按，无泛酸表现，不思饮食，训斥后即吐。曾多次在外院治疗，服中药、西药和捏脊均无效。入院后给随意饮食，口服多种维生素、溴化新斯的明，并曾给静脉点滴葡萄糖维持液，纳少寐差。查体：神清，精神可，面黄肌瘦，营养差，咽微红，双侧扁桃体未见肿大，两肺呼吸音粗，未闻及啰音，心率 83 次 / 分，心律齐，未闻及杂音，腹平软，无明显压痛，肝脾肋下未及。

舌脉：舌尖红，舌苔薄白，脉弦细。

诊断：厌食（脾虚肝旺证）。

治则：疏肝理气，和胃健脾。

方药：柴胡 6g，白芍 6g，当归 9g，白术 9g，茯苓 9g，砂仁 3g，神曲 6g，薄荷 3g，干姜 6g，炙甘草 3g。7 剂。

每日 1 剂，水煎 100mL，分早晚两次空腹温服。

二诊：2013 年 2 月 7 日，患儿服药后精神好转，食欲大增，但有时打嗝儿，睡眠较差。查体：神清，精神可，咽微红，双侧扁桃体未见肿大，两肺呼吸音粗，未闻及啰音，心率 82 次 / 分，心律齐，未闻及杂音，腹软，无压痛，肝脾肋下未及。舌质略红，舌苔少，脉弦数。

方药：柴胡 6g，白芍 6g，白术 9g，茯苓 6g，砂仁 3g，神曲 6g，酸枣仁 6g，炙甘草 3g。10 剂。

每日 1 剂，水煎 100mL，分早晚两次空腹温服。

三诊：2013 年 2 月 17 日，患儿精神、食欲进一步好转，体重增加，面色明显好转，寐可，二便调。查体：神清，精神可，咽微红，双侧扁桃体未见肿大，两肺呼吸音粗，未闻及啰音，心率 84 次 / 分，心律齐，未闻及杂音，腹软，无压痛，肝脾肋下未及。舌边尖红，舌苔薄白，脉弦缓。

方药：黄精 8g，白术 9g，茯苓 6g，砂仁 3g，神曲 8g，炙甘草 3g。10 剂。

每日 1 剂，水煎 100mL，分早晚两次空腹温服。

1 个月后，对患儿进行随诊，家长诉患儿三餐饮食俱可，体重增加 3 ~ 4kg，面色红润，情绪欢快。

［按语］患儿为肝旺乘脾，脾胃不和，脾失健运所致。经中、西医多方治疗不效，治疗以疏肝健脾、开胃进食为法，予逍遥散加减。方中柴胡疏肝解郁，以顺肝性；当归、白芍养肝血、柔肝体，帮助柴胡恢复肝正常的顺达之性，兼制柴胡疏泄太过；白术、茯苓益气健脾，促进气血生化；甘草配合茯苓、白术以益气健脾，配白芍以缓急止痛；砂仁温脾开胃，神曲健脾消食；

薄荷辛凉,助柴胡以疏肝气、解郁热;干姜辛温,助柴胡、薄荷疏肝,助茯苓、白术以健脾胃。诸药相配,体现了肝脾同治、综合调理之法。二诊时患儿症状好转,睡眠欠佳,故酌减药味,并予酸枣仁养血安神,帮助睡眠。三诊时因患儿病久,脾胃已虚弱,重在补养,故加入黄精平补气血。

【小结】

小儿厌食症是儿科常见病之一。小儿时期脾常不足,加之饮食不知自调,挑食、偏食,喜吃零食,食不按时,饥饱不一,或家长缺少正确的喂养知识,婴儿期喂养不当,乳食品种调配、变更失宜,或纵儿所好,杂食乱投,甚至滥进补品,均易于损伤脾胃。也有原本患其他疾病脾胃受损,或先天禀赋脾胃薄弱,加之饮食调养护理不当而成病。因此,本病多由于饮食不节、喂养不当而致,他病失调脾胃受损、先天不足后天失养、暑湿熏蒸脾阳失展、情志不畅思虑伤脾等,均可以导致本病。

厌食的病变脏腑在脾胃,发病机制总在脾运胃纳功能的失常。胃司受纳,脾主运化,脾胃调和,则口能知五谷饮食之味。小儿由于各类病因,易造成脾胃受损运纳功能的失常。因病因、病程、体质的差异,证候又有因脾失健运或因脾胃气阴不足等不同原因所致的区别。厌食为脾胃轻症,多数患儿病变以运化功能失司为主,虚象不著,因饮食喂养不当,或湿浊、气滞困脾,脾气不畅,胃纳不开。部分患儿素体不足,或病程较长,表现虚证,有偏气虚、有偏阴虚者。脾为阴土,喜燥而恶湿,得阳则运;胃为阳土,喜润而恶燥,以阴为用。故凡脾气、胃阴不足,皆能导致受纳、运化失职而厌食。

本病治疗,以脾健不在补贵在运为原则,宜以轻清之剂解脾气之困,拨清灵脏气以恢复转运之机,使脾胃调和,脾运复健,则胃纳自开。运脾疗法对厌食十分重要,要达到运脾,必须消除导致脾胃郁困的病理因素,如脾湿、食积、气郁、郁热等;若有虚象,应根据病情予以健脾、养胃、益气、育阴。又由于脾胃为相辅相成、相反相佐的两个脏腑,如脾喜燥恶湿,胃喜湿恶燥,脾主升清,胃主降浊,因此,化湿不可过于香燥,清热不可过于苦寒,行气不可过于蹿烈,健脾不可壅补,养阴不宜滋腻。治疗厌食贵在调理脾胃,而用药之道贵在中和。脾运失健证固当以运脾开胃为治。若是脾胃气虚证,亦当注意健脾益气而不壅补碍胃,同时佐以助运开胃之品;若是脾胃阴虚证,亦当注意益阴养胃而不滋腻碍脾,同时适加运脾开胃之品。

在中药治疗的基础上采用小儿推拿疗法,对特定的穴位进行柔和刺激,调整脾胃气机,治疗厌食收效甚好。脾失健运证应补脾土,运内八卦,清胃经，掐揉掌横纹，摩腹，揉足三里，捏脊。脾胃气虚证宜补脾土，运内八卦，揉足三里，摩腹，捏脊。脾胃阴虚证手法为揉板门，补胃经，运内八卦，分手阴阳，揉上马，揉中脘，捏脊。其中补脾土，可健脾胃助运化。《小儿推拿方脉活婴秘旨全书》云："脾经有病食不进，推动脾土必效应。"推补脾土，可促进胃蠕动，促进胃液分泌。运内八卦和摩腹，能开胸利膈，和胃消食，调节胃肠功能。揉板门、足三里开脾胃之门，补益气血，健脾和胃。分手阴阳调和气血。捏脊调和脏腑，疏通经络。小儿推拿疗法具有调整阴阳、理气通腑、通经活络、培元益气、健脾和胃的作用，使气机流畅，脾阳得振，胃阴得复，脾胃纳运之功得以恢复，提高胃肠对营养物质和微量元素的吸收，厌食症得以治愈。研究表明，小儿推拿疗法能令患儿体重、血红蛋白、血浆蛋白、白清蛋白酶增加，并可提高其机体免疫功能。

应掌握正确的喂养方法，饮食起居按时、有度，饭前勿食糖果饮料，夏季勿贪凉饮冷。根据不同年龄给予相应的富含营养、易于消化、品种多样的食品。母乳喂养的婴儿6个月后应逐步添加辅食。出现食欲不振症状时，要及时查明原因，采取针对性治疗措施。对病后胃气刚刚恢复者，要逐渐增加饮食，切勿暴饮暴食而致脾胃复伤。注意精神调护，培养良好的性格，教育孩子要循循善诱，切勿训斥打骂，变换生活环境要逐步适应，防止惊恐恼怒情绪损伤。

同时应注重饮食调养，纠正不良的饮食习惯。强调"乳贵有时，食贵有节"。不偏食、挑食，不强迫进食，饮食定时适量，荤素搭配，少食肥甘厚味、生冷坚硬等不易消化食物，鼓励多食蔬菜及粗粮。龚信在《古今医鉴》中曾说："调理脾胃者，医中之王道也；节戒饮食者，却病之良方也。"又有《难经·十四难》："损其脾者，调其饮食，适其寒温。"万全也在《幼科发挥》中明确提出："节戒乳食，诚调理脾胃之大法也。热则伤胃，寒则伤脾。今之养子者，谷肉菜果，顺其自欲，惟恐儿之饥也，儿不知节，必至饱方足。富贵之儿，脾胃之病，多伤饮食也。"又说："人以脾胃为本，所当调理。小儿脾常不足，尤不可不调理也。调理之法，不专在医，唯调乳母，节饮食，慎医药，使脾胃无伤，则根本常固矣。"遵照"胃以喜为补"的原则，先从小儿喜欢的食物着手，来诱导开胃，暂时不要考虑营养价值，待其食欲增进后，再按营养的需要供给食物。注意生活起居，加强精神调护，保持良好情绪，饭菜多样化，讲究色香味，以促进食欲。可见治疗厌食症，临证时除应根据患儿的具体情况灵活辨证外，还要合理调护，才能收到满意的疗效。

三、功能性消化不良

功能性消化不良是指具有上腹痛、上腹胀、早饱、嗳气、食欲不振、恶心、呕吐等不适症状，经检查排除引起上述症状的器质性疾病的一组临床综合征，属于中医学积滞、腹痛、厌食、呕吐等范畴。本节主要介绍积滞。积滞是指小儿内伤乳食，停聚中焦，积而不化，气滞不行所形成的一种胃肠疾患，以不思乳食、食而不化、脘腹胀满、嗳气腐酸、大便溏薄或酸臭秘结为主要特征。本病一年四季皆可发生，夏秋季节，暑湿易于困遏脾气，发病率略高。各种年龄均可发病，以婴幼儿为多见。禀赋不足，脾胃素虚，人工喂养及病后失调者易患此病。本病一般预后良好，少数患儿可因积滞日久，迁延失治，进一步损伤脾胃，导致气血化源不足，营养及生长发育障碍，而转化为疳证，故前人有"积为疳之母，有积不治，乃成疳证"之说。

【临床诊断要点】

1.有伤乳、伤食史。

2.以不思乳食，食而不化，脘腹胀满，大便溏泄或便秘，气味酸臭为特征。

3.可伴有烦躁不安，夜间哭闹或呕吐等症。

4.大便化验检查，可见不消化食物残渣、脂肪滴。

【辨证论治】

1.乳食内积

证候：乳食不思，食欲不振或拒食，脘腹胀满，疼痛拒按；或有嗳腐恶心，呕吐酸馊乳食，烦躁哭闹，夜卧不安，手足心热，大便酸臭，舌质红，舌苔白腻或黄腻，脉滑，指纹紫滞。

辨证：有乳食不节史，以不欲乳食、嗳吐酸腐、脘腹胀满、大便酸臭为证候特点。从患儿所食种类，可以区别伤乳与伤食，以及所伤食物品种之不同。《素问·痹论》说："饮食自倍，肠胃乃伤。"饮食过度，食积内停，气机不畅，则脘腹痞满胀痛；脾胃升降失职，浊阴不降，则嗳腐恶心，呕吐酸馊乳食；胃不和则卧不安，症见烦躁哭闹，夜卧不安；食积不消可化热，症见手足心热、舌苔黄腻。

治法：消乳化食，和中导滞。

方药：消乳丸或保和丸加减。常用：山楂、神曲、莱菔子、麦芽消食化积，陈皮、香附、砂仁理气消滞，茯苓、半夏健脾化湿、消胀除满，连翘清解郁积之热。

脘腹胀满疼痛加木香、槟榔、大腹皮行气消滞宽中；便秘加枳实、厚朴消积导滞；呕吐甚者，加生姜、姜竹茹清胃降逆止呕；低热口渴加胡黄连、石斛、天花粉消积清热生津止渴；大便溏薄加扁豆、薏苡仁健脾渗湿，消中兼补。

2. 脾虚夹积

证候：面色萎黄，形体消瘦，神倦乏力，不思乳食，食则饱胀，腹满喜按，大便溏薄酸腥，夹有乳凝块或食物残渣，舌质淡红，舌苔白腻，脉沉细而滑，指纹淡滞。

辨证：以素体脾阳不足，或过食寒凉攻伐之品，或由乳食内积证日久不愈转化而来。以面黄神疲、腹满喜按之脾虚证候，以及嗳吐酸腐、大便酸腥稀溏不化、指纹紫滞之食积证候为辨证要点。脾胃纳运无力，故见不思乳食，食则饱胀，大便溏薄；脾胃升降失职，浊阴不降，则呕吐乳食；气血生化不足，则倦怠乏力、脉象虚弱。

治法：健脾助运，消补兼施。

方药：健脾丸加减。常用：党参、白术、茯苓、甘草健脾益气，山楂、神曲、麦芽消食化积，枳实、陈皮理气消胀。

呕吐加生姜、丁香、半夏温中和胃，降逆止呕；大便稀溏加山药、薏苡仁、苍术健脾化湿；腹痛喜按加干姜、白芍、木香温中散寒，缓急止痛；舌质红，舌苔腻，加藿香、砂仁、佩兰化湿醒脾。

【病案处方选录】

病案一

刘某，女，3 岁。2012 年 3 月 5 日初诊。

主诉：腹胀 1 月余。

现病史：患儿因喂养不当后出现腹部胀满膨隆，食欲不振，夜间哭吵不安，大便干结，2 日一行，小便尚可。查体：神清，精神可，咽淡红，双侧扁桃体未见肿大，两肺呼吸音粗，未闻及啰音，心率 92 次 / 分，心律齐，未闻及杂音，腹胀满，无压痛、反跳痛，肝脾肋下未及。

舌脉：舌质红，舌苔黄腻，脉滑数。

中医诊断：积滞（乳食内积证）；西医诊断：小儿消化不良。

治则：健脾理气，消食导滞。

方药：莱菔子 9g，焦神曲 6g，焦山楂 6g，鸡内金 6g，茯苓 6g，炒白术 9g，姜半夏 6g，陈皮 6g，连翘 6g，大腹皮 6g，枳实 6g，厚朴 6g，火麻仁 6g，炙甘草 3g。5 剂。

每日 1 剂，水煎 100mL，分早晚两次空腹温服。

二诊：2012 年 3 月 10 日，服药 5 剂后，腹胀明显减轻，食纳增，寐尚安，大便稍干，日一行，小便可。查体：神清，精神可，咽微红，双侧扁桃体未见肿大，两肺呼吸音粗，未闻及啰音，心率 92 次 / 分，心律齐，未闻及杂音，腹软，无压痛、反跳痛、肌紧张，肝脾肋下未及。舌质淡红，舌苔白略厚，脉滑。

方药：莱菔子 9g，焦山楂 6g，鸡内金 6g，茯苓 6g，炒白术 9g，姜半夏 6g，陈皮 6g，大腹皮 6g，枳实 6g，厚朴 6g，太子参 6g，炙甘草 3g。10 剂。

每日 1 剂，水煎 100mL，分早晚两次空腹温服。

2 个月后随访患儿，病未反复。

[**按语**] 小儿脾常不足，加之喂养不当，脾胃受损，受纳运化失职，乳食内积，气机郁滞，故见脘腹胀满、大便干结；胃肠不适，胃不和则卧不安，故烦躁哭闹；中焦积滞，胃失和降，气逆于上，则食欲不振；舌质红、舌苔腻为乳食内积实证之象。治以健脾理气、消积导滞，予保和丸化裁。方中神曲甘辛性温，消食健胃，长于消陈腐之积。山楂消一切饮食积滞，长于消油腻之积。莱菔子辛甘而平，下气消食除胀，长于消谷面之积。鸡内金消积化食助运，陈皮辛温，理气化湿和胃。大腹皮行气宽中，厚朴、枳实行气导滞通腑，火麻仁润肠通便，半夏理气和胃，茯苓甘淡，健脾和中，白术益气运脾，连翘味苦微寒，既可散结以助消积，又可清解食积郁热，甘草调和药性。二诊患儿大便干结症状缓解，夜间哭闹不安消除，故减连翘、火麻仁，加太子参益气健脾扶正。全方使脾胃运化有常，升降有序，积滞得除，诸症得解。

病案二

张某，男，4 岁。2012 年 7 月 12 日初诊。

主诉：腹胀伴纳差 3 月余。

现病史：患儿素体虚弱，家长又使其过食肥甘厚腻之品，近 3 个月患儿出现腹胀，时有腹痛，喜温喜按，不思饮食，夜寐差，大便稀薄味酸臭，小便调。查体：神清，精神可，咽微红，双侧扁桃体未见肿大，两肺呼吸音粗，未闻及啰音，心率 90 次 / 分，心律齐，未闻及杂音，腹胀，脐周轻度压痛，肝脾肋下未及。

舌脉：舌质红，舌苔白腻，脉滑。

中医诊断：积滞（脾虚夹积证）；西医诊断：小儿消化不良。

治则：健脾助运，消补兼施。

方药：太子参 6g，茯苓 6g，炒白术 9g，薏苡仁 6g，姜半夏 6g，陈皮 6g，厚朴 6g，木香 3g，砂仁 3g，焦山楂 6g，鸡内金 6g，炙甘草 3g。5 剂。

每日 1 剂，水煎 100mL，分早晚两次空腹温服。

二诊：2012 年 7 月 17 日，患儿腹胀及腹痛明显减轻，纳稍增，夜寐尚安，大便成形，小便调。查体：神清，精神可，咽微红，双侧扁桃体未见肿大，两肺呼吸音粗，未闻及啰音，心率 88 次 / 分，心律齐，未闻及杂音，腹软，无压痛，肝脾肋下未及。舌质淡红，舌苔薄白，脉滑。

方药：太子参 6g，茯苓 6g，炒白术 9g，姜半夏 6g，陈皮 6g，厚朴 6g，木香 3g，砂仁 3g，焦山楂 6g，炙甘草 3g。10 剂。

每日 1 剂，水煎 100mL，分早晚两次空腹温服。

三诊：2012 年 7 月 27 日，患儿无腹痛及腹胀，纳可，寐安，大、小便调。上方续服 10 剂，巩固疗效。

[**按语**]患儿素体脾胃虚弱，过食肥甘厚腻，食积胃肠，气机不畅，久之脾气虚甚，故见不思饮食，腹胀，腹痛喜按，大便溏薄。胃不和则卧不安，见夜寐欠安。气血生化不足，则倦怠乏力、脉象虚弱。食积阻滞气机，故脘腹痞闷、舌苔腻。舌质红，舌苔白腻，脉滑，皆为脾虚夹积所致。此类积滞多为虚中夹实，治宜消补兼施，于运脾之中兼以燥湿，消食之中兼以和胃，使脾健胃和而无留滞之弊。治疗以太子参扶助正气，白术、茯苓、薏苡仁健脾益气祛湿，姜半夏、陈皮理气燥湿，木香、厚朴行气止痛，砂仁醒脾开胃，焦山楂、鸡内金消食化积，甘草益气和中，又可调和诸药。全方运脾健胃，健中有消，消不伤正，脾胃健运则腹胀除、纳食增，病乃愈。二诊腹胀腹痛减轻，大便成形，小便调，酌减药味，续服巩固。

【小结】

《诸病源候论·小儿杂病诸候》所记载的"宿食不消病候""伤饱候"是本病的最早记载。其后《活幼心书》和《婴童百问》又分别提出了"积证"和"积滞"的病名。

小儿食积的发生原因主要是乳食内积，损伤脾胃。病机为乳食不化，停积胃肠，脾运失常，气滞不行。食积可分为伤乳和伤食。伤于乳者，多因乳哺不节，食乳过量或乳液变质，冷热不调，皆能停积脾胃，壅而不化，成为乳积。伤于食者，多因饮食喂养不当，偏食嗜食，饱食无度，杂食乱投，生冷不节；或过食肥甘厚腻及柿子、大枣等不易消化之物，停聚中焦而发病。

乳食停积中焦，胃失和降，则呕吐不消化之物；脾失运化，升降失常，气机不利，出现脘腹胀痛，大便不利，臭如败卵；或积滞壅塞，腑气不通，而见腹胀腹痛，大便秘结之症。此皆为乳食内积之实证。食积日久，损伤脾胃，脾胃虚弱，运纳失常，复又生积，此乃因积致虚；亦有先天不足，病后失调，脾胃虚弱，胃不腐熟，脾失运化，而致乳食停滞为积，此乃因虚致积，此二者均为脾虚夹积、虚中夹实之候。

小儿积滞多为乳食内积、脾胃虚弱之虚实夹杂证，治当消补兼施。积重而脾虚轻者，当消中兼补；积轻而脾虚重者，宜补中佐消，"养正而积自除"。临床常用枳实、厚朴、焦山楂、莱菔子等消积导滞。尊"脾健不在补贵在运"的原则，常选择轻清灵动、运脾醒胃、补而不腻之品，如苍术、白术、陈皮等健脾消积。临床上治疗小儿积滞时，常随症加减。如有腹胀、腹痛者，加木香、川楝子、延胡索、槟榔行气止痛；呕吐者，加淡竹茹、姜半夏清热和胃、降逆止呕；腹泻者，加煨葛根、炒山药、炒薏苡仁健脾生津止泻；便秘者，加决明子、火麻仁润肠通便；兼脾气不足者，加太子参、茯苓、白扁豆健脾益气；兼夜寐不安、汗多者，加蝉蜕、酸枣仁、远志、石菖蒲养心安神敛汗；兼积久化热者，加栀子、龙胆草、黄芩、柴胡清利湿热。

饮食的调节也是治疗和预防本病的重要环节，《医宗金鉴·幼科心法要诀·乳滞》指出："夫乳与食，小儿资以养生者也，胃主受纳，脾主运化，乳贵有时，食贵有节，可免积滞之患。"所以小儿喂食宜定时、定量，食物要选择易消化和富有营养之品。同时要掌握小儿的正常饮食规律，随年龄递增注意其数量的供给，纠正不良饮食习惯，才能避免积滞的发生及帮助积滞的治疗。喂养中应根据小儿生长发育需求，逐渐给婴儿添加辅食，按由少到多、由稀到稠、由一种到多种，循序渐进的原则进行。辅食既不可骤然添加过多，造成脾胃不能适应而积滞不化；亦不可到期不给添加，使婴儿脾胃运化功能不能逐渐增强而饮食难化。伤食积滞患儿应暂时控制饮食，给予药物调理，积滞消除后，逐渐恢复正常饮食。

四、便秘

便秘是以排便间隔时间延长或排便困难为主要临床表现的一类儿童常见疾病。本病一年四季都可发病，主要与喂养失当、饮食失节有关。各个年龄段均可发生。

【临床诊断要点】

1. 大便干燥或秘结不通，次数减少，间隔时间延长，常二三日以上方排便一次。

2. 虽大便间隔时间如常，但排便艰涩，粪质坚硬。

3. 便意频频，但难以排出或难以排净。

4. 可伴有腹胀、腹痛、食欲不振、夜寐不安、生长发育迟缓。长期便秘者可诱发肛裂、痔疮。

【辨证论治】

1. 实证

（1）肠道实热

证候：大便干结，口干口臭，腹中胀满或痛，五心烦热，小便短赤，舌质红，舌苔黄厚或黄燥，脉滑数。

辨证：常见于热病后期，或素喜肥甘炙煿之品，或胎热内盛者，大便干结，排出困难，兼见内热津亏之症。实热内结，胃肠气滞，腑气不通，故大便秘结不通，腹中胀满或痛；四肢皆禀气于阳明，阳明经气旺于申酉之时，热结于里，又可伤津，郁蒸于外，故五心烦热；舌质红，舌苔黄厚或黄燥，为热盛内结之象。

治法：清热润肠通便。

方药：小承气汤加减。常用：大黄、枳实、厚朴通腑泻热，火麻仁、杏仁、白蜜润肠通便，芍药养阴和营。

燥热津伤较重者，可加生地黄、玄参、麦冬以养阴生津；热结较甚者，可重用大黄泻热通便。大便干结坚硬者，加芒硝软坚通便；肺热肺燥下移大肠者，加黄芩、知母、瓜蒌仁清热；腹胀痛者，加广木香、槟榔理气止痛。

（2）肠道气滞

证候：欲便不得出，或便而不爽，大便干结或不甚干结，腹满胀痛，肠鸣矢气，嗳气或口苦，胸胁胀满，烦躁易怒或郁郁寡欢，纳食减少，舌质红，舌苔白厚，脉弦。

辨证：多见于年长儿，或由情志不畅诱因，或平素活动量少，以欲便不得、胁腹痞满胀痛等肝脾气机郁滞之象为特点。肠道气机阻滞不通，则欲便不得出，而见腹满胀痛；气滞则运化失司，升降失常，而见嗳气口苦；肝喜条达，肝气郁滞，则见烦躁易怒或郁郁寡欢。

治法：顺气导滞通便。

方药：六磨汤合枳实导滞丸加减。常用：木香调气，乌药顺气，沉香降气，大黄、槟榔、枳实破气行滞，白术、茯苓健脾，神曲、鸡内金消食健脾。

若气逆呕吐者，可加半夏、旋覆花、代赭石（先煎）降逆止呕；若胀满较重者，加大腹皮、陈皮理气导滞；胸胁痞满甚者，加香附、瓜蒌；腹胀痛者，加青皮、莱菔子；气郁日久化火，口苦咽干者，加栀子、龙胆草等。

2. 虚证

（1）脾虚气弱

证候：大便并不干硬，虽有便意，但排便困难，用力努挣则汗出短气，便后乏力，面色萎黄或无华，神疲懒言，肢倦乏力，舌质淡红，舌苔薄白，脉虚弱。

辨证：常见于禀赋不足，或病后失调小儿。因脾胃气虚，大肠传导无力，故以大便不干硬、有便意、努挣乏力、便后疲乏为特征，并伴有全身气虚征象。患儿脾胃虚弱，中气不足，导致肠道运转无力，见大便排出困难，有无力感；脾胃虚弱，中气不运，不能化生精微变为气血，濡养机体，则见神倦乏力，面色萎黄，形体消瘦。

治法：健脾益气通便。

方药：补中益气汤和参苓白术散加减。常用：黄芪大补脾肺之气，党参、白术、茯苓益气健脾，陈皮理气健脾，升麻、柴胡升提阳气。

纳差食少者，加焦山楂、神曲、鸡内金消食和胃；兼脘腹胀满者，加枳壳、木香、砂仁行气消痞。

（2）阴虚肠燥

证候：大便干结，便如羊粪，口干少津，形体消瘦，心悸怔忡，两颧红赤，头晕耳鸣，潮热盗汗，腰膝酸软，舌质红，舌苔少，脉细数。

辨证：大便干结，努挣难下，口渴，舌质干红，脉细数为特征。阴亏液涸，不能濡润大肠，则大便干结，便如羊粪，如《温病条辨》所谓"水不足以行舟，而结粪不下者"。阴津亏虚，无以濡养清窍，故见头晕耳鸣；津液亏乏，不能上承，则口渴；舌质红，脉细数，为阴虚内热之象。

治法：滋阴养血，润肠通便。

方药：润肠丸加减。常用：火麻仁、郁李仁、桃仁润燥通便，当归养血通便，玄参、麦冬、生地黄滋阴润肠、生津通便，枳壳引气下行。

若兼气虚，可加白术、党参、黄芪益气健脾；若气滞腹胀者，加莱菔子消食理气。

（3）脾肾阳虚

证候：大便秘结，排出困难，腹中冷痛，得热则减，小便清长，四肢不温，眩晕耳鸣，舌质淡红，舌苔白，脉沉迟。

辨证：以大便秘结、小便清长、腰膝酸软、舌质淡红、舌苔白、脉沉迟为特征，为肾阳虚弱，推动无力所致。肾阳不足，气化无力，津液不布，故小便清长；阳虚不足以温煦，故腹中冷痛，得热则减，四肢不温；肠失濡润，传导不利，故大便排出困难；清窍失养，则眩晕耳鸣；脾肾阳虚，故舌质淡红，舌苔白，脉沉迟。

治法：温阳通便。

方药：济川煎加减。常用：肉苁蓉、牛膝温补肾阳、润肠通便，当归养血润肠，升麻、泽泻升清降浊，枳壳宽肠下气。

若脾阳不足，中焦虚寒，可用理中汤加当归、芍药；若肾阳不足，尚可选用金匮肾气丸或右归丸。

【病案处方选录】

病案一

赵某，女，6岁。2013年8月20日初诊。

主诉：排便困难1年余。

现病史：患儿排便困难1年余，4～5日一行，大便干结，甚则排便努挣出现肛裂，时有腹胀，胃纳一般，夜寐尚可，小便调。查体：神清，精神可，咽淡红，双侧扁桃体未见肿大，两肺呼吸音粗，未闻及啰音，心率87次/分，心律齐，未闻及杂音，腹软，无压痛，肝脾肋下未及。

舌脉：舌质红，舌苔黄腻，脉滑数。

中医诊断：便秘（肠道实热证）；西医诊断：小儿功能性便秘。

治则：清热润肠通便。

方药：大黄3g，枳实6g，厚朴6g，生石膏20g，大腹皮6g，炒杏仁6g，桃仁6g，火麻仁6g，决明子6g，炙甘草3g。7剂。

每日1剂，水煎100mL，分早晚两次空腹温服。

同时嘱多进食高纤维食物如谷物类、新鲜蔬菜、水果，多饮温开水，并逐渐养成规律的排便习惯。

二诊：2013年8月27日，患儿排便困难有所缓解，2～3日一行，大便转软，纳可，寐安，小便调。查体：神清，精神可，咽微红，双侧扁桃体未见肿大，两肺呼吸音粗，未闻及啰音，心率89次/分，心律齐，未闻及杂音，腹软，无压痛，肝脾肋下未及。舌质红，舌苔薄黄，脉滑数。

方药：枳实 6g，厚朴 6g，大腹皮 6g，知母 6g，火麻仁 6g，决明子 6g，太子参 6g，白术 9g，炙甘草 3g。10 剂。

每日 1 剂，水煎 100mL，分早晚两次空腹温服。

同时嘱多进食高纤维食物如谷物类、新鲜蔬菜、水果，多饮温开水，并逐渐养成规律的排便习惯。

三诊：2013 年 9 月 6 日，患儿无明显排便困难，1～2 日一行，大便成条，无腹胀，纳可，寐安，小便调。查体：神清，精神可，咽微红，双侧扁桃体未见肿大，两肺呼吸音粗，未闻及啰音，心率 88 次/分，心律齐，未闻及杂音，腹软，无压痛、反跳痛，肝脾肋下未及。舌质淡红，舌苔薄黄，脉滑数。

方药：枳实 6g，厚朴 6g，太子参 6g，白术 9g，火麻仁 6g，炙甘草 3g。10 剂。

每日 1 剂，水煎 100mL，分早晚两次空腹温服。

同时嘱多进食高纤维食物如谷物类、新鲜蔬菜、水果，多饮温开水，并逐渐养成规律的排便习惯。

[按语] 本案患儿饮食不节，饥饱不适，损伤脾胃，导致食滞不化，食积化热，内结肠胃，耗伤津液，腑气不通，或浊气不降，见大便干结、时有腹胀。方以小承气汤加减通腑泻热。方中生大黄、枳实、厚朴通腑泻热，生石膏清泄肺胃之热，大腹皮理气通腑除胀，桃仁、杏仁、火麻仁、决明子清热润肠通便，甘草调和药性。全方泻而不峻，润而不腻，有泄热通腑行气之效。二诊去大黄、生石膏，防苦寒太过损伤正气，去桃仁、杏仁，改用知母清热泻火、滋阴润燥，加太子参益气养阴，白术健脾助运，正气复，邪热祛，则诸症除。现代研究证明，枳实有增强胃肠蠕动之功。本证治疗时应注意，清热不可过于苦寒伤胃，润肠不可过于滋腻碍脾，必须恰到好处。

病案二

孟某，女，5 岁。2012 年 7 月 15 日初诊。

主诉：排便困难 1 年余。

现病史：患儿排便困难 1 年余，大便初头硬后便溏，日一行，排出困难无力感，大便量多，面色萎黄，神疲乏力，形体消瘦，胃纳差，夜寐欠安，小便调。查体：神清，精神可，咽微红，双侧扁桃体未见肿大，两肺呼吸音粗，未闻及啰音，心率 90 次/分，心律齐，未闻及杂音，腹软，无压痛、反跳痛，肝脾肋下未及。

舌脉：舌质淡红，舌苔白略厚，脉弱。

中医诊断：便秘（脾虚气弱证）；西医诊断：小儿功能性便秘。

治则：理气健脾，消导通便。

方药：党参 6g，白术 9g，干姜 6g，当归 6g，枳实 6g，厚朴 6g，大腹皮 6g，槟榔 3g，焦山楂 6g，鸡内金 6g，炙甘草 3g。7 剂。

每日 1 剂，水煎 100mL，分早晚两次空腹温服。

二诊：2012 年 7 月 22 日，患儿排便困难有所缓解，日一行，纳增，寐安，小便调。查体：神清，精神可，咽微红，双侧扁桃体未见肿大，两肺呼吸音粗，未闻及啰音，心率 91 次 / 分，心律齐，未闻及杂音，腹软，无压痛、反跳痛，肝脾肋下未及。舌质淡红，舌苔薄白，脉细弱。

方药：党参 6g，白术 9g，干姜 6g，当归 6g，枳实 6g，厚朴 6g，鸡内金 6g，炙甘草 3g。10 剂。

每日 1 剂，水煎 100mL，分早晚两次空腹温服。

[按语]患儿脾胃虚弱，中气不足，导致肠道运转无力，见大便排出困难且有无力感；脾胃虚弱，中气不运，不能化生精微变为气血，濡养机体，则见神倦乏力，面色萎黄，形体消瘦。治疗以补中益气汤加减。方中运用党参、白术补气健脾，使肠道运化有力；干姜温阳助运，增强肠道推动力；当归养血润肠；枳实、厚朴行气消痞；大腹皮、槟榔理气通腑；鸡内金、焦山楂消食化积开胃。诸药合用，共奏补气健脾、润肠通便之功。二诊时，患儿排便困难有所缓解，纳增，前方有效，酌减行气消食药味，继续应用。

病案三

张某，男，9 岁。2013 年 7 月 31 日初诊。

主诉：大便干结 3 月余。

现病史：患儿大便干结，坚硬羊屎状，4～5 日一行，口舌干燥，时有腹胀，胃纳差，夜寐尚可，小便调。查体：神清，精神可，咽微红，双侧扁桃体未见肿大，两肺呼吸音粗，未闻及啰音，心率 80 次 / 分，心律齐，未闻及杂音，腹软，无压痛、反跳痛，肝脾肋下未及。

舌脉：舌质红，舌苔花剥，脉细数。

中医诊断：便秘（阴虚肠燥证）；西医诊断：小儿功能性便秘。

治则：滋阴养血，润燥通便。

方药：玄参 6g，麦冬 6g，生地黄 6g，当归 6g，白术 9g，大腹皮 6g，厚朴 6g，枳实 6g，桃仁 6g，炙杏仁 6g，火麻仁 6g，决明子 6g，鸡内金 6g，炙甘草 3g。5 剂。

每日 1 剂，水煎 100mL，分早晚两次空腹温服。

同时嘱多进食高纤维食物如谷物类、新鲜蔬菜、水果，多饮温开水，并逐渐养成规律的排便习惯。

二诊：2013 年 8 月 5 日，患儿大便成形，2 日一行，腹胀缓解，纳增，寐安，小便调。查体：神清，精神可，咽微红，双侧扁桃体未见肿大，两肺呼吸音粗，未闻及啰音，心率 80 次/分，心律齐，未闻及杂音，腹软，无压痛、反跳痛，肝脾肋下未及。舌质红，舌苔花剥，脉细数。

方药：玄参 6g，麦冬 6g，生地黄 6g，当归 6g，白术 9g，厚朴 6g，枳实 6g，火麻仁 6g，决明子 6g，鸡内金 6g，炙甘草 3g。10 剂。

每日 1 剂，水煎 100mL，分早晚两次空腹温服。

同时嘱多进食高纤维食物如谷物类、新鲜蔬菜、水果，多饮温开水，并逐渐养成规律的排便习惯。

[按语] 小儿素体"阳常有余，阴常不足"，无论外感内伤均易化热。热邪蕴积胃肠，消灼阴津，致使津液亏虚，肠道干涩，形成便干秘结。西医学研究亦表明，小儿的消化系统发育尚未健全，同时小儿肠道相对较长，肠蠕动力弱，容易造成食物残渣在肠道内停留时间过长，水分吸收，则粪便变硬难以排出。

本案患儿津液不足，肠道失润，致大肠传导功能失常，糟粕内停，日久则大便秘结不通，粪块堵塞肠道，故见腹胀；津液亏虚，不能濡养，可见口舌干燥。滋阴润燥，增水行舟是主要治法。增液承气汤加减。增液汤由玄参、生地黄、麦冬三味药组成，其中玄参清热养阴生津，生地黄清热滋阴，肺与大肠相表里，用麦冬可滋肺增液、生津润肠，三药合用，养阴增液而清热，使肠燥得润，大便自下，所谓"增液行舟"。加用当归养血润燥；白术健脾助运；枳实、厚朴、大腹皮理气通腑；桃仁、杏仁、火麻仁、决明子润肠通便；鸡内金消食和胃；甘草益气和中，调和诸药。

病案四

田某，男，5 岁。2013 年 3 月 9 日初诊。

主诉：排便困难半年余。

现病史：患儿排便困难半年余，大便偏干，3～5 日一行，时有腹胀，胃纳差，夜寐尚安，小便调。查体：神清，精神可，咽微红，双侧扁桃体未见肿大，两肺呼吸音粗，未闻及啰音，心率 86 次/分，心律齐，未闻及杂音，腹软，无压痛、反跳痛，肝脾肋下未及。

舌脉：舌质红，舌苔白略厚，脉弦弱。

中医诊断：便秘（肠道气滞证）；西医诊断：小儿功能性便秘。

治则：顺气消导通便。

方药：枳实 6g，厚朴 6g，木香 3g，大腹皮 6g，白术 9g，火麻仁 6g，莱菔子 9g，鸡内金 6g，焦山楂 6g，生地黄 6g，炙甘草 3g。10 剂。

每日 1 剂，水煎 100mL，分早晚两次空腹温服。

二诊：2013 年 3 月 19 日，患儿无排便困难，无腹胀，纳可，寐安，大、小便调。上方续服，巩固疗效。

[**按语**] 患儿脏腑气机不畅，浊气不降，大肠传导功能失常，从而导致排便困难，大便干结。治疗应顺气消导通便。枳实、厚朴理气通腑，木香、大腹皮顺气导滞，白术健脾助运，火麻仁润肠通便，焦山楂、鸡内金、莱菔子消食化积除胀，生地黄滋阴清热，甘草调和诸药。

病案五

付某，女，2 岁。2013 年 10 月 17 日初诊。

主诉：排便困难 1 周。

现病史：患儿 1 周前行肠道手术，术后排便量少，质软色黄，3 日一行，腹胀明显，胃管进食，夜寐欠安，四肢欠温，小便可。查体：神清，精神萎靡，咽微红，双侧扁桃体未见肿大，两肺呼吸音粗，未闻及啰音，心率 95 次 / 分，心律齐，未闻及杂音，腹胀满，轻压痛，肝脾肋下未及。

舌脉：舌质红，舌苔薄白，指纹淡红。

中医诊断：便秘（脾肾阳虚证）；西医诊断：肠术后。

治则：健脾温阳通便。

方药：党参 6g，茯苓 6g，白术 6g，干姜 3g，炙附子 3g，补骨脂 6g，厚朴 6g，大腹皮 6g，生地黄 6g，砂仁 3g，炙甘草 3g。3 剂。

每日 1 剂，水煎 50mL，分早晚两次灌肠。

配合补液对症治疗。

二诊：2013 年 10 月 20 日，患儿大便日一行，质软色黄，量少，腹胀明显缓解，胃管进食，寐欠安，小便尚调。查体：神清，精神萎靡，咽微红，双侧扁桃体未见肿大，两肺呼吸音粗，未闻及啰音，心率 93 次 / 分，心律齐，未闻及杂音，腹胀满，压痛不明显，肝脾肋下未及。舌质红，舌苔薄白，指纹淡红。

方药：党参 6g，白术 6g，干姜 3g，补骨脂 6g，厚朴 6g，大腹皮 6g，生地黄 6g，砂仁 3g，炙甘草 3g。5 剂。

每日 1 剂，水煎 50mL，分早晚两次灌肠。

三诊：2013 年 10 月 25 日，患儿大便日一行，质软色黄，量可，无腹胀，食可，寐尚安，小便尚调。上方续服，巩固疗效。

[按语] 患儿手术损伤正气，致脾肾阳虚，无力运化水谷精微，见排便困难，大便量少。治疗健脾温阳通便。方中党参、白术、茯苓益气健脾；干姜、附子、补骨脂温补脾肾，增强肠道推动力；厚朴、大腹皮行气导滞；生地黄滋阴清热，防止过于温燥；砂仁醒脾理气；甘草制附子毒性，益气和中，调和药性。

【小结】

便秘是儿科临床常见的多发病。近年来，随着人民生活水平的提高，饮食和生活习惯的改变，便秘患儿有逐渐增多趋势。便秘日久，可引起食欲减退、腹胀，甚至腹痛、头晕、睡眠不安等，严重者可导致脱肛或肛裂，使小儿恐惧排便，又因恐惧而拒绝排便，更加重了腹胀和情绪躁动不安，从而形成恶性循环，对儿童的身心健康和生长发育产生不利影响。

小儿便秘病位在大肠，而病机关键在脾、肺、肝等脏功能失调。小儿"脾常不足"，加之饮食不节，食物不能转化为水谷精微被人体吸收利用而停滞肠道，日久化热；且脾胃为气机升降之枢纽，大、小肠之运化受脾气运化功能的支配，脾气不足则升降失常，浊气不降而致便秘。肺与大肠相表里，肺之燥热可移于大肠，致大肠传导失职；肺气壅滞亦可致气机升降失常，肠道传导功能失常而出现便秘。肝主疏泄，能调畅全身气机，且能促进脾胃的运化功能和大肠传导功能以助大便排泄。小儿"肝常有余"，不仅见于小儿易动肝风而发热惊厥等，亦见于小儿情绪不稳定及性情急躁，因肝不仅主风，亦主情志与疏泄，加之现代小儿多被溺爱，养成了任性、急躁的性格，所愿不遂即号啕大哭或暴跳如雷，更容易加重"肝常有余"这一病理现象，致使肝气不疏，气郁化火，伤津则肠道失润而致便秘。

小儿具有"脾常不足""肝常有余""肺脏娇嫩"的生理、病理特点，王绍洁教授在临床中观察发现许多患儿的便秘并非由于实热所致，而是胃肠的动力不足、阴津不足，一味清热泻下往往适得其反。王绍洁教授善于用补中气、滋阴润肠药物治疗此类便秘，加入白术、炙附子、干姜、补骨脂等药温运脾肾，增强胃肠道推动力。同时，注重行气导滞、润肠通便，以枳实、厚朴、莱菔子、鸡内金、焦山楂、杏仁、桃仁、火麻仁、决明子、槟榔等为常用药。白术运脾益气，促使脾健气行，推动有力，增强肠胃蠕动功能，促进排便。炙附子、干姜、补骨脂补阳，阳气是生命的动力，对机体组织器官功能有温煦推动作用，故可增强胃肠的动力。枳实、厚朴、莱菔子宽肠下气，消食除满。鸡内金、焦山楂消食和胃。玄参、桃仁、火麻仁宣肺下气、润肠通便，有提壶揭盖之妙用。决明子、槟榔清肝泄热，润肠通便。诸药合用，临证加减，健脾不壅阻，行气不伤气，清热不伤中，润燥无腻碍，通下无过虞，既能解除患儿便秘的痛苦，又能促进患儿的消化吸收功能，是治疗小儿便秘有效的方法。

预防要求主食勿太精细，适当吃些粗粮，注意多饮水。饮食烹调以稀软易于消化为原则，不宜多吃油煎炙煿之品，节戒香燥辛热的食物，纠正偏食和吃零食的习惯。经常参加体育锻炼，避免少动久坐、久卧。避免过度情志刺激，保持精神舒畅。此外，还必须注重生活调节，养成按时排便的习惯，增强大便时的排便意念，有助于排便。同时还应保持良好的睡眠。便秘患儿应多食水果、蔬菜，含丰富纤维素，是预防和治疗便秘的重要物质。纤维素通过保留水分于其细胞结构内而增加粪块体积，还可促进微生物生长并进入粪块，进一步增加体积，刺激肠壁蠕动，缩短传输时间，减少结肠对粪便中水分的吸收，使排便通畅。牛奶喂养的小儿，便秘时适当多加一些果汁如橘子汁等，或间断服用有去火作用的保健食品、药品。另外，尚可选用富含油脂、性质滑利的食品，如黑芝麻等。大便干硬时，可用蜜煎导或甘油栓之类纳入肛门中，使大便易于排出，以避免肛门局部裂伤。对因排便困难而怕排便、不排便的小儿，要解释劝说诱导排便。热病之后，容易伤阴，同时由于进食少可致多日不排大便，不必急于通便，只需扶养胃气，待饮食渐增，滋补阴津，大便自能正常。也可以中药调整，配合推拿疗效更佳。

五、腹痛

腹痛，是指胃脘以下、脐之四旁及耻骨以上部位发生的疼痛，包括大腹痛、脐腹痛、少腹痛、和小腹痛。大腹痛，是指胃脘以下，脐部以上腹部疼痛；脐腹部，指脐周部位的疼痛；少腹痛，是指小腹两侧疼痛；小腹痛是指下腹部正中部位疼痛。本病可见于任何年龄段儿童，也可以见于任何季节。婴幼儿不能言语，腹痛多表现为啼哭，如《古今医统·腹痛》说："小儿腹痛之病，诚为急切。凡初生二三个月及一周之内，多有腹痛之患。无故啼哭不已或夜间啼哭之甚，多是腹痛之故。大都不外寒热二因。"对于腹痛病症的论述，正如《诸病源候论·小儿杂病诸候》曰："小儿腹痛，多由冷热不调，冷热之气与脏腑相击，故痛也，其热而痛者，则面赤，或壮热，四肢烦热是也。冷而痛者，面色或青或白，甚者乃至面黑，唇口爪皆青是也。"此后历代医家多有论述，如《小儿药证直诀·脉证治法》将腹痛分为积痛、虫痛、胃冷虚之证；明代《证治准绳·幼科·腹痛》中归纳前人经验，列有寒痛、积痛、虫痛、锁肚痛、盘肠内钓痛、癥瘕痛等。后世医家承先贤所论，归纳各家之说，将腹痛分为寒、热、虚、实4大类。本病多相当于西医功能性腹痛范围。

【临床诊断要点】

腹痛分其部位，包括大腹痛、脐腹痛、少腹痛和小腹痛。常有反复发作史，发作时可以自行缓解。疼痛的性质，有钝痛、胀痛、刺痛、掣痛等不同，但在小儿常难以诉说清楚。腹痛之疼痛常时作时止、时轻时重，若疼痛持续不止，或逐渐加重，要注意排除器质性疾病的腹痛。伴随腹痛而发生的症状一般不多，可有啼哭不宁、腹胀、肠鸣、嗳气等。若是持续性吐泻或腹胀板硬，必须注意做好鉴别诊断。

符合以下特点者，可诊断为再发性腹痛：①腹痛突然发作，持续时间不长，能自行缓解。②腹痛以脐周为主，疼痛可轻可重，但腹部无明显体征。③无伴随的病灶器官症状，如发热、呕吐、腹泻、咳嗽、气喘、尿频、尿急、尿痛等。④有反复发作的特点，每次发作时症状相似。

【辨证论治】

1. 腹部中寒

证候：腹部疼痛，阵阵发作，痛处喜按，得温痛减，遇寒尤甚，肠鸣辘辘，面色苍白，痛甚者，额冷汗出，唇色紫暗，手足不温，或兼吐泻，小便清长，舌质淡红，舌苔白滑，脉沉紧，指纹红。

辨证：有外感寒邪或饮食生冷病史，寒主收引，凝滞气机，不通则痛，故其腹痛特点为拘急疼痛、肠鸣切痛、得温则缓、遇冷痛甚。患儿以往常有类似发作病史。脾主运化而升清，胃主受纳而降浊，患儿内有寒积，纳运升降失常，故可见呕吐、腹泻；舌质淡红，舌苔白滑，脉沉紧，指纹红，皆为内有寒积之象。

治法：温里散寒，理气止痛。

方药：养脏汤加减。常用：木香、丁香、香附理气散寒，当归、川芎温通血脉，吴茱萸、肉桂温中散寒。

若寒甚痛剧加制附子、高良姜，以温脏散寒；腹胀加砂仁、枳壳理气消胀；恶心呕吐加半夏、藿香和胃止呕；泄泻加炮姜、煨肉豆蔻，温中止泻；抽掣阵痛加小茴香、延胡索温中活血止痛。

2. 乳食积滞

证候：脘腹胀痛，疼痛拒按，嗳腐吞酸，不思乳食，或痛而欲泻，泻后痛减，或时有呕吐，吐物酸腐，矢气频作，粪便秽臭，夜卧不安，时有啼哭，舌苔淡红，舌苔厚腻，脉沉滑，指纹紫滞。

辨证：有伤乳伤食病史，脘腹胀满，疼痛拒按，不思乳食是本证的特征。吐物酸馊，矢气频作，粪便秽臭，腹痛欲泻，泻后痛减，皆是伤乳伤食之表现。本证可与腹部中寒、脾胃虚寒、胃肠结热证候并见。

治法：消食导滞，行气止痛。

方药：香砂平胃散加减。常用：苍术、陈皮、厚朴、砂仁、香附、枳壳理气行滞，山楂、神曲、麦芽消食化积，白芍、甘草调中和营。

腹胀大便不通者，加槟榔、莱菔子通导积滞；食积蕴郁化热者，加大黄、黄连清热通腑，荡涤胃肠积热。

3. 胃肠结热

证候：腹部胀痛，疼痛拒按，大便秘结，烦躁不安，手足心热，唇舌鲜红，舌苔黄燥，脉滑数或沉实，指纹紫滞。

辨证：腹痛胀满，拒按便秘为本证特点，但有邪正俱盛和邪实正虚的区别。若正气未衰，里实已成者，痞满燥实四证俱现，腹痛急剧，脉沉实有力，为邪正俱盛证。若里热津伤，正气衰惫，而燥热未结，里实未去，即燥实为主，痞满不甚，腹痛未能缓解，但精神疲惫，舌苔干少津者，为邪实正虚。

治法：通腑泻热，行气止痛。

方药：大承气汤加减。常用：生大黄泻热通便，厚朴行气除满，升麻、黄连清泄胃热，木香、枳实行气消痞。口干，舌质红伤津者，加玄参、麦冬、生地黄养阴生津。

4. 脾胃虚寒

证候：腹痛绵绵，时作时止，痛时喜按，喜热恶冷，得温则舒，面色少华，神疲乏力，形寒肢冷，胃纳不佳，或食后腹胀，大便溏薄，舌质淡，舌苔薄白，脉沉缓，指纹淡红。

辨证：本证因素体阳虚，中阳不足，或病程中消导、攻伐太过，损伤阳气，失于温养，脏腑拘急而痛。本证特点为起病缓慢，腹痛绵绵，喜按喜温，病程较长，反复发作，为虚寒之证。

治法：温中补虚，缓急止痛。

方药：小建中汤合理中丸加减。常用：桂枝温中和营，白芍、甘草缓急止痛，饴糖、大枣、生姜、党参、白术甘温补中，干姜温中祛寒。

气血不足，加黄芪、当归补益气血；肾阳不足，加附子、肉桂温补元阳；伴呕吐清涎者，加丁香、吴茱萸温中降逆止呕。

5. 气滞血瘀

证候：腹痛经久不愈，痛有定处，腹痛如刺，腹内或有结块，肚腹硬胀，舌质紫暗或有瘀斑，脉涩，指纹紫滞。

辨证：本证以痛有定处、痛如锥刺、拒按或腹部癥块为特征，常有外伤、手术或癥瘕等病史。同时，瘀血亦可导致气滞，故常表现为痛而兼胀，其癥块随病位而定。

治法：活血化瘀，行气止痛。

方药：少腹逐瘀汤加减。常用：肉桂、干姜、小茴香温通经脉，蒲黄、五灵脂、赤芍、当归、川芎活血散瘀，延胡索、没药理气活血、软坚止痛。

兼有胀痛者，加川楝子、乌药理气止痛；有癥块或有手术、外伤史者，加三棱、莪术散瘀消癥。

【病案处方选录】

病案一

孙某，男，7岁。2013年10月25日初诊。

主诉：右上腹疼痛3月余。

现病史：患儿因右上腹疼痛3月余来诊，腹痛呈阵发性刺痛，饭后疼痛明显，伴有腹胀，无恶心呕吐，食欲不振，寐欠安，大便正常，小便尚可。查体：神清，精神可，咽微红，双侧扁桃体未见肿大，两肺呼吸音粗，未闻及啰音，心率86次/分，心律齐，未闻及杂音，腹胀满，右上腹轻压痛，肝脾肋下未及。

舌脉：舌质暗红，舌苔白腻，脉弦。

中医诊断：腹痛（气滞血瘀证）；西医诊断：小儿功能性腹痛。

治则：理气消食，活血止痛。

方药：鸡内金6g，炒麦芽6g，莱菔子9g，牛膝6g，当归9g，白芍6g，木香3g，枳实6g，肉桂6g，炙甘草3g。7剂。

每日1剂，水煎100mL，分早晚两次空腹温服。

二诊：2013年11月3日，服药5剂后，腹痛明显好转，腹胀减少，纳增，寐尚安，大便正常，小便可。查体：神清，精神可，咽微红，双侧扁桃体未见肿大，两肺呼吸音粗，未闻及啰音，心率85次/分，心律齐，未闻及杂音，腹软，无压痛，肝脾肋下未及。舌质淡红，舌苔薄白，脉弦。

方药：太子参6g，当归9g，白芍6g，木香3g，枳实6g，鸡内金6g，炙甘草3g。10剂。

同时嘱咐进食易消化食物，空腹不进食刺激性食物。

1个月后随访患儿，无腹痛腹胀。

[按语]《幼幼集成·腹痛证治》说："夫腹痛之证，因邪正交攻，与脏气相击而作也。"小儿脾胃薄弱，经脉未盛，易为内外因素所干扰，致气机郁滞，血流不畅，经络不通而腹痛。治疗应理气消食，活血止痛。方中鸡内金、麦芽消食导滞；莱菔子行气除胀；牛膝活血通经、祛瘀止痛，引血下行；当归补血活血，助牛膝活血通经之功；白芍滋阴养血，缓急止痛；木香、枳实行气通腑；肉桂温通经脉止痛；甘草调和诸药。全方意在使经脉通畅，通则不痛。二诊时，病已去大半，不宜过用辛温耗散之品，加入太子参补气养阴，防止伤阴耗气，调护脾胃。

病案二

王某，男，5岁。2013年9月13日初诊。

主诉：反复腹痛1月余。

现病史：患儿因喂养不当近1个月反复出现上腹部疼痛，伴有腹胀，纳差，寐尚安，大便干结，2日一行，小便尚可。查体：神清，精神可，咽淡红，双侧扁桃体未见肿大，两肺呼吸音粗，未闻及啰音，心率89次/分，心律齐，未闻及杂音，腹软，中上腹轻压痛，肝脾肋下未及。

舌脉：舌质红，舌苔白腻，脉滑数。

中医诊断：腹痛（乳食积滞证）；西医诊断：小儿功能性腹痛。

治则：消食导滞，行气止痛。

方药：姜半夏6g，陈皮6g，炒莱菔子6g，焦神曲6g，焦山楂6g，砂仁3g，炒白术9g，厚朴6g，槟榔3g，大腹皮6g，炙枳实6g，连翘6g，炙甘草3g。5剂。

每日1剂，水煎100mL，分早晚两次空腹温服。

同时嘱咐进食易消化食物，空腹不进食刺激性食物。

二诊：2013年9月18日，服药5剂后，腹痛好转，腹胀减少，纳增，寐尚安，大便稍干，日一行，小便可。查体：神清，精神可，咽微红，双侧扁桃体未见肿大，两肺呼吸音粗，未闻及啰音，心率88次/分，心律齐，未闻及杂音，腹软，无压痛，肝脾肋下未及。舌质红，舌苔薄白，脉滑数。

方药：炒莱菔子6g，焦山楂6g，太子参6g，炒白术9g，大腹皮6g，厚朴6g，砂仁3g，炙甘草3g。10剂。

每日1剂，水煎100mL，分早晚两次空腹温服。

三诊：2013年9月28日，服药10剂后，患儿已无腹痛、腹胀，纳增，寐尚安，大便调，小便可。查体：神清，精神可，咽微红，双侧扁桃体未见肿大，两肺呼吸音粗，未闻及啰音，心率89次/分，心律齐，未闻及杂音，腹软，无压痛，肝脾肋下未及。舌质红，舌苔薄白，脉滑。

上方续服10剂，每日1剂，水煎100mL，分早晚两次空腹温服。

1个月后随访患儿，未再有腹痛。

[按语]本案患儿因饮食不节，食停于中焦，阻碍脾胃运化，气行不通，不通则痛，而致腹痛。《景岳全书·饮食篇》云："伤食者，必恶食。"治疗以消食为准则。方用香砂平胃散及保和丸加减。姜半夏、陈皮理气行滞，山楂、神曲、莱菔子消食化积，砂仁醒脾开胃，白术健脾助运，槟榔、厚朴、枳实行气通腑，连翘清解郁热，配大腹皮行中焦之气。全方使脾气得运，气滞得行，通则不痛也。二诊时，腹痛减轻，食积渐消，气机渐畅，故去陈皮、半夏、焦神曲、连翘、槟榔、枳实，加太子参益气养阴，扶助正气，巩固疗效。

病案三

刁某，女，9岁。2013年11月25日初诊。

主诉：反复脐周疼痛3年余。

现病史：患儿反复腹痛3年余，疼痛部位主要为胃脘及脐周，喜温喜按，疼痛无明显规律。患儿神疲倦怠，形体消瘦，纳差，大便溏薄，小便可。查体：神清，精神可，咽微红，双侧扁桃体未见肿大，两肺呼吸音粗，未闻及啰音，心率82次/分，心律齐，未闻及杂音，脐周轻压痛，肝脾肋下未及。

舌脉：舌质淡红，舌苔薄白，脉滑。

中医诊断：腹痛（脾胃虚寒证）；西医诊断：小儿功能性腹痛。

治则：温中散寒，补虚止痛。

方药：党参6g，炒白术9g，茯苓9g，制附子6g，干姜6g，炒白芍6g，砂仁3g，大腹皮6g，木香3g，焦山楂6g，焦神曲6g，炙甘草6g。7剂。

每日1剂，水煎100mL，分3次空腹温服。

同时嘱咐进食易消化食物，空腹不进食刺激性及不易消化食物。

二诊：2013 年 12 月 2 日，服药 7 剂后，胃脘及脐周无明显疼痛，纳可，寐安，大便稍稀，小便正常。查体：神清，精神可，咽微红，双侧扁桃体未见肿大，两肺呼吸音粗，未闻及啰音，心率 85 次 / 分，心律齐，未闻及杂音，腹软，无压痛，肝脾肋下未及。舌质淡红，舌苔薄白，脉滑。

方药：党参 6g，炒白术 9g，茯苓 9g，干姜 6g，炒白芍 6g，砂仁 3g，木香 3g，炙甘草 9g。7 剂。

每日 1 剂，水煎 100mL，分早晚两次空腹温服。

[按语] 小儿脾常不足，腠理疏薄，脐腹易为寒气所侵，又有过食生冷，寒伤中阳，阳气不振，温煦失职，气机不畅，故见胃脘及脐周疼痛，喜温喜按。病情反复，脾胃虚甚，见神疲乏力、形体消瘦、大便溏薄。治宜益脾气振脾阳，行气缓急止痛。方用附子理中丸加减。附子、干姜温中祛寒、振奋脾阳，党参、白术、茯苓益气健脾，白芍滋阴养血、缓急止痛，木香、砂仁、大腹皮行肠胃之气以调畅气机止痛，焦山楂、焦神曲消食化积和胃，炙甘草甘温益气，解附子之毒，合芍药酸甘化阴，理脾益营。全方使脾气健，脾阳振则腹痛自除。

病案四

韩某，男，7 岁。2013 年 7 月 5 日初诊。

主诉：腹痛 10 余天。

现病史：患儿 10 余天前出现腹痛，疼痛拒按，偶有腹胀。患儿易烦躁，纳差，大便秘结，小便黄。查体：神清，精神可，咽红，双侧扁桃体未见肿大，两肺呼吸音粗，未闻及啰音，心率 83 次 / 分，心律齐，未闻及杂音，脐周压痛，肝脾肋下未及。

舌脉：舌质红，舌苔黄，脉滑数。

中医诊断：腹痛（胃肠结热）；西医诊断：小儿功能性腹痛。

治则：通腑泻热，行气止痛。

方药：木香散（组成：木香、连翘、黄连、陈皮、白术等）、一捻金（组成：大黄、槟榔等）、保和散（组成：山楂、神曲、半夏、茯苓等）交替使用。5 剂。

同时嘱咐进食易消化、清淡食物，空腹不进食刺激性食物。

二诊：2013 年 7 月 10 日，服药 5 剂后，患儿腹痛明显缓解，纳增，大、小便调。查体：神清，精神可，咽红，双侧扁桃体未见肿大，两肺呼吸音粗，未闻及啰音，心率 83 次 / 分，心律齐，未闻及杂音，无脐周压痛，肝脾肋下未及。

舌质淡红，舌苔薄黄，脉滑数。上方去一捻金，交替续服。

[**按语**]患儿过食肥甘厚味或辛辣香燥，胃肠积滞，日久化热，热结胃肠，气机不利，见腹痛拒按，偶有腹胀；胃肠津液不足，则大便秘结、小便黄。治以通腑泻热，行气止痛。予木香散、一捻金、保和散交替服用。木香散消乳消食，清热和中。一捻金逐秽，清热通便。保和散消食和胃。胃肠之热得泄，则气机通畅，腹痛腹胀自除。

【小结】

小儿腹痛的病因主要是感受寒邪，乳食积滞，气滞血瘀，脾胃虚寒，致使中焦气机阻遏，经脉失调，不通则痛。脾胃居中焦，为全身气机升降出入之枢纽，小儿"脾常不足"，加之饮食不知自节，寒暖不能自调，易为外邪、饮食、情志等因素影响，致使脾胃运化失司，当升不升，当降不降，郁滞于中，可致中焦气机壅塞，经脉失调，凝滞不通而致腹痛。小儿腹痛之证候往往相互转化，互相兼夹，临床上常形成虚实相兼、寒热并存的错综复杂证型。临证时必须细辨寒热虚实，辨证求因，审因论治。

腹痛的治疗应以调理气机、疏通经脉为主，根据不同证候结合温散、泻热、攻下、消导、行气、活血、镇痛、运脾、补虚、缓急等治法。腹痛是儿科临床上常见的病症之一。治疗应本着六腑以通为顺、经脉以疏为畅的原则，以"调气止痛"为常法，使气机通畅，脾胃得以健运，积滞得以消除，气血得以畅通，即可从根本上解决腹痛反复发作的问题。

腹痛的预防应注意饮食卫生，同时进食易消化、清淡饮食，空腹不宜进食刺激性食物，勿多食生冷。注意气候变化，防止感受外邪，避免腹部受凉。餐后稍事休息，勿做剧烈运动。剧烈或持续腹痛者应卧床休息，随时查腹部体征，并做必要的辅助检查，以便做好鉴别诊断和及时处理。根据病因，给予相应饮食调护。消除患儿恐惧心理。寒性腹痛者应温服或热服药液，热性腹痛者应冷服药液，伴呕吐者药液要少量多次分服。

六、恶心和呕吐

恶心和呕吐是由于胃失和降、胃气上逆，以致乳食由胃中上逆经口而出的一种常见病证，属于西医功能性消化不良范畴。中医称之为呕吐。古人谓有声有物谓之呕，有物无声谓之吐，有声无物谓之哕。由于呕与吐常同时发生，故多合称呕吐。本病的发生无年龄和季节限制，而以婴幼儿及夏季易于发生。

凡内伤乳食、大惊卒恐，以及其他脏腑疾病影响胃的功能，而致胃气上逆，均可引起呕吐。如能及时治疗，预后尚好。经常或长期呕吐，则损伤胃气，胃纳失常，可导致津液耗损，气血亏虚。

【临床诊断要点】

1. 乳食水液等从胃中上涌，经口而出。

2. 有嗳腐食臭、恶心纳呆、胃脘胀闷等症。

3. 有乳食不节、饮食不洁、感受时邪、情志不畅等病史。

4. 重症呕吐者，有阴伤液竭之象，如饮食难进，形体消瘦，神萎烦渴，皮肤干瘪，囟门及目眶下陷，啼哭无泪，口唇干红，呼吸深长，甚至少尿或无尿，神昏抽搐，脉微细欲绝等症。

【辨证论治】

1. 乳食积滞

证候：呕吐酸馊、乳块或不消化食物，不思饮食，口气臭秽，脘腹胀满，吐后觉舒，便秘或泻下酸臭，舌质红，舌苔厚腻，脉滑有力，指纹紫滞。

辨证：有伤乳伤食的病史，呕吐物为乳块或不消化食物，吐后觉舒是本证辨证要点。若胃寒而兼伤食者，呕吐物酸臭不明显，舌苔多白腻；若食滞蕴而化热者，口渴面赤唇红，舌质红，舌苔黄。

治法：消食和胃，降逆止呕。

方药：保和丸加减。常用：山楂、神曲、鸡内金消食化积导滞，莱菔子、陈皮、半夏理气降逆止呕，茯苓健脾渗湿，连翘清解郁热。

呕吐较频者，加生姜降逆止呕；大便秘结者，加大黄、枳实通下导滞；食滞化热加竹茹、黄连清胃泄热。

2. 胃热气逆

证候：食入即吐，呕吐频繁，呕哕声洪，吐物酸臭，口渴喜饮，烦躁少寐，面赤唇红，舌质红，舌苔黄，脉滑数，指纹紫滞。

辨证：呕吐频繁，食入即吐，呕吐物热臭气秽，是本证特点，全身症状亦为热象。胃热呕吐频繁者，易损伤阴津。

治法：清热泻火，和胃降逆。

方药：黄连温胆汤加减。常用：黄连清胃泻火，陈皮、枳实理气导滞，半夏、竹茹降逆止呕，茯苓、甘草和胃。

兼食积者，加神曲、山楂、麦芽消食化积；大便不通者，加生大黄通腑泻热；口渴者，加天花粉、麦门冬养胃生津；吐甚加代赭石降逆止呕。

3. 脾胃虚寒

证候：食后良久方吐，或者朝食暮吐、暮食朝吐，吐出物多为清稀痰水或不消化乳食残渣，伴面色苍白，精神疲倦，四肢欠温，食少不化，腹痛便溏，舌质淡红，舌苔白，脉迟缓无力，指纹淡。

辨证：患儿通常病程较长，多因禀赋不足，脾胃素虚，寒凝中脘，胃气通降无力而呕吐。特点为食后良久方吐，吐物不化，清稀而不臭，伴见全身脾阳不振之症。

治法：温中散寒，和胃降逆。

方药：丁萸理中汤加减。常用：党参、白术、甘草扶脾益胃、补养中气，干姜、丁香、吴茱萸温中散寒、降逆止呕。

呕吐清水，腹痛绵绵，大便稀溏，四肢欠温者，加附子、高良姜、肉桂温阳散寒。

4. 肝气犯胃

证候：呕吐酸苦，嗳气频频，胸胁胀痛，每因情志刺激加重，易怒易哭，精神郁闷，舌边红，舌苔薄腻，脉弦，指纹紫。

辨证：肝气犯胃呕吐的特点为嗳气吐酸，每遇情志刺激而加重。肝胆气郁化火，故伴见肝胆郁热之胸胁胀痛、烦躁、口苦咽干、舌质红，舌苔黄等表现。

治法：疏肝理气，降逆止呕。

方药：解肝煎加减。常用：白芍缓肝急，苏叶、苏梗疏肝气，砂仁、厚朴调理脾胃气机，陈皮、半夏降逆止呕。

肝火犯胃致吐，用左金丸合四逆散清肝理气和胃；火郁伤阴，加北沙参、石斛清养胃阴；呕吐黄苦水者，加柴胡、黄芩清肝利胆。

【病案处方选录】

病案一

任某，男，2岁。2013年8月6日初诊。

主诉：反复呕吐半年余

现病史：患儿反复出现呕吐半年余，纳不适时食入即吐，经常恶心干呕，口中气味，纳差，寐尚安，大便干，3～4日一行，小便尚可。查体：神清，精神可，咽红，双侧扁桃体未见肿大，两肺呼吸音粗，未闻及啰音，心率96次/分，心律齐，未闻及杂音，腹软，无压痛，肝脾肋下未及。

舌脉：舌质红，舌苔厚腻，脉滑数。

中医诊断：呕吐（乳食积滞证）；西医诊断：小儿消化不良。

治则：清热消食导滞，行气和胃止呕。

方药：姜半夏 5g，黄芩 5g，干姜 5g，枳实 5g，厚朴 5g，陈皮 5g，大腹皮 5g，莱菔子 5g，焦山楂 5g，鸡内金 5g，砂仁 3g，炙甘草 3g。5 剂。

每日 1 剂，水煎 100mL，分早晚两次空腹温服。

复诊：2013 年 8 月 11 日，服药 5 剂后，患儿呕吐次数明显减少，纳增，寐安，大、小便调。查体：神清，精神可，咽微红，双侧扁桃体未见肿大，两肺呼吸音粗，未闻及啰音，心率 92 次 / 分，心律齐，未闻及杂音，腹软，无压痛，肝脾肋下未及。舌质淡红，舌苔薄白，脉滑数。上方续服巩固治疗。

[按语] 小儿饮食不节，脾胃受损，受纳运化失职，乳食内积，胃失和降，气逆于上，则见呕吐。舌质红、舌苔厚腻、脉滑数为乳食内积之象。治以清热消食导滞，行气和胃止呕。方用半夏泻心汤及保和丸加减。方中半夏、干姜温中止呕，黄芩清热止呕，厚朴、枳实行气导滞通腑，陈皮、大腹皮健脾理气、行气宽中，山楂、莱菔子、鸡内金消积化食助运，甘草益气和中、调和药性。

病案二

林某，男，7 岁。2013 年 2 月 13 日初诊。

主诉：反复呕吐 2 月余。

现病史：患儿反复呕吐 2 月余，多于饭后 2 ~ 3 小时后发生，非喷射性，呕吐物为胃内容物，清稀不臭，每次持续 1 周左右，近 3 日患儿出现呕吐频繁，纳差，寐尚安，大便稀，夹有不消化食物，日一行，小便可。查体：神清，精神可，咽微红，双侧扁桃体未见肿大，两肺呼吸音粗，未闻及啰音，心率 82 次 / 分，心律齐，未闻及杂音，腹软，无压痛，肝脾肋下未及。

舌脉：舌质红，舌苔薄白，脉细弱。

中医诊断：呕吐（脾胃虚寒证）；西医诊断：小儿消化不良。

治则：温补脾阳，和胃降逆。

方药：炒白术 9g，茯苓 6g，党参 6g，姜半夏 6g，陈皮 6g，干姜 6g，黄芩 6g，旋覆花 6g，木香 3g，焦山楂 6g，鸡内金 6g，砂仁 3g，炙甘草 3g。7 剂。

每日 1 剂，水煎 100mL，分早晚两次空腹温服。

二诊：2013 年 2 月 20 日，服药 7 剂后，呕吐次数减少，纳增，寐尚安，大便成条，日一行，小便可。查体：神清，精神可，咽微红，双侧扁桃体未见肿大，两肺呼吸音粗，未闻及啰音，心率 83 次 / 分，心律齐，未闻及杂音，腹软，无压痛，肝脾肋下未及。舌质淡红，舌苔薄白，脉细弱。

方药：炒白术 9g，茯苓 6g，党参 6g，姜半夏 6g，陈皮 6g，干姜 6g，黄芩 6g，旋覆花 6g，鸡内金 6g，砂仁 3g，炙甘草 3g。10 剂。

每日 1 剂，水煎 100mL，分早晚两次空腹温服。

三诊：2013 年 3 月 4 日，患儿呕吐已止，纳可，寐尚安，大便成形，日一行，小便可。查体：神清，精神可，咽微红，双侧扁桃体未见肿大，两肺呼吸音粗，未闻及啰音，心率 85 次 / 分，心律齐，未闻及杂音，腹软，无压痛，肝脾肋下未及。舌质淡红，舌苔薄白，脉弱。

方药：炒白术 9g，茯苓 6g，太子参 6g，陈皮 6g，炙甘草 3g。10 剂。

每日 1 剂，水煎 100mL，分早晚两次空腹温服。

[**按语**] 患儿脾气不足，运化无力，痰浊及食滞内生，气机不畅，胃失和降，气逆于上出现呕吐；脾虚不能运化水谷，见大便夹有不消化食物。治疗以健脾和胃止呕为主。脾以运为健，故治疗上重在运脾，脾运正常，则生化有源，气机畅达则脾胃升降有常，呕吐自止。故方以六君子汤加减。炒白术、茯苓、党参、姜半夏、陈皮益气健脾化痰，干姜温胃止呕，黄芩清解内热，旋覆花降逆止呕，木香理气行滞，焦山楂、鸡内金消积化食，砂仁醒脾开胃，甘草益气和中，调和诸药。全方补泻并施，以补为主，使补而不滞；寒温并用，以温为主，使温而不燥。二诊酌减药味，巩固疗效。三诊重在补养脾胃，换用太子参益气养阴生津。

病案三

王某，男，4 岁。2013 年 5 月 28 日初诊。

主诉：恶心 1 周，呕吐 2 天。

现病史：恶心呕吐 1 周，进食即吐已 2 天，曾服吗丁啉、多酶片等未见缓解。呕吐酸腐，口渴喜饮，唇干面赤，烦躁不休，大便秘结 3 日未解，小便黄少。咽红，双侧扁桃体未见肿大，两肺呼吸音粗，未闻及啰音，心率 98 次 / 分，心律齐，未闻及杂音，腹软，无压痛，肝脾肋下未及。

舌脉：舌质红，舌苔黄厚腻，脉滑数。

中医诊断：呕吐（胃热气逆证）；西医诊断：恶心和呕吐。

治则：消食化滞，清热和胃。

方药：半夏 6g，生石膏 30g，竹茹 6g，旋覆花 6g，厚朴 6g，大腹皮 6g，炒枳壳 6g，麦冬 6g，砂仁 3g，炙甘草 3g。3 剂。

每日 1 剂，水煎 100mL，分早晚两次空腹温服。

二诊：2013 年 5 月 31 日，服药 2 剂后，患儿呕吐次数明显减少，口渴除，欲饮食，大便亦解，寐安。查体：神清，精神可，咽微红，双侧扁桃体未见肿大，两肺呼吸音粗，未闻及啰音，心率97次/分，心律齐，未闻及杂音，腹软，无压痛，肝脾肋下未及。舌质淡红，舌苔薄白，脉滑数。调整方药健脾和胃巩固治疗。

方药：黄芩6g，半夏6g，竹茹6g，太子参6g，茯苓6g，炙枳壳6g，砂仁3g，炙甘草3g。7剂。

[按语] 乳食之热积于胃中，外感湿热之邪，蕴伏肠胃，火性炎上，胃热上冲，则发呕吐；舌质红，舌苔黄厚腻，脉滑数为胃热呕吐之象。治以清热和胃，予黄连温胆汤加减。方中黄连味苦，故易生石膏清热泻火；半夏、竹茹、旋覆花降逆止呕，半夏与生石膏相配伍，寒热并用；厚朴、大腹皮、枳壳行气导滞，涤肠通腑；麦冬养胃生津；砂仁醒脾开胃；甘草调和诸药。全方配伍，共奏清热和胃、降逆止呕之功。二诊时患儿呕吐次数明显减少，口渴除，欲饮食，大便亦解，故减去苦寒之生石膏，改用黄芩清热，配合半夏辛开苦降，调畅气机；竹茹清热除烦止呕；太子参滋阴补气健脾；茯苓、甘草健脾和中；炒枳壳、砂仁理气开胃；甘草兼能调和诸药。

【小结】

恶心和呕吐是胃失和降，气逆于上，以致乳食由胃中上逆经口而出的一种病证。小儿恶心和呕吐是儿童时期常见的临床症状，见于各个系统多种疾病，不同年龄组儿童均可发病。临床常以呕吐为主要症状，或伴有腹痛、泄泻、发热、咳嗽等。中医学将其细分为"呕""吐""哕"等。《医宗金鉴·幼科杂病心法要诀·吐证门》说："吐证有三，曰呕，曰吐，曰哕。"古人将有声有物谓之呕，有物无声谓之吐，有声无物谓之哕。临床上呕与吐经常同时出现，多称呕吐。西医将本病分为反射性、中枢性、前庭障碍性、神经官能性四大类，常结合发病前病史、呕吐发生时间、呕吐特点、呕吐物性质、呕吐伴随症状等进行鉴别诊断。西医学的急慢性胃肠炎、胆囊炎、肠梗阻、颅脑疾病、儿童再发性呕吐综合征或神经性呕吐等疾病常以呕吐为主要临床表现。

《幼幼集成》说到："盖小儿呕吐有寒有热有伤食，然寒吐热吐，未有不伤食者，其病总属于胃。"因此小儿呕吐究其病因，虽大多以乳食伤胃、胃中积热、脾胃虚寒、肝气犯胃为多见，病变部位在胃，但和脾胃密切相关。脾和胃互为表里，在生理上相互为用，共同完成对水谷精微的运行，因此脾胃虚弱或脾胃不和，即可出现胃气上逆，发为呕吐。同样在生理上，肝的气机畅通，可以帮助胃受纳水谷。若肝有余，则横逆犯胃，胃乃中土，木过克于土，则表现为胃气上逆，发为呕吐。

在呕吐的治疗方面，总纲是和胃降逆，在此基础之上分别予以消食导滞、清热和胃、温中健脾、疏肝理气。小儿"乳贵有时，食贵有节"，如喂养不当、暴饮暴食、饮食不节等均可导致食滞胃脘而发呕吐。另外，外邪犯胃或脾胃虚弱者，同样可由脾胃运化功能失常导致乳食内积，脾胃升降功能失常。治以保和丸加减，健脾与消食同治。小儿胃肠积热，胃热气滞，困阻中焦，可表现为呕吐。治以黄连温胆汤加减，仲景半夏泻心汤常可辛开苦降、调和寒热、清热祛湿，临床也较常用。小儿脾胃虚寒，中阳不足，见朝食暮吐，暮食朝吐，治疗以吴茱萸汤，或用丁萸理中汤加减。肝气犯胃之呕吐，多见于学龄儿童，由于情志不遂导致肝胃不和，多以柴胡疏肝散或温胆汤加减治疗。小儿素体脾胃功能薄弱，多见胃阴亏虚、胃失濡养，治疗过程中可加入养阴之品。

治疗儿童呕吐时，饮食调护尤为重要。程杏轩《医述·幼科集要》说："凡治小儿呕吐，先宜节其乳食；呕吐多渴，不可与水，水入复吐，终不能止。必强忍一二时，而后与米汤与之，吐自止矣。"临床时应指导家属喂药技巧，注意汤药冷热适中，少量频饮。对于婴幼儿哺乳时不宜过急，以防空气吞入；哺乳后，将小儿竖抱，轻拍背部，使吸入的空气排出，然后再让其平卧。喂养小儿时，食物宜清淡而富有营养，不进辛辣、炙煿和有腥臊膻臭异味的食物、饮料等。饮食清洁卫生，不吃腐败变质食品，不恣食生冷。防止食物及药物中毒。对于呕吐患儿，应专人护理，安静休息，消除恐惧心理，抱患儿取坐位，头向前倾，用手托扶前额，使呕吐物吐出畅通，避免呛入气管。呕吐较轻者，可进少量易消化流质或半流质食物，较严重者应暂禁食，然后用生姜汁少许滴入口中，再用米汁内服。必要时补液。服用中药时少量多次频服，药液冷热适中。热性呕吐者药液宜冷服，寒性呕吐者药液宜热服，避免病邪与药物格拒而加重呕吐。

七、新生儿黄疸

新生儿黄疸是因胆红素在体内聚集而引起的皮肤黏膜和巩膜的黄染。新生儿黄疸包括了新生儿生理性黄疸和血清胆红素升高的一系列疾病，如溶血性黄疸、胆道畸形、胆汁淤阻、肝细胞性黄疸等。因与胎禀因素有关，故中医称"胎黄"或"胎疸"。

黄疸分为生理性与病理性两类。生理性黄疸大多在生后2～3天出现，

4～6天达高峰，7～10天消退；早产儿持续时间较长，除有轻微食欲不振外，一般无其他临床症状。若生后24小时内即出现黄疸，3周后仍不消退，甚或持续加深，或消退后复现，均为病理性黄疸。足月儿血清总胆红素超过221μmol/L（12.9mg/dL），早产儿超过256.5μmol/L（15mg/dL）称为高胆红素血症，为病理性黄疸。足月儿间接胆红素超过307.8μmol/L（18mg/dL）可引起胆红素脑病（核黄疸），损害中枢神经系统，遗留后遗症。

【临床诊断要点】

1.黄疸出现早（出生24小时内），发展快，黄色明显，也可消退后再次出现；或黄疸出现迟，持续不退，日渐加重。肝脾可见肿大，精神倦怠，不欲吮乳，大便或呈灰白色。

2.血清胆红素显著升高。

3.尿胆红素阳性，尿胆原试验阳性或阴性。

4.母子血型测定，可检测因ABO或Rh血型不合引起的溶血性黄疸。

5.肝功能检测可正常。

6.肝炎综合征应做肝炎相关抗原抗体检查。

【鉴别诊断】

黄疸主要区别是属于生理性黄疸，还是病理性黄疸。

1.**生理性黄疸**　大部分新生儿在出生后第2～3天出现黄疸，于4～6天最重。足月儿在出生后10～14天消退，早产可延迟至第3周才消退。在此期间，小儿一般情况良好，不伴有其他临床症状。血清总胆红素低于221μmol/L（12.9mg/dL）。

2.**病理性黄疸**　黄疸出现早（出生后24小时以内）、发展快（血清总胆红素每天增加超过85.5μmol/L）、程度重（总胆红素超过221.2μmol/L）、消退迟（超过2～3周）或黄疸退而复现。黄疸伴贫血，网织红细胞增多，为溶血性黄疸。黄疸伴有中毒症状，如神萎、不哭、体温不升或有波动，多为败血症。黄疸伴有消化道症状，血清胆红素有波动，多考虑新生儿肝炎。黄疸伴肝脏进行性肿大，大便灰白，黄疸逐渐加深，多为先天性胆道闭锁。

【辨证论治】

1.常证

（1）湿热郁蒸

证候：面目皮肤发黄，色泽鲜明如橘，哭声响亮，不欲吮乳，口渴唇干，或有发热，大便秘结，小便深黄，舌质红，舌苔黄腻。

辨证：此为阳黄证，因湿热蕴阻脾胃，肝胆疏泄失常而为病。可因孕母素体湿盛或内蕴湿热之毒，遗于胎儿，此即《诸病源候论·小儿杂病诸候》所言："小儿在胎，其母脏气有热，熏蒸于胎，致生下小儿体皆黄。"或因胎产之时、出生之后，婴儿感受湿热邪毒所致。热为阳邪，故黄色鲜明如橘色。起病急，全身症状及舌象均表现为湿热壅盛之象是其特征。新生儿溶血性黄疸、肝细胞性黄疸多表现为此证型。热毒炽盛，黄疸可迅速加深。若湿热化火，邪陷厥阴，则会出现神昏、抽搐之险象。若正气不支，气阳虚衰，可成虚脱危症。

治法：清热利湿。

方药：茵陈蒿汤加味。常用：茵陈、栀子、大黄清热利湿退黄，佐以泽泻、车前子利尿化湿，黄芩、金钱草清热解毒。

热重加虎杖、龙胆草清热泻火；湿重加猪苓、茯苓、滑石渗湿利水；呕吐加半夏、竹茹和中止呕；腹胀加厚朴、枳实行气消痞。

（2）寒湿阻滞

证候：面目皮肤发黄，色泽晦暗，持久不退，精神萎靡，四肢欠温，纳呆，大便溏薄色灰白，小便短少，舌质淡红，舌苔白腻。

辨证：本证多由小儿先天禀赋不足，脾阳虚弱，湿浊内生；或出生后为湿邪所侵，湿从寒化，可致寒湿阻滞。正如《临证指南医案·疸》所言："阴黄之作，湿从寒水，脾阳不能化热，胆液为湿所阻，渍于脾，浸淫肌肉，溢于皮肤，色如熏黄。"寒为阴邪，故黄色晦暗。此证往往起病缓，病程长，预后较差。临床表现为阴黄，虚寒之象明显。与湿热郁蒸证的鉴别可以从黄疸的色泽及全身寒热征象来区分。

治法：温中化湿。

方药：茵陈理中汤加减。常用：茵陈利胆退黄，干姜、白术、甘草温中燥湿，党参益气健脾，薏苡仁、茯苓健脾渗湿。

寒盛加附子温阳；肝脾肿大，络脉瘀阻加川芎、赤芍、莪术活血化瘀；食少纳呆加神曲、砂仁行气醒脾。

（3）气滞血瘀

证候：面目皮肤发黄，颜色逐渐加深，晦暗无华，右胁下痞块质硬，肚腹膨胀，青筋显露，或见瘀斑、衄血，唇色暗红，舌见瘀点，舌苔黄。

辨证：此证病程较长，逐渐加重，属于阴黄。可因小儿禀赋不足，脉络阻滞，或湿热蕴结肝经日久，气血郁阻，可致气滞血瘀而发黄。此因气机不畅，肝胆失常，络脉瘀积而致，故黄色晦暗，伴肚腹胀满，右胁下结成痞块。气血瘀积，溢出脉外，可见瘀斑、衄血等症。唇色暗红，舌见瘀点均为瘀血之象。

治法：化瘀消积。

方药：血府逐瘀汤加减。常用：柴胡、郁金、枳壳疏肝理气，桃仁、当归、赤芍、丹参活血化瘀。

大便干结加大黄通腑；皮肤瘀斑、便血加牡丹皮、仙鹤草活血止血；腹胀加木香、香橼皮理气；胁下痞块质硬加穿山甲片、水蛭活血化瘀。

2. 变证

（1）黄疸动风

证候：黄疸迅速加重，神昏，嗜睡，抽搐，舌质红，舌苔黄腻。

辨证：此证往往在阳黄基础上发生。病情危重，来势急骤，极低出生体重儿容易发生此证。临床表现主要为面目深黄，伴神昏、抽搐。

治法：平肝息风，利湿退黄。

方药：羚角钩藤汤加减。常用：羚羊角粉、钩藤、天麻平肝息风，茵陈、生大黄、车前子利湿退黄，石决明、川牛膝、僵蚕、栀子、黄芩清热镇惊。

（2）黄疸虚脱

证候：黄疸迅速加重，伴面色苍黄、浮肿、气促、神昏、四肢厥冷、胸腹欠温，舌质淡红，舌苔白。

辨证：本证为黄疸危症，关键在于阳气虚衰，而不是邪气亢盛。临床表现为阳气虚衰欲脱的危候。

治法：大补元气，温阳固脱。

方药：参附汤合生脉散加减。常用：人参大补元气，附子、干姜温补脾肾，五味子、麦冬滋阴敛阴，茵陈、金钱草利胆退黄。

【病案处方选录】

病案一

孙某，女，27天。2012年6月12日初诊。

主诉：皮肤、巩膜黄染25天。

现病史：患儿足月顺产，生后3天出现皮肤、巩膜黄染，渐渐加重，色黄如金，尿色深黄，大便色黄。查体：神清，咽红，皮肤、巩膜黄染明显，两肺呼吸音清，未闻及啰音，心率132次/分，心律齐，未闻及杂音，腹尚软，无压痛，肝肋下1.0cm，质软，脾肋下未触及。

舌脉：舌质红，舌苔薄黄，指纹位于风关、色紫。

中医诊断：黄疸（湿热郁蒸证）；西医诊断：新生儿高胆红素血症。

治则：健脾清热，利湿退黄。

方药：茵陈 2g，栀子 2g，炒白术 4g，泽泻 1g，党参 2g，白茅根 2g，五味子 2g，地黄 2g，生麦芽 2g，赤芍 2g，炙甘草 2g。5 剂。

每日 1 剂，水煎 50mL，分 4 次空腹温服。

二诊：患儿服药后，皮肤、巩膜黄染减轻，食欲尚好，尿黄，大便黄软。查体：神清，咽微红，皮肤巩膜轻度黄染，两肺呼吸音清，未闻及啰音，心率 130 次 / 分，心律齐，未闻及杂音，腹软，无压痛，肝肋下可及，脾不大。舌质淡红，舌苔薄黄，指纹位于风关、色紫。上方续服 5 剂，黄疸消退。

[按语] 患儿先天禀赋不足，湿热不能输化，见皮肤、巩膜黄染，属于胎黄之湿热证。治以退黄汤加减，健脾清热，利湿退黄。方中茵陈、栀子清热利湿退黄，党参益气健脾，泽泻、炒白术健脾燥湿，白茅根清利湿热，醋五味子、地黄保肝利胆，麦芽顾护脾胃，佐赤芍活血祛瘀通络，甘草益气和中、调和药性。

病案二

徐某，女，1 岁 3 个月。2012 年 7 月 30 日初诊。

主诉：皮肤、巩膜黄染 5 月余。

现病史：患儿出生后黄疸未退，生后 65 天于某医院诊断为：先天性胆道闭锁，行 Kasai 术，术后黄疸已退。今年 2 月起出现反复发热、皮肤、巩膜黄染，色泽鲜明，现服用"头孢地尼、美能、美卓乐、熊去氧胆酸"治疗，大便日行 3 ~ 5 次，质地稀，色淡黄略呈灰白，尿色黄，胃纳差，寐欠安。查体：神清，咽红，巩膜及颜面、胸腹部皮肤黄染，色略暗。两肺呼吸音清，未闻及啰音，心率 120 次 / 分，心律齐，未闻及杂音，腹软，无压痛，肝肋下 3 ~ 4cm、质中度硬，脾肋下 3cm。

舌脉：舌质红，舌苔黄腻，指纹位于风关，色紫。化验肝功转氨酶略高，余正常。

中医诊断：黄疸（湿热郁蒸证）；西医诊断：急性胆管炎。

治则：清热利湿。

方药：茵陈 5g，山栀 5g，大黄 2g，泽泻 2g，车前子 3g，金钱草 3g，黄芩 5g，虎杖 3g，醋五味子 3g，白茅根 5g，当归 5g，郁金 3g，炙甘草 3g。14 剂。

每日 1 剂，水煎 50mL，分 3 次空腹温服。

复诊：2012 年 8 月 13 日，患儿服药后未再发热，皮肤、巩膜黄染减轻。查体：

神清，咽微红，皮肤、巩膜轻微黄染。两肺呼吸音清，未闻及啰音，心率116次/分，心律齐，未闻及杂音，腹软，无压痛，肝肋下3～4cm、质中度硬，脾肋下3cm。上方续服，巩固疗效。两个月后黄疸渐渐消退，大便转黄色正常便。复查肝功转氨酶降为正常。

[**按语**] 小儿禀赋不足，胆道闭锁术后，体质更虚，脾运失司，湿邪内蕴，复感热邪，湿热交蒸，肝胆疏泄失常，气机不利，则见皮肤、巩膜黄染，色泽鲜明。治以茵陈蒿汤加减，清热疏肝利胆。方中茵陈、山栀、大黄清热利湿退黄，泽泻、车前子利水化湿，黄芩、金钱草、虎杖、白茅根清热利湿，醋五味子保肝利胆，研究报道能降低转氨酶。病久加郁金、当归疏肝活血通络，甘草调和诸药。

病案三

张某，女，2月。2008年9月30日初诊。

主诉：皮肤、巩膜黄染3周余。

现病史：患儿生后3天出现皮肤黄染，2周后消退，3周前无任何诱因黄疸复现且日渐加重，曾予外院住院检查诊断欠详，予抗感染、保肝等治疗，黄疸不退，为寻中医治疗前来就诊。刻下：患儿皮肤、巩膜黄染，晦暗无华，体质瘦弱，神疲嗜睡，拒乳，尿色深黄，大便为陶土色、质稀，每日行5～6次。查体：神清，咽淡红，巩膜黄染，两肺呼吸音清，未闻及啰音，心率120次/分，心律齐，未闻及杂音，腹部膨隆，青筋暴露，肝大右肋下2.5cm、剑突下2cm，脾肋下2cm。

舌脉：舌质淡红，舌苔白厚，指纹位于风关、色紫。化验肝功转氨酶升高。

中医诊断：黄疸（寒湿阻滞证）；西医诊断：婴儿肝炎综合征。

治则：健脾温中化湿，活血通络。

方药：茵陈3g，干姜3g，炒白术5g，党参5g，茯苓3g，泽泻2g，地黄3g，醋五味子3g，生麦芽5g，赤芍3g，川芎3g，炙甘草3g。14剂。

每日1剂，水煎50mL，分4次空腹温服。

二诊：患儿服药后皮肤、巩膜黄染有所减轻，面色渐润，纳增，尿黄，大便略转黄、渐成形。查体：神清，咽微红，皮肤、巩膜稍黄染，双侧扁桃体无红肿，两肺呼吸音清，未闻及啰音，心率120次/分，心律齐，未闻及杂音，腹部膨隆，青筋暴露，肝大右肋下2.5cm、剑突下2cm，脾肋下2cm。上方续服。服药两个月左右，黄疸全部消退。化验肝功正常停药。

[**按语**] 患儿黄疸色泽晦暗无华、便溏，中医认为属于胎黄之寒湿阻滞

证。患儿体质弱，病程长，黄疸深重，应注重顾护脾胃、保护正气。治以茵陈理中汤加减，健脾温中化湿。方中茵陈蒿利湿退黄，干姜、炒白术、甘草温中燥湿，党参益气健脾，茯苓、泽泻健脾利湿，醋五味子、地黄保肝利胆，同时五味子降转氨酶疗效明确，麦芽顾护脾胃，佐赤芍、川芎活血祛瘀通络。

【小结】

新生儿黄疸，中医学称之为胎黄，是新生儿及婴儿时期的常见病和多发病。中医学认为，其病因多为孕母素体湿盛或内蕴湿热之毒，遗于胎儿，或婴儿于胎产之时、出生之后感受湿热邪毒，因小儿脏腑娇嫩，形气未充，脾运不健，感受湿热之邪未能输化，而透发于外，则皮肤面目发黄；或小儿先天禀赋不足，脾阳虚弱，湿浊内生，或出生后为湿邪所侵，湿从寒化，可致寒湿阻滞而发黄；或小儿禀赋不足，脉络阻滞，或湿热蕴结肝经日久，气机不畅，肝胆疏泄失常，以致气机郁滞，湿热瘀积外溢而发黄。《张氏医通·黄疸》云："诸黄虽多，然经脉久病，不无瘀血阻滞也。"胎黄的病变脏腑在肝胆、脾胃。病机主要为脾胃湿热或寒湿内蕴，肝失疏泄，胆汁外溢而致发黄，日久则气滞血瘀。

对于胎黄，临床上首先要辨别是生理性的、还是病理性的，然后再对病理性胎黄辨其阴阳。若病程短，肤黄色泽鲜明，舌苔黄腻者，为阳黄。若黄疸日久不退，色泽晦暗，便溏色白，舌质淡红，舌苔腻者，为阴黄。若肝脾明显肿大，腹壁青筋显露，为瘀积发黄，也属于阴黄一类。若黄疸急剧加深，四肢厥冷，脉微欲绝，为胎黄虚脱证。若黄疸显著，伴有尖叫抽搐，角弓反张，为胎黄动风证。此皆是胎黄变证，病情危重。

对于胎黄的治疗，生理性黄疸能自行消退，不需治疗。病理性黄疸以利湿退黄为基本原则，根据湿热和寒湿的不同，分别治以清热利湿退黄和温中化湿退黄。疾病过程中多兼有气滞血瘀之证，佐以活血化瘀之法。胎黄湿热郁蒸证，治疗时多疏导湿热于大小便之中。湿热为患，当除湿热为要，而除湿热最快，唯当于大、小便排出。仲景有言："诸病黄疸，但利其小便。"治疗以茵陈蒿汤为主方。方中茵陈祛湿热于小便，《药性赋》云，茵陈能主黄疸而利水。大黄泻火除湿于大肠，可谓釜底抽薪之举。另多加金钱草、泽泻、车前草之类，以增强清热除湿之用。对于寒湿阻滞之证，治疗则以健脾温中化湿为主。小儿黄疸之病，除一身面目尽黄之外，常常伴有纳少、厌食、便溏、腹胀等一系列脾胃见症。脾能化湿，脾气运则黄疸易消。故治疗以茵陈理中汤为主加减。茵陈蒿利胆退黄，干姜、白术、甘草温中燥湿，党参益气健脾，薏苡仁、茯苓健脾渗湿。疾病日久则多气滞瘀血，治疗过程中加入理气活血化瘀之品，如陈皮、青皮健脾理气，当归、川芎、赤芍之品活血化瘀通络，则疗效更著。由于初生儿脾胃薄弱，故治疗过程中尚需顾护后天脾胃之气，不可过用苦寒之剂，以防苦寒败胃，克伐正气。同时还要注意保肝利胆，临床多选择五味子。据报道，五味子有明确的降低转氨酶作用。

对于黄疸的预防调护，孕母在妊娠期应注意饮食卫生，忌酒和辛热之品。不可滥用药物。如孕母有肝炎病史，或曾产育病理性黄疸婴儿者，产前应测定血中抗体及其动态变化，并采取相应预防性服药措施。新生儿出生后加强保暖，早期开奶。注意保护新生儿脐部、臀部皮肤，避免损伤，防止感染。要密切观察皮肤颜色的变化，及时了解黄疸的出现时间及消退时间。对已患胎黄的患儿，应注意观察全身证候，有无精神萎靡、嗜睡、吸吮困难、惊惕不安、两目直视、四肢强直或抽搐，注意变证，以便对危重症患儿及早发现和抢救治疗。

神经系统疾病

一、多汗症

多汗症也属于植物神经功能紊乱范畴，中医称之为汗证（包括自汗和盗汗），是指小儿在安静状态下，日常环境，或于睡眠中，全身或身体局部出汗过多，甚至可表现为大汗淋漓的一种病证。本病各年龄段均可出现，以5岁以下小儿多见。

汗是由皮肤汗孔排出的一种津液，具有润泽皮肤、调和营卫、平衡体温的作用。小儿由于形气未充，腠理疏薄，又因"纯阳"之体，生机蓬勃，在日常生活中，如果因为气候炎热，或衣被过厚，或剧烈运动，或家长搂抱过紧，都较成人容易出汗。若无其他不适，则为正常情况，不属病态。

睡中汗出，醒时汗止者，称为盗汗；不分寤寐，无故汗出，或动辄加重者，称为自汗。盗汗多与阴虚有关，自汗多与气虚、阳虚有关。但值得注意的是，小儿汗证往往自汗、盗汗并见，故在辨别其阴阳属性时还应考虑其他证候，综合分析。

维生素D缺乏性佝偻病及结核感染等病，也常以多汗为主症，临证当注意鉴别，及时明确诊断，以免贻误治疗。反复呼吸道感染小儿，表虚不固者，常有自汗、盗汗；而小儿汗多，若未能及时拭干，又易于受风着凉，造成呼吸道感染。

【临床诊断要点】

1. 小儿在安静状态下及正常环境中，全身或身体局部汗出过多，甚至大汗淋漓。

2. 睡中汗出，醒时汗止者，称为盗汗；不分寤寐，无故汗出，汗出过多或动辄加重者，称为自汗。

3. 除外因环境、活动等客观因素及风湿热、结核病等疾病引起的出汗。

【辨证论治】

1. 肺卫不固

证候：以自汗为主，或伴盗汗，以头部、肩背部汗出明显，动则尤甚，神疲乏力，面色少华，平时易患感冒，舌质淡红，舌苔薄白，脉细弱。

辨证：小儿脏腑娇嫩，卫表不固，若先天禀赋不足，或后天脾胃失养，致使肺气虚弱，可见自汗或盗汗。本证多见于肺气虚弱，卫表不固者，尤其是平时体质虚弱的小儿。肺主皮毛，卫阳不固，津液不藏，故汗出。头为诸阳之会，肩背属阳，故以头颈、肩背部汗出较为明显。本已肺气不足，动则气耗，故汗出更甚。肺气虚弱，则见神疲乏力，面色少华。肺卫不固，腠理不密，汗出当风，则易感外邪而发病。

治法：益气固表。

方药：玉屏风散合牡蛎散加减。常用：重用黄芪益气固表，白术健脾益气，防风走表御风、调节腠理开阖，牡蛎敛阴止汗，浮小麦养心敛汗，麻黄根收涩止汗。

脾胃虚弱，纳呆便溏者，加山药、炒扁豆、砂仁健脾助运；汗出不止者，每晚在睡前用龙骨、牡蛎粉外扑，以敛汗潜阳。

2. 营卫失调

证候：以自汗为主，或伴盗汗，汗出遍身而不温，畏寒恶风，不发热，或伴有低热，精神疲倦，胃纳不振，舌质淡红，舌苔薄白，脉缓。

辨证：本证多为表虚者，主要见于疾病后期，正气未复，营卫失和。营卫为水谷之精气，营行脉中，卫行脉外。若小儿营卫之气生成不足，或受疾病影响，或病后调理不当，营卫不和，致营气不能内守，卫气不能卫外，则津液从皮毛外泄，而成汗证。主要特点为汗出遍身而抚之不温，舌质淡红，舌苔薄白，脉缓。

治法：调和营卫。

方药：黄芪桂枝五物汤加减。常用：黄芪益气固表，桂枝温振卫阳，配芍药敛护营阴，生姜、大枣调和营卫，浮小麦、煅牡蛎敛阴止汗。

精神倦怠、胃纳不振、面色少华，加党参、怀山药健脾益气；口渴、尿黄、虚烦不眠，加酸枣仁、石斛、柏子仁养心安神；汗出恶风，表证未解，用桂枝汤祛风解表。

3. 气阴亏虚

证候：以盗汗为主，也常伴自汗，形体消瘦，汗出较多，神萎不振，心烦少寐，寐后汗多，或伴低热，口干，手足心灼热，哭声无力，口唇淡红，舌质淡，舌苔少或见薄白苔，脉细弱或细数。

辨证：本证多见于急病、久病、重病之后气阴耗伤，或素体气阴两虚者。气属阳，血属阴。小儿脏腑娇嫩，大病久病之后，多气血亏损；或先天不足，后天失养的体弱小儿，气阴亏虚。气虚不能敛阴，阴亏虚火内炽，迫津外泄而为汗。汗为心之液，汗出过多则心血耗伤，故心烦少寐。阴虚内热，则见低热、口干、手足心灼热、口唇淡红、脉细数等阴虚征象。舌质淡，舌苔少或见薄白苔为气阴不足的表现。

治法：益气养阴。

方药；生脉散加减。常用：人参或党参益气生津，麦冬养阴清热，五味子收敛止汗，生黄芪益气固表。

精神困顿，食少不眠，不时汗出，面色无华，为气阳偏虚，去麦冬，加白术、茯苓益气健脾固表；睡眠汗出，醒则汗止，口干心烦，容易惊醒，口唇淡红为心脾不足，脾虚血少，心失所养，可用归脾汤合龙骨、牡蛎、浮小麦补养心脾，益气养血，敛汗止汗。

4. 湿热迫蒸

证候：汗出过多，以额、心胸为甚，汗出肤热，汗渍色黄，口臭，口渴不欲饮，小便色黄，色质红，舌苔黄腻，脉滑数。

辨证：小儿脾常不足，若平素饮食肥甘厚味，可致积滞内生，郁而化热。甘能助湿，肥能生热，脾胃湿热蕴积，热迫津液外泄，故以汗出肤热、汗渍色黄为特点。湿热熏蒸，上泛于口，则见口臭，口渴不欲饮；下注膀胱，则见小便色黄。色质红，舌苔黄腻，脉滑数，均为湿热之象。

治法：清热泻脾。

方药：泻黄散加减。常用：生石膏、栀子清泄脾胃积热，防风疏散伏热，藿香化湿和中，甘草调和诸药，麻黄根敛汗止汗。

尿少、色黄，加滑石、车前草清利湿热；汗渍色黄甚者，加茵陈、佩兰清化湿热。

【病案处方选录】

病案一

王某，女，3岁。2013年9月26日初诊。

主诉：多汗半年余。

现病史：患儿汗出较重，入睡后明显，入眠即汗，以头、颈、胸背部为主，常汗珠粒粒，湿枕透衣，醒后汗止，时有手足心热，纳差，寐欠安，大便干结，小便尚可。查体：神清，精神可，咽微红，双侧扁桃体未见肿大，两肺呼吸音粗，未闻及啰音，心率91次/分，心律齐，未闻及杂音，腹软，无压痛，肝脾肋下未及。

舌脉：舌质红，舌苔少，脉细数。

中医诊断：汗证（气阴亏虚证）；西医诊断：多汗症。

治则：益气养阴止汗。

方药：黄芪6g，炒白术9g，防风6g，生地黄6g，麦冬6g，煅龙骨9g，煅牡蛎9g，浮小麦6g，酸枣仁6g，焦山楂6g，火麻仁6g，炙甘草3g。7剂。

每日1剂，水煎100mL，分早晚两次空腹温服。

二诊：2013年10月5日，服药7剂后，患儿汗出明显减少，纳食增，寐安，大便转软，小便可。查体：神清，精神可，咽微红，双侧扁桃体未见肿大，两肺呼吸音粗，未闻及啰音，心率90次/分，心律齐，未闻及杂音，腹软，无压痛，肝脾肋下未及。舌质红，舌苔薄，脉细数。

方药：太子参6g，炒白术9g，防风6g，生地黄6g，麦冬6g，煅龙骨9g，煅牡蛎9g，焦山楂6g，炙甘草3g。7剂。

每日1剂，水煎100mL，分早晚两次空腹温服。

[**按语**]患儿素体禀赋不足，气虚卫表不固，入夜气阳更虚，津液不藏，泄而为汗。气虚不能敛阴，阴亏虚火内炽，迫津外泄而为汗。正如《张氏医通·汗》所言："盗汗……是卫虚不能鼓其脉气于外，所以不能约束津液。当卫气行阴，目瞑之时，血气无以固其表，腠理开则汗。"治疗以益气养阴止汗为主，予我院止汗汤加减。黄芪、炒白术、防风益气固表止汗，麦冬、生地黄养阴清热生津，煅龙骨、煅牡蛎、浮小麦养心安神、敛汗止汗，酸枣

仁养血安神、敛汗止汗，焦山楂消食和胃，火麻仁润肠通便，甘草调和诸药。全方卫固、阴复、神安，则汗止。二诊症状缓解，但仍可见舌质红、舌苔薄、脉细数等气阴两虚之象，酌减药味继续调理。

病案二

郭某，女，5岁。2013年5月11日初诊。

主诉：多汗半月余。

现病史：患儿感冒后出现汗出较多，头、身为主，活动及入睡后明显，气虚乏力，纳差，寐欠安，大便溏薄，小便尚可。查体：神清，精神可，咽微红，双侧扁桃体未见肿大，两肺呼吸音粗，未闻及啰音，心率87次/分，心律齐，未闻及杂音，腹软，无压痛，肝脾肋下未及。

舌脉：舌质红，舌苔薄白，脉缓。

中医诊断：汗证（营卫失调证）；西医诊断：多汗症。

治则：调和营卫。

方药：黄芪6g，防风6g，炒白术9g，山药6g，桂枝6g，白芍6g，煅牡蛎9g，浮小麦6g，酸枣仁6g，焦山楂6g，鸡内金6g，炙甘草3g。7剂。

每日1剂，水煎100mL，分早晚两次空腹温服。

二诊：2013年5月18日，服药7剂后，患儿汗出明显减少，纳增，寐安，大、小便调。查体：神清，精神可，咽微红，双侧扁桃体未见肿大，两肺呼吸音粗，未闻及啰音，心率87次/分，心律齐，未闻及杂音，腹软，无压痛，肝脾肋下未及。舌质红，舌苔薄白，脉滑数。上方续服，巩固疗效。

[**按语**] 营卫为水谷之精气，营行脉中，卫行脉外，与肺脾两脏关系密切。中医学认为，肺主一身之气，朝百脉，布周身；肺主皮毛，即肺脏通过宣发肃降，把水谷精微输布于皮毛，发挥保卫机体、抗拒外邪的作用。脾为后天之本、气血生化之源，人体正气来源于脾的生化与输布，脾气生发，则元气充沛，正气存内，人体始有生机。汗出的异常与卫气的关系密切，卫气的生成与脾的运化相关，卫气的运行与肺的宣发密切相关，因此，多汗与肺脾之气密切相关。小儿脏腑娇嫩，元气未充，腠理不密，若素体先天不足，后天脾胃不调，肺主皮毛，脾主肌肉，肺脾气虚，表虚不固；或感邪后，病邪虽去，正气未复，而致营卫失调，则见汗出。治疗当益气固表，调和营卫，予黄芪益气固表止汗；防风走表卫外，并调节皮毛汗孔之开阖；炒白术、山药健脾益气；桂枝温振阳气，白芍滋阴敛汗，二者并用，调和营卫；煅牡蛎、浮小麦收敛止汗；酸枣仁养心安神，敛汗止汗；焦山楂、鸡内金健脾消导和

胃；甘草益气和中，调和药性。

【小结】

小儿汗证是指小儿在安静状态下，正常环境中，全身或局部出汗过多，甚则大汗淋漓的一种病证。小儿乃纯阳之体，白昼或入睡时微微汗出，尤其头颈部明显，而不伴有其他症状者，乃清阳发越所致，属于正常的生理现象，无需特别治疗，正如清代江涵暾《笔花医镜·盗汗自汗》云："盗汗为阴虚，自汗为阳虚，然亦有秉质如此，终岁习以为常，此不必治也。"若长时间汗出过多，不仅消耗水谷精微，影响机体新陈代谢和生长发育，还常因汗未拭干，汗孔常开，卫外失护，外邪乘袭而感邪，甚至变生他病。正如张景岳所云："若其他杂症，本非外感之介，而自汗盗汗者，乃非所宜。不容不治。"

汗证有自汗、盗汗之分。一般而言，盗汗多为阴虚，自汗多为阳虚。但不论盗汗、自汗，又各有阴阳之见证。《景岳全书·汗证》云："自汗盗汗亦各有阴阳之证，不得谓自汗必属阳虚，盗汗必属阴虚也。"心主血，汗为心之液，阳为卫气，阴为营血，阴阳平衡，营卫调和，则津液内敛。反之，若脏腑气血阴阳失调，营卫不和，卫阳不固，腠理开阖不利，则汗液外泄。《小儿卫生总微论方》曰"小儿有遍身喜汗出者，此荣卫虚也"，并指出"营卫相随，通行经络以营周于身，环流不息，荣阴卫阳，荣虚则津液泄越，卫虚则不能固密，故喜汗出遍身也"，进一步明确指出了小儿多汗症的主要原因是由于素体虚弱、气阴不足、营卫失调、卫表不固。

在辨证方面，小儿既有先天禀赋之异，又有后天外邪饮食等的影响，首应分清外感与内伤，再按虚实寒热辨证施治。若里热炽盛，症见全身汗出，或颈部以上多汗，或胸腹手足出汗，甚则大热烦渴，口干欲饮，躁动不安，腹中灼热或胀痛，大便臭秽不爽，小便黄少，夜卧不安，舌质红，舌苔黄，脉数或滑。此为外感时邪，热入阳明，或食滞胃腑，积久化热。若湿热内蕴，症见无明显诱因汗出不止，白昼明显，汗液黏腻不爽，伴胸闷纳呆，胁腹不适，倦怠嗜睡，口干不能多饮，大便不畅，尿少，舌苔黄腻，舌质红，脉濡滑，此为内外湿邪互结，郁久化热，困阻脾胃，或阻滞经络，气机不调，失于宣泄，诱发汗证。若食滞热积，常见汗出不止，入夜尤甚，不思饮食，呕吐疼痛，脘腹胀满，夜寐不安，大便秘结，小便黄少，或肌肤灼热，面红心烦，舌苔厚腻，舌质红，脉滑数，此乃喂养不当，或乱进杂食，或任由嗜好，过食肥甘厚味或生冷黏滑，伤及脾胃，乳食停滞难消，形成积滞，蕴而生热，致使气机升降和津液宣泄失调，引发多汗。若脾胃虚弱，症见汗出恶风，饮食少进，乏力嗜睡，口干不欲饮，面色萎黄，大便溏泻，脘腹胀闷，舌苔薄白、舌质淡红有齿痕，脉沉细，此为先天禀赋不足，或久病体虚，脾胃升降失常，致卫外不固，营卫不调，津气外泄，汗出不止。

对其治疗，首先除外炎热、衣被过暖、进食、恐惧惊吓、运动等生理性多汗；其次应排除外感疾病服用发汗药后、结核、先天性心脏病、甲状腺功能亢进症等继发性多汗；确定为功能性汗出异常，根据小儿生理特性，结合具体临床表现施方用药，切忌简单以虚实概括之。若内热炽盛，治宜泻下热结，清解生津，竹叶生石膏汤、大承气汤加减，药用大黄（后下）、芒硝（冲）、厚朴、枳实、竹叶、黄芩、栀子、麦冬、玄参、五味子、太子参等。若湿热内阻，治宜清热化湿、利水和脾，方选五苓散、黄芩滑石汤加减，药用桂枝、茯苓、泽泻、猪苓、茵陈、滑石、黄芩、薏苡仁、香附、枳壳、藿香、白术、知母等。若食积内滞，治宜清热导滞、和脾通肠，方选枳实导滞丸、保和丸加减，药用大黄、枳实、神曲、麦芽、黄芩、莱菔子、鸡内金、薏苡仁、泽泻、当归、木香、山楂、陈皮、连翘、茯苓等。若脾胃虚弱，治宜健脾和胃，方选四君子汤、平胃散加减，药用党参、白术、茯苓、薏苡仁、山药、苍术、厚朴、陈皮、甘草、泽泻、砂仁等。

此外，平时应培养小儿良好的生活习惯，注意个人卫生，勤换衣被，保持皮肤清洁和干燥；合理饮食，勿食辛辣、煎炙、肥甘厚味等；保持室内温度、湿度适宜；进行适当的户外活动和体育锻炼，增强小儿体质；做好预防接种工作，积极治疗各种急、慢性疾病，防止疾病迁延，耗气伤阴；病后注意调理，避免受风着凉；汗出之时，应嘱避风寒，防外感，及时用柔软干毛巾或纱布擦干，勿用湿冷毛巾，以免受凉；汗出过多致津伤气耗者，应补充水分及容易消化而营养丰富的食物等。由此可见，若能及时采取有效的调护措施，对本病预防和治疗有着极其重要的意义。

二、睡眠障碍

睡眠障碍是睡眠量不正常及睡眠中出现异常行为的表现，也是睡眠和觉醒正常节律性交替紊乱的表现，可由多种因素引起，常与躯体疾病有关，包括睡眠失调和异态睡眠。睡眠障碍是个广泛的概念，对于婴儿来说，维生素D缺乏性佝偻病、低钙血症等往往是造成睡眠障碍的主要原因。中医称之为夜啼，即特指1岁以内的哺乳婴儿白天能安静入睡，入夜则啼哭不安，时哭时止，或每夜定时啼哭，甚则通宵达旦。

啼哭是新生儿及婴儿的一种正常生理活动。因为无法用语言传达自己的意志，新生儿及婴儿往往以啼哭的方式表达要求或痛苦，如饥饿、惊恐、尿布潮湿不适、衣被过冷或过热等，此时若予以喂食、安抚、更换潮湿尿布、调整衣被薄厚等，啼哭可很快停止，此种情况不属病态。

【临床诊断要点】

新生儿及婴儿难以查明原因的入夜啼哭不安，时哭时止，或每夜定时哭闹，甚则通宵达旦，而白天如常。临证必须详细询问病史，仔细检查身体，必要时辅以有关实验室检查，排除外感发热、口疮、肠套叠、寒疝等疾病引起的啼哭，以免贻误患儿病情。

【辨证论治】

1. 脾寒气滞

证候：啼哭时哭声低弱，时哭时止，睡喜蜷曲，腹喜摩按，四肢欠温，吮乳无力，胃纳欠佳，大便溏薄，小便色清，面色青白，唇色淡红，舌苔薄白，指纹多淡红。

辨证：本证由于孕母素体虚寒、恣食生冷，致小儿禀赋不足，脾寒内生；或因护理不当，腹部中寒；或用冷乳哺食，寒伤中阳，凝滞气机，不通则痛，因痛而啼。由于夜间属阴，脾为至阴之脏，阴盛则脾寒更甚，寒滞气机，故入夜腹中作痛而啼，为缓解疼痛，小儿睡喜蜷曲，腹喜摩按。脾主运化，充养四肢，脾寒气滞，则见胃纳欠佳，四肢欠温。大便溏薄，小便色清，面色青白，唇色淡红，舌苔薄白，指纹淡红等均为虚寒内盛之征象。

治法：温脾散寒，行气止痛。

方药：乌药散合匀气散加减。常用：乌药、高良姜、炮姜温中散寒，砂仁、陈皮、木香、香附行气止痛，白芍、甘草缓急止痛，桔梗载药上行，调畅气机。

大便溏薄加党参、白术、茯苓健脾益气；时有惊惕加蝉蜕、钩藤祛风镇惊；哭声微弱，胎禀怯弱，形体羸瘦，可酌用附子理中汤温补元阳。

2. 心经积热

证候：啼哭时哭声较响，见灯尤甚，哭时面赤唇红，烦躁不宁，身腹俱暖，大便秘结，小便短赤，舌尖红，舌苔薄黄，指纹多紫。

辨证：本证为先天禀赋或后天素体蕴热，心有积热，扰乱神明所致。若孕母脾气急躁，或平素恣食辛燥之物，或过服温热药物，蕴热遗于胎儿；出生后将养过温，受火热之气熏灼，均可令小儿体内积热，心火上炎，心神不安而啼哭不止。由于心火过亢，阴不能制阳，故夜间不寐而啼哭不宁。此为心经实热之邪，故可见哭声响亮、面赤唇红、身腹俱暖、大便秘结、小便短赤、舌尖红、舌苔薄黄、指纹色紫等表现。

治法：清心导赤，泻火安神。

方药：导赤散加减。常用：生地黄清热凉血，竹叶清心降火，甘草梢泻火清热，灯心草引诸药入心经。同时要注意避免衣被及室内过暖。

大便秘结而烦躁不安者，加生大黄以泻火除烦；腹部胀满而乳食不化者，加麦芽、莱菔子、焦山楂以消食导滞；热盛烦闹者加栀子清心泻火。

3. 惊恐伤神

证候：夜间突然啼哭，似见异物状，神情不安，时作惊惕，紧偎母怀，面色乍青乍白，哭声时高时低，时急时缓，舌苔正常，指纹色紫，脉数。

辨证：本证因小儿心神怯弱，暴受惊恐所致。心藏神而主惊，小儿神气怯弱，智慧未充，若见异常之物，或闻特异声响，常致惊恐。惊则伤神，恐则伤志，致使心神不宁，神志不安，时作惊惕，紧偎母怀。主要特征为睡中突然啼哭不已，神情不安，时作惊惕等。

治法：定惊安神，补气养心。

方药：远志丸加减。常用：远志、石菖蒲、茯神、龙齿定惊安神，人参、茯苓补气养心。

睡中时时惊惕者，加钩藤、菊花以息风镇惊；喉中痰鸣，加僵蚕、矾郁金化痰安神，也可用琥珀抱龙丸以安神化痰。

【病案处方选录】

病案一

张某，女，1岁。2012年7月16日初诊。

主诉：夜间哭闹1月余。

现病史：患儿1个月前受到惊吓后出现夜间入睡后突然惊醒，大哭不止，时有惊惕，日间如常，纳差，大、小便调。查体：神清，精神萎，面色青灰，咽微红，两肺呼吸音粗，未闻及啰音，心率112次/分，心律齐，未闻及杂音，腹软，无压痛，肝脾肋下未及。

舌脉：舌尖红，舌苔薄黄，指纹较红紫。

中医诊断：夜啼（惊恐伤神证）；西医诊断：睡眠障碍。

治则：清心镇静安神。

方药：千金散（注：出自《中华人民共和国药典》中牛黄千金散加减，组成：

全蝎、僵蚕、人工牛黄、朱砂等）、定风散（注：出自《婴童百问》钩藤散加减，组成：琥珀、朱砂、僵蚕等）、清心散（注：出自《中华人民共和国药典》栀子金花丸加减，组成：天花粉、栀子、桔梗、玄参、胆南星等）、益元散（注：出自《伤寒标本》六一散加减，组成：滑石粉、甘草）。以上四种药（为大连儿童医院院内制剂排号药）交替服用。

二诊：2012 年 7 月 23 日，服药 7 剂后，患儿睡眠渐安，偶有啼哭，纳增，大、小便调。查体：神清，精神可，面色渐润，咽微红，两肺呼吸音粗，未闻及啰音，心率 114 次 / 分，心律齐，未闻及杂音，腹软，无压痛，肝脾肋下未及。舌质淡红，舌苔薄白，指纹红。上方续服。

[**按语**]小儿神志怯弱、智慧未充、魂魄易散，极易受到惊吓而致心不安、神不宁。故患儿受到惊吓后常在夜间发生惊惕、哭啼。久而久之，睡眠不足，就出现神萎、纳差等症状。心主惊藏神，治疗重在镇惊安神，并佐以清心泻火。千金散清热镇痉定惊，定风散息风止痉，清心散清心泻火，益元散清心除烦。诸药共用，有重镇安神、清心泻火之功，故在治疗惊恐型小儿夜啼中能取得较为满意的疗效。

病案二

李某，女，5 月。2013 年 11 月 9 日初诊。

主诉：夜间哭闹半月余。

现病史：患儿近半个月来无明显诱因夜间哭闹，听到轻微声音易惊醒，哭时声音低弱，时哭时止，卧喜蜷曲，腹部喜温喜按，纳差，大便溏薄，日行 3 ~ 4 次，夹有不消化的奶瓣，小便可，服钙剂和维生素 D 后夜间哭闹症状有所缓解。查体：神清，精神萎，枕秃明显，咽微红，两肺呼吸音粗，未闻及啰音，心率 117 次 / 分，心律齐，未闻及杂音，腹软，无压痛，肝脾肋下未及。

舌脉：舌质红，舌苔薄白，指纹淡红。

中医诊断：夜啼（脾寒气滞证）；西医诊断：营养性维生素 D 缺乏性佝偻病。

治则：温脾散寒，行气止痛。

方药：党参 3g，炒白术 6g，茯苓 6g，干姜 3g，姜半夏 3g，陈皮 3g，枳壳 3g，焦山楂 3g，远志 3g，蝉蜕 2g，炙甘草 3g。7 剂。

每日 1 剂，水煎 100mL，分 4 次空腹温服。

同时，继续口服补充钙剂及维生素 D。

二诊：2013 年 11 月 16 日，服药 7 剂后，夜间哭闹明显好转，睡眠改善，纳增，大便次数减少，日 1 次，小便可。查体：神清，精神可，仍有枕秃，咽微红，两肺呼吸音粗，未闻及啰音，心率 119 次 / 分，心律齐，未闻及杂音，腹软，无压痛，肝脾肋下未及。舌质淡红，舌苔薄白，指纹红润。

方药：党参 3g，炒白术 6g，茯苓 3g，干姜 3g，陈皮 3g，焦山楂 3g，远志 3g，炙甘草 3g。14 剂。

每日 1 剂，水煎 100mL，分早晚两次空腹温服。

[按语] 婴儿时期由于脏腑娇嫩，形气未充，加之饮食不能自调，易损伤脾胃，而使脾胃运化失常，胃失和降。《素问·逆调论》指出"胃不和则卧不安"。脾为至阴之脏，喜温而恶寒，夜则阴盛阳衰，脾脏虚寒，阴得阴助，寒凝腹中则夜啼不安。治疗以温脾散寒、行气止痛为主，佐以消食和胃、镇惊安神之品。方中党参补气健脾，茯苓、白术健脾助运，干姜、半夏温中散寒，陈皮、枳壳行气止痛，焦山楂消食开胃、增进食欲，蝉衣、远志镇惊养心安神，甘草甘温和中、调和药性。诸药合用，使脾胃阳气健旺，中焦虚寒得化，运化复常，脾健胃和则神安，夜啼自愈。

病案三

马某，男，9 岁。2012 年 9 月 12 日初诊。

主诉：反复多梦、睡眠不安 1 年余。

现病史：患者反复出现睡眠中惊叫或幻觉有重物压身，不能举动，欲呼不出，恐惧万分，胸闷如窒息状，以疲劳或精神压力较大时发作频繁，白天、夜晚皆有发作，纳差，大、小便调。查体：神清，精神萎靡，咽红，双侧扁桃体未见肿大，两肺呼吸音粗，未闻及啰音，心率 89 次 / 分，心律齐，未闻及杂音，腹软，无压痛，肝脾肋下未及。

舌脉：舌质红，舌苔黄，脉弦滑小数。

中医诊断：梦魇（痰扰心神证）；西医诊断：睡眠障碍。

治则：清心豁痰，镇静安神。

方药：千金散（注：出自《中华人民共和国药典》中牛黄千金散加减，组成：全蝎、僵蚕、人工牛黄、朱砂等）、定风散（注：出自《婴童百问》钩藤散加减，组成：琥珀、朱砂、僵蚕、全蝎等）、清心散（注：出自《中华人民共和国药典》栀子金花丸加减，组成：天花粉、栀子、桔梗、玄参、胆南星等）、益元散（注：出自《伤寒标本》六一散加减，组成：滑石粉、甘草）。以上四种药（大连儿童医院院内制剂排号药）交替服用。

二诊：2012 年 9 月 22 日，服药 10 日后，患儿症状明显缓解，纳增，大、小便调。查体：神清，精神好，咽微红，双侧扁桃体未见肿大，两肺呼吸音粗，未闻及啰音，心率 91 次 / 分，心律齐，未闻及杂音，腹软，无压痛，肝脾肋下未及。舌质淡红，舌苔薄白，脉数。上方续服 10 天，嘱咐家长心理呵护、减轻孩子精神压力。1 年后随访患儿，未见复发。

[**按语**] 梦魇是指在睡眠中被噩梦突然惊醒，对梦境中的恐怖情景能清晰回忆，并心有余悸，重者可有惊呼或感到有重物压身，动弹不得，欲呼不出，恐惧万分，胸闷，呼吸困难近窒息等症状。

患儿梦见威胁安全、危及生命的恐怖事件，例如被怪兽追赶、从悬崖上掉下或受迫害、受侮辱等，体验到恐怖的梦境，感到身躯和四肢难以动弹，如同被人按压一般，想挣扎却动不了，想逃跑却迈不开腿，致使儿童焦虑、紧张、表情惊恐、面色苍白、出汗和心跳加快等。此时很容易被叫醒或被噩梦惊醒，醒后意识很快恢复，能清楚地回忆刚才所做的梦，发作后可再行入睡，但不会很快入寐。

梦魇的发生多与体质虚弱、疲劳过度、情绪紧张、精神压力大、睡眠时间不规则、贫血、血压过低及抑郁、生气等情志因素有关。

西医学认为，由于人在入睡状态下血压降低，心脑供氧减少，大脑皮层的运动中枢比感觉中枢先进入抑制状态，或由于外周神经进入抑制状态比中枢神经快，从而造成神志清楚、运动瘫痪的梦魇。

中医学认为，本病多由痰火扰心所致，治疗以清心豁痰、镇静安神。琥珀、朱砂、全蝎等息风而镇惊，栀子、天花粉、滑石等清心泻火宁神，牛黄、胆南星等化痰安神。诸药共用，有清心豁痰、镇静安神之功。

还应对患儿进行心理辅导，同时加强营养、增强体质、避免精神紧张，防止过度疲劳，避免抑郁、生气、发怒等不良情绪。

病案四

陈某，男，11 岁。2013 年 7 月 10 日初诊。

主诉：出现夜游 1 月余。

现病史：患者 1 个月前无任何诱因间断出现夜间睡眠中突然起床，不自主地在屋内寻找东西或开门外出，待父母大声叫喊，患者方醒，醒后不自知，纳差，大、小便调。查体：神清，精神可，咽红，双侧扁桃体未见肿大，两肺呼吸音粗，未闻及啰音，心率 85 次 / 分，心律齐，未闻及杂音，腹软，无压痛，肝脾肋下未及。

舌脉：舌质红，舌苔薄黄，脉弦滑小数。

中医诊断：夜游症（痰火扰神证）；西医诊断：睡眠障碍。

治则：清心豁痰安神。

方药：千金散（注：出自《中华人民共和国药典》中牛黄千金散加减，组成：全蝎、僵蚕、人工牛黄、朱砂等）、定风散（注：出自《婴童百问》钩藤散加减，组成：琥珀、朱砂、僵蚕、全蝎等）、清心散（注：出自《中华人民共和国药典》栀子金花丸加减，组成：天花粉、栀子、桔梗、玄参、胆南星等）、益元散（注：出自《伤寒标本》六一散加减，组成：滑石粉、甘草）。以上四种药（大连儿童医院院内制剂排号药）交替服用。

二诊：2013年7月20日，服药10日后，夜游次数减少，纳可，大、小便调。查体：神清，精神可，咽微红，双侧扁桃体未见肿大，两肺呼吸音粗，未闻及啰音，心率85次/分，心律齐，未闻及杂音，腹软，无压痛，肝脾肋下未及。舌质淡红，舌苔薄白，脉弦小数。上方续服20天。

三诊：2013年8月10日，夜游未再出现，纳可，大、小便调。查体：神清，精神可，咽微红，双侧扁桃体未见肿大，两肺呼吸音粗，未闻及啰音，心率80次/分，心律齐，未闻及杂音，腹软，无压痛，肝脾肋下未及。舌质淡红，舌苔薄白，脉浮。随访患儿，未见复发。

[按语] 夜游症是发生于睡眠中的一种自动性行为，是睡眠障碍的一种表现，多见于儿童，且男多于女，可每夜或隔几夜一发。其特点是睡眠之中，无明显外界刺激，突然起床，或行走，或干活，或进行一些熟悉的动作，对其说话可无反应或喃喃自语，每次发作10～20分钟，对周围环境可有简单反应的能力；次日醒来，对昨晚所作之事无记忆；本病反复发作，多与遗尿、夜惊、噩梦并发。

中医学多认为其病机与梦魇同为痰火扰神。治疗为"异病同治"之法。治疗重在镇静安神，并佐以清心泻火豁痰。予琥珀、朱砂、全蝎等息风镇惊，栀子、天花粉、滑石等清心泻火宁神，牛黄、胆南星等化痰安神。诸药共用，有重镇安神、清心泻火豁痰之功。

【小结】

睡眠障碍即夜啼，临证应排除因饥饿、尿布潮湿、衣物不适、夜间点灯等不良习惯引起的夜间啼哭，然后根据中医急则治其标的原则进行辨证论治。

小儿为稚阴稚阳之体，脏腑偏弱，肝常有余，脾气不足，加之胎内影响，素禀偏弱，每遇惊吓、乳食不当、受热受寒，脏腑阴阳功能失调，入夜阴盛之时，脏腑不和，气机不畅则发夜啼之症。西医认为小儿神经功能尚不健全、先天发育不良、营养性维生素 D 缺乏或因外界惊吓、受凉、乳食不当等导致神经功能失调，神经兴奋性增高而发夜啼。

小儿夜啼的治疗重在辨别轻重缓急，寒热虚实。婴儿夜间啼哭而白天能正常入睡，首先考虑由于喂养不当所致，应给予相应的指导。要仔细观察，寻找原因，确认夜啼无直接病因者，方可按脾寒、心热、惊恐辨治。虚实寒热的鉴别要以哭声的强弱、持续时间、兼症的属性来辨别。哭声响亮而长为实，哭声低弱而短为虚；哭声绵长、时缓时急为寒，哭声清扬、延续不休为热；哭声惊怖、骤然发作为惊。婴儿夜啼以实证为多，虚证较少。辨证要与辨病相结合，不可将其他病引起的啼哭误作夜啼，延误病情。治疗时因脾寒气滞者，治以温脾行气；因心经积热者，治以清心导赤；因惊恐伤神者，治以镇惊安神。

治疗的同时要嘱家属合理护理，使孩子衣被舒适，不要过厚或太薄，不要喂给凉乳或剩乳，乳母不要过食寒凉、辛热、泻下之品。注意保持周围环境安静，培养孩子良好的睡眠习惯，不将婴儿抱在怀中睡眠，不宜通宵开灯。婴儿啼哭不止时，应注意寻找原因，如果除外饥饿、过饱、闷热、寒冷、蚊虫叮咬、尿布潮湿不适等，则要进一步系统检查，尽早明确诊断。只有得到家长的积极配合，才可使治疗效果迅速有效，治疗痊愈后病症不反复。

三、注意力缺陷多动症

注意力缺陷多动症又称轻微脑功能障碍综合征，是一种较常见的儿童时期行为障碍性疾病。以注意力不集中，自我控制差，活动过度，情绪不稳，冲动任性，伴有不同程度学习困难，但智力正常或基本正常为主要临床特征。本病男孩多于女孩，以学龄期儿童多见。发病与遗传、环境、产伤等有一定关系。本病预后较好，绝大多数患儿到青春期逐渐好转而痊愈。

本病在古代医籍中没有专门记载，根据其神志涣散、多语多动、冲动不安，可归入"脏躁""躁动"证中；由于患儿智能接近正常或完全正常，但活动过多，思想不易集中而导致学习成绩下降，故又与"健忘""失聪"有关。

【临床诊断要点】

1. 中医诊断

（1）多见于学龄期儿童，男多于女。

（2）注意力涣散，上课时思想不集中，话多，坐立不安，在不该动的场合乱跑乱爬，喜欢做小动作，活动过度，做事粗心大意，不能按要求做事，经常忘事。

（3）情绪不稳，冲动任性，动作笨拙，学习成绩差，但智力正常。

（4）翻手试验、指鼻试验、指–指试验阳性。

2. 西医诊断　参考美国《精神疾病诊断和统计手册》第四版（DSM-Ⅳ）诊断标准。

（1）注意分散：下述症状中至少有6项，持续6个月以上且达到与发育阶段不适应和不一致的程度：①在功课、工作或其他活动中，常常不能密切注意细节或常常发生由于粗心大意所致的错误。②在作业或游戏活动中，常常难以保持注意力。③别人与他说话时，常常似乎不留心听。④常常不能听从指导去完成功课、家务或工作任务（不是由于违抗行为和对指导不理解）。⑤常常难以安排好作业或活动。⑥常常回避、讨厌或勉强参加那些要求保持精神集中的作业（如家庭作业）。⑦常常遗失作业或活动所需的物品（例如玩具、作业本、铅笔、书本或工具）。⑧常常因外界刺激而分散注意力。⑨常常在日常活动中忘记事情。

（2）多动/冲动：以下症状中至少有6项，持续6个月以上且达到与发育阶段不适应和不一致的程度：①常常手或脚动个不停，或在座位上不停扭动。②在教室内或在其他应该坐好的场合，常常离开座位。③在不适当的场合常常过多地走来走去或爬上爬下（少年或成人可能只有坐立不安的主观感受）。④常常难以安静地游戏或参加业余活动。⑤常常不停地活动，好像"受发动机驱动"。⑥常常讲话过多。⑦他人的问话还未完结便急着回答。⑧对需要轮换的事情常常不耐烦等待。⑨常常打断或干扰他人的谈话或游戏。

（3）有些造成损害的多动/冲动，或注意缺陷症状是在7岁前出现。

（4）有些由症状所致的损害至少在两种环境（例如学校和家里）出现。

（5）在社交、学业或职业功能上具有临床意义损害的明显证据。

（6）排除广泛性发育障碍、精神分裂症、心理障碍、其他精神疾病或药物副反应引起的多动。

【鉴别诊断】

1. 正常顽皮儿童　虽有时出现注意力不集中，但大部分时间仍能正常学习，功课作业完成迅速，能遵守纪律，上课一旦出现小动作，经指出即能自我制约而停止。

2.其他 应与教学方法不当致使孩子不注意听课及与年龄相称的好动相区别，以及与智能低下或因视、听感觉功能障碍所致的注意力涣散与学习困难相区别。

【辨证论治】

1.肝肾阴虚

证候：多动难静，急躁易怒，冲动任性，难以自控；神思涣散，注意力不集中，难以静坐；或有记忆力欠佳、学习成绩低下，或有遗尿、腰酸乏力，或有五心烦热、盗汗、大便秘结，舌质红，舌苔薄，脉细弦。

辨证：本证可因父母体质较差，肾气不足，或妊娠期间孕妇精神调养失宜等，致使胎儿先天不足，肝肾亏虚，精血不充，脑髓失养，元神失藏而发病。肾阴虚者，五心烦热，盗汗，腰酸乏力，记忆力差；肝阳亢者，急躁易怒，冲动任性；肾精亏者，脑失聪明，学习困难。舌质红，舌苔薄，脉细弦均为肝肾阴虚的表现。

治法：滋养肝肾，平肝潜阳。

方药：杞菊地黄丸加减。常用：枸杞子、熟地黄、山茱萸滋补肝肾；山药、茯苓健脾养心；菊花、牡丹皮、泽泻清肝肾之虚火，龟板宁神定志。

夜寐不安者，加酸枣仁、五味子养心安神；盗汗者，加浮小麦、龙骨、牡蛎敛汗固涩；急躁易怒者，加石决明、钩藤平肝潜阳；大便秘结者，加火麻仁润肠通便。

2.心脾两虚

证候：神思涣散，注意力不能集中，神疲乏力，形体消瘦或虚胖，多动而不暴躁，言语冒失，做事有头无尾，睡眠不实，记忆力差，伴自汗盗汗，偏食纳少，面色无华，舌质淡，舌苔薄白，脉虚弱。

辨证：本证因小儿年幼，心脾不足，情绪未稳，兴趣多变，做事有头无尾。主要临床特点为神思涣散，多动而不暴躁，记忆力差，神疲乏力，舌质淡红，舌苔薄白，脉虚弱。心藏神，汗为心之液，偏心气虚者，形体消瘦，睡眠不实，伴自汗盗汗；脾为后天之本，气血化生之源，偏脾气虚者，形体虚胖，偏食纳少，面色无华，记忆力差。

治法：养心安神，健脾益气。

方药：归脾汤合甘麦大枣汤加减。常用：党参、黄芪、白术、大枣、炙甘草补脾益气；茯神、远志、酸枣仁、龙眼肉、当归养心安神；木香理气醒脾。

思想不集中者，加益智仁、龙骨养心宁神；睡眠不熟者，加五味子、夜交藤养血安神；记忆力差，动作笨拙，苔厚腻者，加半夏、陈皮、石菖蒲化痰开窍。

3. 痰火内扰

证候：多动多语，烦躁不宁，冲动任性，难以制约，兴趣多变，注意力不集中，烦热不眠，纳少口苦，便秘尿赤，舌质红，舌苔黄腻，脉滑数。

辨证：本证除先天体质禀赋因素外，多与后天护养不当有关。过食辛辣炙烤，则心肝火炽；过食肥甘厚味，则酿湿生痰；过食生冷，则损伤脾胃；病后失养，脏腑损伤，气血亏虚，均可导致心神失养、阴阳失调，而出现心神不宁、注意力涣散和多动。痰火内扰心神，阴不制阳，则见烦热不眠，便秘尿赤。舌质红，舌苔黄腻，脉滑数均为痰火之象。

治法：清热泻火，化痰宁心。

方药：黄连温胆汤加减。常用：黄连清热泻火；陈皮、法半夏、胆南星燥湿化痰；竹茹、瓜蒌清热化痰；枳实理气化痰；石菖蒲化痰开窍；茯苓、珍珠母宁心安神。

烦躁易怒者，加钩藤、龙胆草平肝泻火；大便秘结者，加大黄通腑泻火。

【病案处方选录】

病案一

李某，男，8岁。2013年10月20日初诊。

主诉：注意力不集中、多动2月余。

现病史：患儿2月余前无明显诱因出现上课时注意力不集中，小动作多，急躁易怒，受老师或家长批评后不能改正，反而症状有所加重。病来患儿饮食睡眠欠佳，夜间盗汗，手足心热，大便1～2天一行，稍干，小便可。

舌脉：舌质红，舌苔薄黄，脉弦数。

中医诊断：脏躁（肝肾阴虚证）；西医诊断：注意力缺陷多动症。

治则：滋养肝肾，平肝潜阳。

方药：生地黄6g，枸杞子6g，山茱萸6g，当归9g，牡丹皮6g，泽泻6g，茯苓6g，白术6g，生龙骨15g，生牡蛎15g，鸡内金6g，酸枣仁9g，炙甘草3g。7剂。

每日1剂，水煎100mL，分早晚两次空腹温服。

同时指导患儿家长改变教育方式，多鼓励孩子。

二诊：2013年10月27日，服药7剂后，患儿症状较前缓解，食欲、睡眠明显改善，夜间盗汗减轻，但上课仍不能集中注意力，手足心热。舌质红，舌苔薄白，脉弦。

方药：生地黄 6g，枸杞子 6g，山茱萸 6g，牡丹皮 6g，茯苓 6g，白术 9g，玄参 6g，生龙骨 15g，生牡蛎 15g，炙甘草 3g。14 剂。

每日 1 剂，水煎 100mL，分早晚两次空腹温服。

三诊：2013 年 11 月 10 日，服药 14 剂后，患儿症状明显改善，夜间无盗汗，基本能正常听课。舌质淡红，舌苔薄白，脉弦。上方减龙骨、牡蛎、牡丹皮，续服 14 剂，巩固治疗，病情稳定。

[按语] 此患儿为学龄期儿童，上课时注意力不集中，小动作多，脾气急躁易怒，为注意力缺陷多动症的表现。其受老师或家长批评后不能改正，反而症状有所加重，可见患儿自控能力不足，且病症表现与情志因素有关。指导患儿家长改变教育方式，多鼓励，对患儿疾病的治疗与预后有很大帮助。患儿肾阴不足，阴虚内热，则见夜间盗汗，手足心热，大便稍干，1～2 天一行；肝阴亏虚，阴不制阳，致使肝阳上亢，脾气急躁易怒；舌质红，舌苔薄黄，脉弦数，均为肝肾阴虚的表现。

本证属肝肾阴虚之证，治以滋养肝肾、平肝潜阳。方以杞菊地黄丸为主。生地黄、枸杞子、山茱萸补益肝肾之阴；当归养血滋阴；牡丹皮、泽泻清肝肾之虚火；茯苓、白术健脾宁心安神；龙骨、牡蛎镇心安神止汗；鸡内金健脾消食；酸枣仁养血安神定志；炙甘草调和诸药。二诊、三诊根据患儿症状改善情况，酌情增减药物，巩固治疗。

病案二

高某，男，13 岁。2013 年 5 月 20 日初诊。

主诉：注意力涣散、多动半年余。

现病史：患儿半年余前因课业紧张开始出现上课时注意力分散，多动不安，不能按时完成作业，记忆力减退，时有神疲乏力，面色无华，饮食欠佳，形体渐有消瘦，睡眠不实，大、小便尚调。

舌脉：舌质淡红，舌苔薄白，脉虚弱。

中医诊断：脏躁（心脾两虚证）；西医诊断：注意力缺陷多动症。

治则：养心安神，健脾益气。

方药：白术 9g，党参 9g，黄芪 9g，当归 9g，茯苓 6g，远志 6g，酸枣仁 9g，砂仁 3g，鸡内金 6g，焦山楂 6g，益智仁 6g，石菖蒲 6g，炙甘草 3g。14 剂。

每日 1 剂，水煎 100mL，分早晚两次空腹温服。

嘱家长不要给患儿施加过多压力，多沟通疏导。

二诊：2013年6月4日，服药14剂后，患儿症状较前缓解，食欲稍有增加，睡眠改善，小动作减少，仍时有乏力，不能按时完成作业。舌质淡红，舌苔薄白，脉弱。

方药：白术9g，党参9g，黄芪9g，当归9g，茯苓6g，远志6g，酸枣仁9g，鸡内金6g，焦山楂6g，益智仁6g，炙甘草3g。14剂。

每日1剂，水煎100mL，分早晚两次空腹温服。

三诊：2013年6月18日，服药14剂后，患儿症状明显改善，食欲增加，夜间睡眠安稳，白天精神状态改善，能基本完成作业。舌质淡红，舌苔薄白，脉弱。上方减酸枣仁、鸡内金、焦山楂，续服14剂，巩固治疗。

[**按语**] 心主神明，为五脏六腑之大主，脾主运化，为气血化生之源，患儿心脾两虚，又因课业紧张繁重而心血耗伤，元神失养，出现上课时注意力分散，多动不安，不能按时完成作业，记忆力减退等；运化失司，水谷精微化生不足，则见饮食欠佳，神疲乏力，面色无华，进而形体日渐消瘦；舌质淡红，舌苔薄白，脉虚弱均为心脾气血不足的表现。

本证属心脾两虚之证，法当养心安神、健脾益气，以归脾汤加减治疗。白术、党参、黄芪、炙甘草益气健脾；茯神、远志、酸枣仁养心安神；当归补养心血；鸡内金、焦山楂健脾消食；砂仁理气醒脾；益智仁、石菖蒲宁神定志，改善记忆力。

病案三

张某，女，7岁。2013年12月5日初诊。

主诉：注意力不集中、多动半月余。

现病史：患儿半月余前无明显诱因开始出现上课时不专心听讲，注意力不集中，多动烦躁，打扰其他同学听课。患儿平素喜食肉食，很少吃蔬菜、水果。病来夜间睡眠不实，食欲减少，口臭，大便2～3天一行、质干、小便黄。

舌脉：舌质红，舌苔黄腻，脉滑数。

中医诊断：脏躁（痰火内扰证）；西医诊断：注意力缺陷多动症。

治则：清热泻火，化痰宁心。

方药：陈皮6g，制半夏6g，瓜蒌6g，枳实6g，竹茹6g，茯苓6g，酸枣仁9g，石菖蒲6g，鸡内金6g，焦山楂6g，火麻仁6g，白茅根6g，炙甘草3g。7剂。

每日1剂，水煎100mL，分早晚两次空腹温服。

嘱家长加强心理治疗，不过分溺爱，多与孩子沟通，合理饮食，均衡营养。

二诊：2013年12月12日，服药7剂后，患儿情绪较前稳定，食欲稍有增加，夜间睡眠改善不明显，大便1～2天一行、稍干，小便尚可。舌质淡红，舌苔黄，脉滑数。

方药：陈皮6g，制半夏6g，瓜蒌6g，枳实6g，茯苓6g，酸枣仁9g，远志6g，石菖蒲6g，焦山楂6g，玄参6g，火麻仁6g，炙甘草3g。14剂。

每日1剂，水煎100mL，分早晚两次空腹温服。

患儿未再就诊，电话回访症状明显改善，能坚持正常听课，很少打扰其他同学，夜间睡眠安稳，每餐荤素搭配，小便调，大便时干。

[**按语**] 此患儿平时喜食肉食等肥甘厚味，易酿湿生痰，痰郁化火，痰火内扰心神，则见白天上课注意力不集中，多动烦躁，甚至打扰其他同学听课；夜间烦热不安，影响睡眠。痰火犯胃，影响脾胃功能，则见食欲减少，口臭；肠腑实热，则大便质干，2～3天一行；热邪下注膀胱，则见小便黄。舌质红，舌苔黄腻，脉滑数均为痰热的表现。

本证为痰火内扰之证，法当清热泻火、化痰宁心，以黄连温胆汤加减治疗。因黄连味苦，小儿难以接受，故以其他药物替代。陈皮、半夏燥湿化痰；竹茹、瓜蒌清热化痰；枳实理气化痰；石菖蒲化痰开窍；茯神、酸枣仁养心安神；鸡内金、焦山楂健脾消食；火麻仁润肠通便；白茅根利尿泻火；炙甘草调和药性。全方以化痰泻火为主，辅以安神、消食、润肠等药物，配合家长心理治疗及改善饮食结构，临床取得了满意的疗效。

【小结】

注意力缺陷多动症是一种较常见的儿童时期行为障碍性疾病。以注意力不集中，活动过度，情绪不稳，伴有不同程度学习困难，但智力正常或基本正常为主要临床特征。

其病因主要有先天禀赋不足，或后天护养不当、外伤、病后、情志失调等。其主要病变脏腑为心、肝、脾、肾。因人的情志活动与内脏有着密切的关系，五脏功能的失调，必然影响人的情志活动，而出现相应的异常。《素问·宣明五气》说："五脏所藏：心藏神，肺藏魄，肝藏魂，脾藏意，肾藏志。"若心气不足，心失所养可致心神失守而情绪多变，注意力不集中；肾精不足，髓海不充则脑失精明而不聪；肾阴不足，水不涵木，肝阳上亢，可见多动，易激动暴躁；脾虚失养则静谧不足，兴趣多变，言语冒失，健忘。阴主静、阳主动，人体阴阳平衡，才能动静协调，维持正常的生理状态，如《素问·生气通天论》说："阴平阳秘，精神乃治。"若脏腑阴阳失调，则产生阴失内守、阳躁于外的种种情志、动作失常的病变，形成本病。

本病以脏腑、阴阳辨证为纲。脏腑辨证：在心者，注意力不集中，情绪不稳定，多梦烦躁；在肝者，易于冲动，好动难静，容易发怒，常不能自控；在脾者，兴趣多变，做事有头无尾，记忆力差；在肾者，肾精亏虚，脑窍失养，学习成绩低下，记忆力欠佳，或有遗尿、腰酸乏力等。阴阳辨证：阴静不足，注意力不集中，自我控制差，情绪不稳，神思涣散；阳亢躁动，动作过多，冲动任性，急躁易怒。本病的本质为虚证，亦有标实之状，临床多见虚实夹杂之证。

本病以调和阴阳为治疗原则。心肾不足者，治以补益心肾；肾虚肝亢者，治以滋肾平肝；心脾气虚者，治以补益心脾。病程中见有痰浊、痰火、瘀血等兼证，则佐以化痰、清热、祛瘀等治法。另外，根据患儿睡眠、饮食及大、小便情况予安神、消食、通便、利尿等药物治疗。

预防调护对于本病的发生、治疗及预后有重要意义。孕妇应保持心情愉快，营养均衡，禁烟酒，慎用药物，避免早产、难产及新生儿窒息。注意防止小儿脑外伤、中毒及中枢神经系统感染。保证儿童有规律地生活，培养良好的生活习惯。关心体谅患儿，对其行为及学习进行耐心的帮助与训练，要循序渐进，不责骂不体罚，不用恐吓的方式纠正孩子错误，稍有进步，及时给予表扬和鼓励。训练患儿有规律地生活，起床、吃饭、学习等都要形成规律，不要过于迁就。加强管理，及时疏导，防止攻击性、破坏性及危险性行为发生。保证患儿营养，补充蛋白质、水果及新鲜蔬菜，避免食用有兴奋性和刺激性的饮料和食物。

四、多发性抽搐症

多发性抽搐症又称抽动－秽语综合征。其临床特征为慢性、波动性、多发性运动肌快速抽搐，并伴有不自主发声和语言障碍。起病在 2 ~ 12 岁之间，病程持续时间长，可自行缓解或加重。本病发病无季节性，多在儿童时期发病，男孩发病率较女孩约高 3 倍。

本病以肢体抽掣及喉中发出怪声或口中秽语为主要临床表现，可见突然的、快速的、不自主的、重复的肌肉抽动，如眨眼、点头、皱眉、耸肩、踢腿等。喉肌抽搐时出现轻咳、喊叫，甚至秽语骂人。本病属于中医学慢惊风、抽搐等范畴。

【临床诊断要点】

1.起病年龄在2～12岁，可有疾病后及情志失调的诱因或有家族史。

2.不自主地眼、面、颈、肩及上下肢肌肉快速收缩，以固定方式重复出现，无节律性，入睡后消失。在抽动时，可出现异常的发音，如咯咯声、咳声、呻吟声或粗言秽语。

3.抽动能受意志遏制，可暂时不发作。

4.病状呈慢性过程，但病程呈明显波动性。

5.实验室检查多无特殊异常，脑电图正常或非特异性异常。智力测试基本正常。

【鉴别诊断】

1.**注意力缺陷多动症**　以注意力不集中和动作过多为主要临床特点。与多发性抽搐症以肌肉不自主抽搐为主有明显区别。但两病也常并见。

2.**风湿性舞蹈病**　6岁以后多见，女孩居多，是风湿热主要表现之一。表现为四肢较大幅度无目的而不规则的舞蹈样动作，生活经常不能自理，常伴肌力及肌张力减低，并可有风湿热其他症状。

3.**肌阵挛**　肌阵挛是癫痫中的一个类型，往往是一组肌群突然抽动，病儿可表现突然前倾和后倒，肢体或屈或伸。

4.**习惯性抽搐**　4～6岁多见。往往只有一组肌肉抽搐，如眨眼、皱眉、龇牙或咳嗽。发病前常有某些诱因，此症一般轻，预后较好。但此症与多发性抽搐症并无严格的界限，有些病儿能发展为多发性抽搐症。

【辨证论治】

1.气郁化火

证候：面红目赤，烦躁易怒，挤眉眨眼，张口歪嘴，摇头耸肩，发作频繁，抽动有力，口出怪声秽语，大便秘结，小便短赤，舌质红，舌苔黄，脉弦数。

辨证："人有五脏化五气，以生喜怒悲忧恐。"肝主疏泄，性喜条达，若情志失调，五脏失和，则气机不畅，郁久化火，引动肝风，上扰清窍，则见皱眉眨眼，张口歪嘴，摇头耸肩，口出异声秽语。气郁化火，耗伤阴精，肝血不足，筋脉失养，虚风内动，故伸头缩脑，肢体颤动。本证以起病较急，面红耳赤，烦躁易怒，发作频繁，抽动有力，舌质红，舌苔黄，脉弦数为特征。兼痰火者，粗言骂人，喜怒不定，睡眠不安，舌质红，舌苔黄腻，脉滑数。

治法：清肝泻火，息风镇惊。

方药：清肝达郁汤加减。常用：栀子、菊花、牡丹皮清肝泻火；柴胡、薄荷疏肝解郁；钩藤、白芍、蝉蜕平肝息风；琥珀、茯苓宁心安神；甘草调和诸药。

抽动频繁者，加全蝎、僵蚕平肝息风止痉；喉中痰鸣怪声者，加竹茹、地龙清热化痰止痉。

2. 痰火扰心

证候：头面、躯干、四肢肌肉抽动，频繁有力，喉中痰鸣，怪声不断，甚或骂人，烦躁口渴，睡眠不安，舌质红，舌苔黄腻，脉滑数。

辨证：平时嗜食肥甘厚味、辛辣炙烤之品，酿湿生痰，痰郁化火，痰火互结走窜，则见头面、躯干、四肢肌肉抽动；痰聚咽喉，内扰心神，则见喉中痰鸣，怪声不断，秽语骂人，睡眠不安。烦躁口渴，舌质红，舌苔黄腻，脉滑数均为痰火内扰的表现。

治法：泻火涤痰，清心安神。

方药：礞石滚痰丸加减。抽动甚者，合止痉散平肝息风止痉；积滞内停者，加山楂、麦芽、槟榔消食导滞；睡眠不安者，加珍珠母、黄连清心安神。

3. 脾虚肝旺

证候：面色萎黄，精神疲惫，胸闷不适，食欲不振，睡卧露睛，喉中作声，肌肉抽动，时作时止，时重时轻，舌质淡，舌苔白或腻，脉沉弦无力。

辨证：先天禀赋不足或病后失养，损伤脾胃，运化失常，水谷精微化生不足，则见面色萎黄，精神疲惫，食欲不振，睡卧露睛；脾虚不运，水湿潴留，聚湿成痰，痰气互结，壅塞胸中，则见胸闷不适，喉中作声；脾土不足，肝木乘之，肝风内动，则见肌肉抽动，时作时止。舌质淡，舌苔白或腻，脉沉弦无力均为脾虚肝旺之象。

治法：益气健脾，平肝息风。

方药：醒脾散加减。喉中痰鸣者，加桔梗、苏子降气化痰利咽；食少便溏者，加神曲、麦芽、白扁豆、山药理脾开胃；抽动频繁者，加白芍、鸡血藤活血通络、柔肝缓急。

4. 阴虚风动

证候：形体消瘦，两颧潮红，五心烦热，性情急躁，睡眠不安，口出秽语，挤眉眨眼，耸肩摇头，肢体震颤，大便干结，舌质红绛，舌苔光剥，脉细数无力。

辨证：素体真阴不足，或热病伤阴，或肝病及肾，肾阴虚亏，水不涵木，虚风内动，故头摇肢搐；阴虚则火旺，木火刑金，肺阴受损，金鸣异常，故喉发异声。本证以形体消瘦，两颧潮红，五心烦热，舌质红绛，舌苔光剥，脉细数为主要特征。

治法：滋阴潜阳，柔肝息风。

方药：大定风珠加减。常用：龟板、鳖甲、生牡蛎滋阴潜阳；生地黄、阿胶、鸡子黄、麦冬、麻仁、白芍柔肝息风；甘草调和诸药。

心神不定，惊悸不安者，加茯神、钩藤、炒枣仁养心安神；血虚失养者，加何首乌、玉竹、沙苑子、天麻养血柔肝。

【病案处方选录】

病案一

张某，男，7岁。2012年9月3日初诊。

主诉：眨眼、耸鼻、耸肩1个月。

现病史：患儿1个月前无明显诱因出现眨眼、耸鼻、耸肩，曾于外院就诊，脑电图检查无异常，诊断为"多发性抽搐症"，予口服精苓口服液治疗，疗效不明显。患儿现眨眼、耸鼻、耸肩，平素脾气急躁易怒，大便干结，小便黄，纳差，寐欠安。查体：神清，精神可，咽红，双侧扁桃体未见肿大，两肺呼吸音粗，未闻及啰音，心率91次/分，心律齐，未闻及杂音，腹软，无压痛，肝脾肋下未及。

舌脉：舌质红，舌苔薄黄，脉弦数。

中医诊断：慢惊风（气郁化火证）；西医诊断：多发性抽搐症。

治则：清肝泻火，息风镇惊。

方药：白芍6g，茯苓6g，玄参6g，生龙骨12g，生牡蛎12g，菊花6g，钩藤6g，僵蚕6g，蝉蜕3g，焦山楂6g，鸡内金6g，火麻仁6g，炙甘草3g。7剂。

每日1剂，水煎100mL，分早晚两次空腹温服。

二诊：2012年9月10日，服药7剂后，患儿症状明显缓解，仍有轻微眨眼、耸鼻，夜寐改善，纳可，大、小便调。查体：神清，精神可，咽微红，双侧扁桃体未见肿大，两肺呼吸音粗，未闻及啰音，心率89次/分，心律齐，未闻及杂音，腹软，无压痛，肝脾肋下未及。舌质淡红、舌苔薄白，脉弦。

方药：白芍6g，茯苓6g，玄参6g，生龙骨12g，生牡蛎12g，钩藤6g，菊花6g，僵蚕6g，蝉蜕3g，炙甘草3g。14剂。

每日1剂，水煎100mL，分早晚两次空腹温服。

三诊：2012年9月24日，服药14剂后，患儿症状基本消失，但情绪紧张时时有抽动发作，纳谷转佳，夜寐可，大、小便调。查体：神清，精神可，咽微红，双侧扁桃体未见肿大，两肺呼吸音粗，未闻及啰音，心率88次/分，心律齐，未闻及杂音，腹软，无压痛，肝脾肋下未及。舌质淡红，舌苔薄白，脉弦。上方续服20剂，巩固治疗，病情稳定。停药后随访病情未复发。

[**按语**] 小儿"肝常有余"，肝失疏泄，气机不畅，郁而化火，肝阳上亢，引动肝风，上扰清窍，则患儿见眨眼、耸鼻、耸肩等抽动症状，同时伴有急躁易怒，舌质红，舌苔薄黄，脉弦数。证属气郁化火，治以清肝平肝息风。方中白芍具有敛阴养血柔肝的功效；茯苓健脾宁心安神；玄参滋阴清热；龙骨、牡蛎镇心安神、平肝潜阳；钩藤、菊花、蝉蜕、僵蚕息风止痉、清热平肝；鸡内金、焦山楂健脾消食；火麻仁润肠通便；炙甘草调和诸药，又可合芍药酸甘化阴。诸药合用，共奏清肝泻火、息风镇惊之功。

病案二

钱某，男，11岁。2013年6月9日初诊。

主诉：眨眼、清喉、摇头3月余。

现病史：患儿3个月前无明显诱因出现眨眼、清喉、摇头，家长未予重视，患儿近来眨眼、清喉、摇头频繁，烦躁易怒，纳差，大便偏干，小便可，寐欠安。查体：神清，精神可，面红耳赤，咽红，双侧扁桃体未见肿大，两肺呼吸音粗，未闻及啰音，心率89次/分，心律齐，未闻及杂音，腹软，无压痛，肝脾肋下未及。

舌脉：舌质红，舌苔黄，脉弦数。

中医诊断：慢惊风（气郁化火证）；西医诊断：多发性抽搐症。

治则：清肝泻火，息风镇惊。

方药：钩藤6g，菊花9g，龙胆草6g，柴胡6g，生龙骨、牡砺各15g，白芍6g，茯苓9g，地龙6g，僵蚕6g，蝉蜕3g，玄参6g，焦山楂6g，火麻仁6g，炙甘草3g。7剂。

每日1剂，水煎100mL，分早晚两次空腹温服。

二诊：2013年6月16日，服药7剂后，患儿摇头缓解，偶有眨眼、清喉，纳可，大、小便调。查体：神清，精神可，咽微红，双侧扁桃体未见肿大，两肺呼吸音粗，未闻及啰音，心率88次/分，心律齐，未闻及杂音，腹软，无压痛，肝脾肋下未及。舌质淡红、舌苔薄黄，脉弦。

方药：钩藤6g，菊花9g，柴胡6g，生龙骨、牡砺各15g，白芍6g，茯苓9g，玄参6g，僵蚕6g，蝉蜕3g，焦山楂6g，炙甘草3g。14剂。

每日1剂，水煎100mL，分早晚两次空腹温服。

三诊：2013 年 6 月 30 日，服药 14 剂后，患儿症状基本消失，纳眠可，大、小便调。查体：神清，精神可，咽微红，双侧扁桃体未见肿大，两肺呼吸音粗，未闻及啰音，心率 88 次 / 分，心律齐，未闻及杂音，腹软，无压痛，肝脾肋下未及。舌质淡红，舌苔薄白，脉弦。上方续服 14 剂，巩固治疗，病情稳定。

[**按语**] 肝气不疏，郁而化火，引动肝风，上扰清窍，见眨眼、清喉、摇头症状，舌质红，舌苔黄厚，脉弦数，证属气郁化火，治以清肝平肝息风。方中钩藤清肝息风，菊花清热平肝明目，龙胆草清肝泻火，柴胡清肝解郁，龙骨、牡蛎镇心安神、平肝潜阳，白芍养血柔肝的功效，茯苓健脾安神，地龙、僵蚕息风止痉，蝉蜕平肝明，玄参滋阴泻火，焦山楂健脾和胃，火麻仁润肠通便，炙甘草调和诸药。火祛风止则病愈。

病案三

金某，女，9 岁。2012 年 8 月 6 日初诊。

主诉：眨眼、耸鼻、清喉半年余。

现病史：患儿眨眼、耸鼻、清嗓半年余，于呼吸道感染及情绪紧张时加重。现患儿时有眨眼、耸鼻、清喉，面色欠华，胃纳欠佳，夜寐尚安，大、小便调。查体：神清，精神可，咽微红，双侧扁桃体未见肿大，两肺呼吸音粗，未闻及啰音，心率 89 次 / 分，心律齐，未闻及杂音，腹软，无压痛，肝脾肋下未及。

舌脉：舌质淡红，舌苔白厚腻，脉弦滑。

中医诊断：慢惊风（脾虚肝旺证）；西医诊断：多发性抽搐症。

治则：健脾化痰，平肝息风。

方药：党参 6g，炒白术 9g，茯苓 6g，菊花 6g，蝉蜕 3g，钩藤 6g，僵蚕 6g，地龙 6g，远志 6g，石菖蒲 6g，郁金 6g，焦山楂 6g，鸡内金 6g，炙甘草 3g。7 剂。

每日 1 剂，水煎 100mL，分早晚两次空腹温服。

复诊：2012 年 8 月 13 日，服药 7 剂后，眨眼、耸鼻、清喉等抽动症状有所减轻，胃纳增，夜寐尚安，大、小便调。查体：神清，精神可，咽微红，双侧扁桃体未见肿大，两肺呼吸音粗，未闻及啰音，心率 86 次 / 分，心律齐，未闻及杂音，腹软，无压痛，肝脾肋下未及。舌质红，舌苔白腻，脉滑。

方药：党参 6g，炒白术 9g，茯苓 6g，菊花 6g，蝉蜕 3g，钩藤 6g，远志 6g，郁金 6g，焦山楂 6g，炙甘草 3g。14 剂。

每日 1 剂，水煎 100mL，分早晚两次空腹温服。

三诊：2012 年 8 月 27 日，服药 14 剂后，患儿症状明显减轻，纳食转佳，睡眠可，大、小便调。查体：神清，精神可，咽微红，双侧扁桃体未见肿大，两肺呼吸音粗，未闻及啰音，心率 88 次 / 分，心律齐，未闻及杂音，腹软，无压痛，肝脾肋下未及。舌质淡红，舌苔薄白，脉滑。上方续服 20 剂，巩固疗效。

[**按语**] 患儿素体虚弱，脾虚不运，聚湿成痰，且脾虚肝旺，肝风夹痰上扰清窍，见眨眼、耸鼻、清喉等抽动症状。治疗以四君子汤为基础方加减，从脾调治，扶土抑木。党参、炒白术、茯苓、炙甘草益气健脾化湿，菊花、蝉蜕、钩藤清肝止痉，僵蚕、地龙息风止痉，远志、石菖蒲、郁金通窍安神化痰，焦山楂、鸡内金健脾消食，诸药合用健脾化痰、平肝息风。且药物治疗的同时强调患儿精神调摄、饮食禁忌及心理疏导，并积极取得家长及老师的配合，使治疗事半功倍。

【小结】

近年来多发性抽搐症的临床发病明显增多，多见于学龄儿童，男孩多于女孩，主要表现为多组肌群同时相继刻板抽动，特征是患者频繁挤眼、耸鼻、噘嘴，继之耸肩、摇头、扭头、嘴中不自觉发出异常声音，似清嗓子或干咳声，少数患儿有控制不住说脏话的现象，有的患儿常因感冒或精神紧张诱发或加重症状，日久影响记忆力和使智力落后于同龄儿童。

多发性抽搐症的病因是多方面的，与先天禀赋不足、产伤、窒息、感受外邪、情志失调等因素有关，多由五志过极，风痰内蕴而引发。小儿时期，"肝常有余"，内外致病因素均可引起气机不畅，郁久化火，引动肝风，上扰清窍，则见皱眉眨眼，张口歪嘴，摇头耸肩，口出异声秽语。气郁化火，耗伤阴精，肝血不足，筋脉失养，虚风内动，故伸头缩脑，肢体颤动。脾为后天之本，主运化水湿及水谷精微，为气血生化之源，开窍于口唇。禀赋不足或病后失养，损伤脾胃，脾虚不运，水湿潴留，聚液成痰。痰气互结，壅塞胸中，心神被蒙，则胸闷易怒，脾气乖戾，喉发怪声；脾主肌肉四肢，脾虚则肝旺，肝风夹痰上扰走窜，头项四肢肌肉抽动。素体真阴不足，或热病伤阴，或肝病及肾，肾阴虚亏，水不涵木，虚风内动，故头摇肢搐。阴虚则火旺，木火刑金，肺阴受损，故喉发异声。

综上所述，该病以肝、脾、肾三脏功能失调为本，尤与肝关系最为密切，风火痰湿为标。治疗以疏风息风、健脾化痰为主。疏风法以菊花、防风、蝉蜕等为治疗多发性抽搐症尤其是头面部抽动明显者常用药，因外感诱发及加重的患儿加用疏风药效果明显。息风法乃从肝而治，常用地龙、僵蚕、生龙骨、生牡蛎等平肝潜阳、息风止痉之药。疏风、息风的同时注重调肝，平肝息风，畅气行血，使气机调畅，肝火不起，抽动自消。健脾化痰法多以四君子汤为主方，脾为生痰之源，前人有"治痰不理脾胃，非其治也"之说。同时加入远志、石菖蒲、郁金、胆南星等清热化痰开窍药。健脾化痰之法与风药配合应用治疗多发性抽搐症疗效显著。对于病程日久，阴虚动风者，在龟板、鳖甲滋阴潜阳的基础上加入生地黄、麦冬、白芍等滋阴柔肝息风之品，收效显著。

多发性抽搐症的治疗还应重视精神心理治疗和调护，对患儿的行为及学习等进行耐心的帮助与训练，做到循序渐进，不责骂，不体罚，稍有进步，及时给予表扬和鼓励。支持和帮助患儿消除心理困扰，减少焦虑、抑郁情绪，适应现实环境。调护训练患儿有规律地生活、学习，不宜过长时间看电视、玩电脑和游戏机。培养良好的饮食习惯，不挑食，不偏食，保证患儿营养，补充蛋白质、水果及新鲜蔬菜，避免食用有兴奋性和刺激性的饮料和食物，避免过食辛辣的食物。此外，病毒性感染、惊吓、情绪紧张、过度兴奋可以明显诱发或加重病情，所以治疗期间患儿家长应注意看护。只有药物治疗结合精神心理治疗，以及日常的调护，才能让患儿早日康复。

五、惊厥

惊厥是痫性发作的常见形式，中医学称之为惊风。临床以抽搐、神昏为主要症状。惊风是一个证候，可发生在许多疾病之中，以 1～5 岁的儿童发病率最高，一年四季均可发生。临床抽搐时的主要表现可归纳为八种，即搐、搦、掣、颤、反、引、窜、视，称之为惊风八候。

惊风一般分为急惊风、慢惊风两大类。凡起病急骤、属阳属实者，称为急惊风；凡病久中虚，属阴属虚者，称为慢惊风；慢惊风中若出现纯阴无阳的危重证候，称为慢脾风。

（一）急惊风

急惊风为痰、热、惊、风四证俱备，临床以高热、抽风、神昏为主要表现，多由外感时邪、内蕴湿热和暴受惊恐而引发。急惊风中最多见的是高热惊厥。急惊风又往往是许多危重病的早期表现，如不及时寻找原因，治疗原发病，只单纯控制抽搐，则后果严重，甚至危及生命。

【临床诊断要点】

1.3 岁以下婴幼儿多见，5 岁以上则逐渐减少。

2. 以四肢抽搐、颈项强直、角弓反张、神志昏迷为主要临床表现。

3. 有接触疫疠之邪，或暴受惊恐史。

4. 有明显的原发疾病，如感冒、肺炎喘嗽、疫毒痢、流行性腮腺炎、流行性乙型脑炎等。中枢神经系统感染者，神经系统检查病理反射阳性。

5. 必要时可做大便常规、大便细菌培养、血培养、脑脊液等检查，以协助诊断。

【辨证论治】

1. 风热动风

证候：起病急，发热，头痛，鼻塞，流涕，咳嗽，咽痛，随即出现烦躁、神昏、惊风，舌苔薄白或薄黄，脉浮数。

辨证：本证多发于 5 岁以下小儿，尤以 3 岁以下小儿更为常见。一般可先出现风热表证，很快发作抽风，持续时间不长，体温常在 38.5℃ 以上，并且多见于体温的上升阶段。一般一次发热只抽一次，抽两次者少见。

治法：疏风清热，息风定惊。

方药：银翘散加减。常用：金银花、连翘、薄荷、荆芥穗、防风、牛蒡子疏风清热；钩藤、僵蚕、蝉蜕祛风定惊。

高热不退者，加生石膏、羚羊角粉清热息风；喉间痰鸣者，加瓜蒌清化痰热；咽喉肿痛，大便秘结者，加生大黄、黄芩清热泻火；神昏抽搐较重者，加服小儿回春丹清热定惊。

2. 气营两燔

证候：多见于盛夏之季，起病较急，壮热多汗，头痛项强，恶心呕吐，烦躁嗜睡，抽搐，口渴便秘，舌质红，舌苔黄，脉弦数。病情严重者，高热不退，反复抽搐，神志昏迷，舌质红，舌苔黄腻，脉滑数。

辨证：本证多见于夏至之后，壮热不退，头痛项强抽搐，常见神昏，同时见恶心呕吐为本证特征。暑热重者可见高热、多汗而热不退、烦躁口渴；暑湿重者可见嗜睡神昏、呕恶，舌苔腻。

治法：清气凉营，息风开窍。

方药：清瘟败毒饮加减。常用：生石膏、知母、连翘、黄连、栀子、黄芩清热；赤芍、玄参、生地黄、水牛角、牡丹皮清营养津；羚羊角粉、钩藤、僵蚕息风止惊。

昏迷较深者，可选用牛黄清心丸或紫雪息风开窍；大便秘结加大黄、火麻仁泻热润肠通便；呕吐加半夏、旋覆花降逆止呕。

3. 邪陷心肝

证候：起病急骤，高热不退，烦躁口渴，谵语，神志昏迷，反复抽搐，两目上视，舌质红，舌苔黄腻，脉数。

辨证：感染疫疠之邪，起病急骤，传变迅速，迅速见到发热、神昏、抽搐是本证特征。其证候若以邪陷于心为主者，则谵语、神昏；以邪陷于肝为主者，则多见反复抽风。本证以惊、风二证为主，热、痰二证则可重可轻。

治法：清心开窍，平肝息风。

方药：羚角钩藤汤加减。常用：羚羊角粉、钩藤、僵蚕、菊花平肝息风；石菖蒲、川贝母、郁金、龙骨、胆南星豁痰清心；栀子、黄芩清热解毒。

神昏抽搐较甚者，加服安宫牛黄丸清心开窍；便秘者加大黄、芦荟通腑泻热；头痛剧烈者，加石决明、龙胆草平肝降火。

4. 湿热疫毒

证候：持续高热，频繁抽风，神志昏迷，谵语，腹痛呕吐，大便黏腻或夹脓血，舌质红，舌苔黄腻，脉滑数。

辨证：本证多见于夏秋之季，由饮食不洁、感受湿热疫毒而产生。病初起之时即见高热，继而迅速神昏、抽搐反复不止。早期可无大便或大便正常，需灌肠或肛门内采取大便方见脓血，之后才出现脓血便。

治法：清热化湿，解毒息风。

方药：黄连解毒汤合白头翁汤加减。常用：黄连、黄柏、栀子、黄芩清热泻火解毒；白头翁、秦皮、马齿苋清肠化湿；羚羊角粉、钩藤息风止痉。

呕吐腹痛明显者，加用玉枢丹辟秽解毒止吐；大便脓血较重者，可用生大黄水煎灌肠，清肠泄毒。

本证若出现内闭外脱，症见面色苍白、神情淡漠、呼吸浅促、四肢厥冷、脉微细欲绝者，改用参附龙牡救逆汤灌服或参附注射液静脉滴注，回阳固脱急救。但临床中出现此种情况时，往往以西医手段进行急救。

5. 惊恐惊风

证候：暴受惊恐后惊惕不安，身体战栗颤抖，喜投母怀，夜间惊啼，甚至惊厥、抽风，神志不清，大便色青，脉律不整，指纹紫滞。

辨证：小儿元气未充，神气怯弱，若猝见异物，乍闻异声，或不慎跌倒，暴受惊恐，惊则气乱，恐则气下，致使心失守舍，神无所依。轻者神志不宁，惊惕不安；重者心神失主，痰涎上壅，引动肝风，发为惊厥。本病患儿常有惊吓史，平素情绪紧张，胆小易惊，或在原有惊风病变基础上因惊吓而诱使发作、加重。证候以惊惕战栗，喜投母怀，夜间惊啼为特征。

治法：镇惊安神，平肝息风。

方药：琥珀抱龙丸加减。常用：琥珀粉、远志镇惊安神；石菖蒲、胆南星豁痰开窍；人参、茯苓健脾益气；全蝎、钩藤、石决明平肝息风。

呕吐者加竹茹、姜半夏降逆止呕；寐中肢体颤动，惊啼不安者，加用磁朱丸重镇安神；气虚血少者，加黄芪、当归、炒枣仁益气养血安神。

（二）慢惊风

慢惊风来势缓慢，抽搐无力，时作时止，反复难愈，常伴昏迷、瘫痪等症。

【临床诊断要点】

1. 具有反复呕吐、长期泄泻、急惊风、解颅、佝偻病、初生不啼等病史。

2. 多起病缓慢，一般病程较长。症见面色苍白，嗜睡无神，抽搐无力，时作时止；或两手颤动，筋惕肉瞤，脉细无力。

3. 根据患儿的临床表现，结合血液生化、脑电图、脑脊液、头颅 CT 等检查，以明确诊断原发病。

【辨证论治】

1. 脾虚肝亢

证候：精神萎靡，嗜睡露睛，面色萎黄，不欲饮食，大便稀溏、颜色青绿，时有肠鸣，四肢不温，抽搐无力，时作时止，舌质淡红，舌苔白，脉沉弱。

辨证：由于暴吐暴泻，或他病妄用汗、下之法，导致中焦受损，脾胃虚弱。脾土不足，则肝木乘之，肝亢化风，而致慢惊之证。本病以脾胃虚弱为主，常发生于婴幼儿，初期有精神萎靡、面色萎黄、嗜睡露睛等临床症状，继而脾不制肝而动风，出现抽搐反复发作，但程度较轻。一般不伴有高热，此点可与急惊风鉴别。

治法：温中健脾，缓肝理脾。

方药：缓肝理脾汤加减。常用：人参、白术、茯苓、炙甘草健脾益气；白芍、钩藤柔肝止痉；干姜、肉桂温运脾阳。

抽搐频发者，加天麻、蜈蚣息风止痉；泄泻日久，将干姜改为煨姜，加葛根温中止泻；纳呆食少者，加焦神曲、焦山楂、砂仁开胃消食；四肢不温，大便稀溏者，改用附子理中汤温中散寒、健脾益气。

2. 脾肾阳衰

证候：精神萎靡，昏睡露睛，面白无华，口鼻气冷，额汗不温，四肢厥冷，溲清便溏，手足蠕动震颤，舌质淡，舌苔薄白，脉沉微。

辨证：若先天禀赋不足，脾胃素虚，复因吐泻日久，或误服寒凉，伐伤阳气，体内阳气衰竭，病至于此，为虚极之候，阳虚极而生内风，属慢脾风证。脾阳不足，阴寒内盛，不能温煦筋脉，而致时时搐动。临床除上述阳气虚衰症状外，还可见心悸气促、脉微细欲绝等危象。

治法：温补脾肾，回阳救逆。

方药：固真汤合逐寒荡惊汤加减。常用：人参、白术、山药、茯苓、黄芪、炙甘草益气健脾补肾；炮附子、肉桂、炮姜、丁香温补元阳。

汗多者，加煅龙骨、煅牡蛎、五味子收敛止汗；恶心呕吐者，加吴茱萸、半夏温中降逆止呕。

慢惊风脾肾阳衰为亡阳欲脱之证，上述症状但见一二者，即应投以益气回阳固脱之品，不可待诸症悉具再用药，否则延误投药时机，可危及患儿生命。

3. 阴虚风动

证候：精神疲惫，面容憔悴，面色萎黄或时有潮红，虚烦低热，手足心热，易出汗，大便干结，肢体拘挛或强直，抽搐时轻时重，舌质绛少津，舌苔少或无苔，脉细数。

辨证：本病多发于急惊风迁延失治，或温热病后期，阴液亏耗，肝肾精血不足，阴虚内热，灼烁筋脉，以致虚风内动而成慢惊。可见抽搐反复发作、低热、舌质红、舌苔少、脉细数等症。部分患儿可伴有筋脉失养之肢体活动障碍，甚至痿废不用。

治法：育阴潜阳，滋肾养肝。

方药：大定风珠加减。常用：生白芍、生地黄、麻仁、五味子、当归滋阴养血；龟板、鳖甲、生龙骨、生牡蛎潜阳息风。

日晡潮热者，加地骨皮、银柴胡、青蒿清热除蒸；抽搐不止者，加天麻、乌梢蛇息风止痉；汗出较多者，加黄芪、浮小麦益气固表止汗；肢体麻木，活动受限者，加赤芍、川芎、地龙活血通络；筋脉拘急，屈伸不利者，加黄芪、党参、鸡血藤、桑枝益气养血通络。

【病案处方选录】

病案一

林某，男，1岁8个月。2014年7月15日初诊。

主诉：发热 2 天，抽搐 1 次。

现病史：患儿于 2 天前外出后出现发热，最高体温 39.9℃，口服退热药后，体温可降至 37.5℃左右，每日发热 2～3 次，伴鼻塞、流涕，无明显咳嗽，无喘息及呼吸困难。患儿于今天上午发热时出现抽搐，牙关紧闭，双手握拳，持续大约 30 秒按压人中缓解，当时测体温 39℃，予以对乙酰氨基酚灌肠后热退。病来精神尚可，饮食欠佳，睡眠可，大便 2 日未行，尿色黄。查体：神清，咽充血，两肺呼吸音清，未闻及啰音，心腹无异常。

舌脉：舌尖红，舌苔薄黄，指纹紫。

中医诊断：急惊风（风热动风）；西医诊断：急性咽炎高热惊厥。

治则：疏风清热，息风定惊。

方药：生石膏 20g，知母 6g，荆芥 6g，防风 6g，炙牛蒡子 6g，白茅根 3g，蝉蜕 3g，钩藤 3g，鸡内金 6g，焦山楂 6g，玄参 6g，炙甘草 3g。3 剂。

每日 1 剂，水煎 100mL，分早晚两次温服。

二诊：2014 年 7 月 18 日，患儿服药两天后未再发热，食欲好转，大便已行，小便淡黄，偶有流涕。查体：神清，咽微红，两肺呼吸音清，未闻及啰音，心腹无异常。舌质淡红，舌苔薄白，指纹紫。

方药：黄芩 6g，防风 6g，荆芥 6g，辛夷 3g，炙牛蒡子 6g，白茅根 3g，蝉蜕 3g，太子参 6g，炙甘草 3g。5 剂。

每日 1 剂，水煎 100mL，分早晚两次空腹温服，巩固治疗。

三诊：2014 年 7 月 23 日，患儿家长诉服药 5 剂后，患儿症状基本消失，一般状况良好。嘱家长注意日常调护。

［**按语**］小儿脏腑娇嫩，外出后风热之邪自口鼻或肌表而入，感邪而发病。风热之邪侵袭，则见发热、鼻塞、流涕等；热极生风，则见四肢抽搐，牙关紧闭；舌尖红，舌苔薄黄，指纹紫均为风热之象。

此为急惊风之风热动风之证，法当疏风清热、息风定惊。高热反复，大便未行，予生石膏、知母清热泻火；风热表证未解，鼻塞，流涕，舌尖红，予荆芥、防风、牛蒡子疏风清热；小便色黄，予白茅根清热利尿；热极生风，四肢抽搐，予蝉蜕、钩藤息风定惊；食欲欠佳，予焦山楂、鸡内金消食开胃；玄参滋阴清热；炙甘草调和诸药。二诊热象已退，不宜继续予生石膏、知母等苦寒之品，换黄芩清解余热；食欲好转，故去焦山楂、鸡内金；惊风已定，故去钩藤；热病易耗气伤阴，予太子参滋阴补气。更方续服 5 剂后，患儿症状已除，疗效满意。

病案二

徐某，女，8个月。2014年3月20日初诊。

主诉：无热抽搐5次。

现病史：患儿于月余前起无明显诱因出现抽搐，伴两目上视，口吐涎沫，不省人事，持续1分钟后缓解，无发热，无咳嗽、呕吐，于当地医院就诊，确诊为"低血钙性惊厥"，予止痉药、钙剂等治疗，病情控制后出院。出院1周余，抽搐再次发作，为求进一步治疗，遂来我科就诊。至就诊时，共发生5次抽搐，每次持续数十秒至1分钟，缓解后一切如常，同时睡眠不安，易啼哭，睡时露睛，饮食欠佳，大便一日2～3次，偏稀，略带绿色，小便正常。查体：神清，咽无充血，两肺呼吸音清，未闻及啰音，心腹无异常。

舌脉：舌质淡，舌苔白，指纹色淡。

中医诊断：慢惊风（脾虚肝亢证）；西医诊断：低血钙性惊厥。

治则：温中健脾，缓肝理脾。

方药：党参5g，茯苓5g，白术5g，干姜3g，蝉蜕3g，白芍3g，生龙骨9g，酸枣仁6g，鸡内金5g，炙甘草3g。7剂。

每日1剂，水煎100mL，分早晚两次温服。

同时予口服钙剂治疗。

二诊：2014年3月27日，患儿服药后抽搐未再发作，偶有肢体轻微抖动，食欲稍有好转，大便质软成形，黄棕色，仍有寐时易惊。舌质淡红，舌苔薄白，指纹色淡。上方去蝉蜕，续服7剂。每日1剂，水煎100mL，分早晚两次空腹温服，同时继续口服钙剂。

三诊：2014年4月3日，抽搐未发作，患儿食欲增加，夜间睡眠明显改善，大、小便基本正常。上方去龙骨、鸡内金、干姜，续服14剂，并嘱间断补钙巩固治疗，稳定后酌情减停钙剂，随诊2个月，患儿未再发作。

[**按语**] 小儿"脾常不足"，若先天禀赋不足或后天喂养不当，易损伤脾胃，脾土既虚，则肝木乘之，肝亢化风而出现抽搐，可伴两目上视、口吐涎沫、不省人事等症。本例患儿经西医确诊为"低血钙性惊厥"，故应补充钙剂。从中医学角度分析，患儿睡时露睛，饮食欠佳，大便一日2～3次，偏稀，略带绿色，为脾虚之候，因脾虚而肝旺，故当健脾缓肝。以党参、茯苓、白术健脾益气；干姜温中健脾；白芍、蝉蜕柔肝祛风止痉；生龙骨、酸枣仁补钙安神定志；鸡内金、焦山楂消食开胃；炙甘草调和诸药的同时又可补益。全方共同发挥温中健脾、缓肝理脾之功效。

病案三

李某，女，2 岁。2013 年 11 月 7 日初诊。

主诉：间断腹泻 1 月余，手足抽动震颤 1 周余。

现病史：患儿于月余前受凉后开始出现腹泻，稀水样便，一日 3～4 次，小便略少，无发热、呕吐，于当地医院就诊，经输液治疗（具体不详）后，病情好转，数日后再次出现腹泻，症状如前，经当地医院治疗后病情仍有反复。1 周余前发现患儿睡觉时偶有手足抽动震颤。现患儿面色无华，寐时眼睑闭合不全，时有手足抽动震颤，手脚不温，无发热、呕吐等症，纳呆食少，夜卧不安，大便稀薄，一日 2～3 次，小便正常。

舌脉：舌质淡红，舌苔薄白，指纹色淡。

中医诊断：慢惊风（脾肾阳衰证）；西医诊断：胃肠炎伴婴幼儿良性惊厥。

治则：温补脾肾，回阳救逆。

方药：太子参 6g，茯苓 6g，白术 6g，山药 6g，白芍 6g，干姜 6g，制附子 3g，酸枣仁 6g，鸡内金 6g，焦山楂 6g，炙甘草 3g。7 剂。

每日 1 剂，水煎 100mL，分早晚两次温服。

二诊：2013 年 11 月 14 日，患儿服药后，手足抽动频率明显减少，偶有肢体轻微震动，食欲稍有好转，大便一日 1～2 次，质软成形，手足渐温。舌质淡红，舌苔薄白，指纹色淡。守方续服 7 剂。每日 1 剂，水煎 100mL，分早晚两次温服。

三诊：2013 年 11 月 21 日，患儿服药 7 剂后，手足停止震颤，睡眠改善，食欲、大小便基本正常，手足温。舌质淡红，舌苔薄白，指纹色淡。上方去白芍、酸枣仁、鸡内金、焦山楂、制附子，减炙甘草为 3g，续服 7 剂，巩固治疗。每日 1 剂，水煎 100mL，分早晚两次温服。患儿未再复诊，电话随访，家长诉患儿一般情况良好，未再复发。

[**按语**] 此患儿先天禀赋不足，脾肾阳气素虚，再加上受凉腹泻，反复不愈，更加损伤阳气，体内阳气衰竭，阳虚而生风，故出现手足抽动震颤的表现。肾为先天之本，脾为后天之本，脾肾阳气不足，不能充养温煦四肢、肌肉，故见患儿面色无华，寐时眼睑闭合不全，手脚不温。脾主运化，脾阳不足，运化失司，故大便稀溏，食欲下降。此为脾肾阳衰之证，法当温补脾肾、回阳救逆。以制附子、干姜温补脾肾、回阳救逆；太子参、茯苓、白术、山药健脾益气滋阴；白芍滋阴柔肝；酸枣仁养血安神；鸡内金、焦山楂消食健胃；

炙甘草补益气阴，又可调和诸药。全方未予息风止痉药物，而投以温补脾肾之品，使患儿阳气得复，则抽动自止。

【小结】

惊厥相当于中医学的惊风，是小儿时期常见的急重病证，必须予以足够的重视。惊风可分为急惊风和慢惊风。

急惊风多由外感时邪引发。小儿肌肤薄弱，卫外不固，若冬春之季，寒温不调，气候骤变，感受风寒或风热之邪，邪袭肌表或从口鼻而入，易于传变，郁而化热，热极生风；小儿元气薄弱，真阴不足，易受暑邪，暑为阳邪，化火最速，传变急骤，内陷厥阴，引动肝风；暑多夹湿，湿蕴热蒸，化为痰浊，蒙蔽心窍，痰动则风生；若感受疫疠之气，则起病急骤，化热化火，逆传心包，火极动风。或因饮食不洁，误食污秽或毒物，湿热疫毒蕴结肠腑，内陷心肝，扰乱神明，而致痢下秽浊、高热昏厥、抽风不止，甚者肢冷脉伏、口鼻气凉、皮肤花斑。或暴受惊恐，心神失守而发病。辨证之时，注意辨表热、里热；辨外风、内风；辨痰热、痰火、痰浊；辨外感惊风，区别时令、季节与原发疾病。

神昏、抽搐为一过性，热退后抽搐自止为表热，为外风，邪在肌表，清透宣解即愈；高热持续，反复抽搐、昏迷，为里热，为内风，病在心肝，热、痰、风三证俱全，病情严重。神志昏迷，高热痰鸣，为痰热上蒙清窍；妄言谵语，狂躁不宁，为痰火上扰清空；深度昏迷，嗜睡不动，为痰浊内陷心包，蒙蔽心神。六淫致病，春季以春温为主，兼夹火热，症见高热、抽风、神昏、呕吐、发斑；夏季以暑热为主，暑必夹湿，暑喜归心，其症以高热、神昏为主，兼见抽风，常热、痰、风三证俱全；若夏季高热、抽风、昏迷，伴下痢脓血，则为湿热疫毒，内陷厥阴。

急惊风的主症是热、痰、惊、风，治疗应以清热、豁痰、镇惊、息风为基本法则。热甚者应先清热，痰壅者给予豁痰，惊重者治以镇惊，风盛者急施息风。根据急惊之表热、里热，痰火、痰浊，外风、内风，实惊、虚惊的不同，相应治以金银花、连翘、薄荷、荆芥穗、防风、牛蒡子解肌透表，生石膏、知母、连翘、黄连、栀子、黄芩苦寒解毒；瓜蒌、贝母、胆南星清心涤痰，石菖蒲、郁金芳香开窍；钩藤、僵蚕、蝉蜕祛风定惊，羚羊角粉、石决明平肝息风；磁石、琥珀、远志镇惊安神，当归、炒枣仁养血安神等。大便秘结者，加大黄、芦荟、火麻仁泻热润肠通便；湿热下痢者，加白头翁、秦皮、马齿苋清肠化湿；呕吐者，加半夏、旋覆花降逆止呕。在急惊的治则中既要顾及息风镇惊的作用，又不可忽视原发病的治疗，分清主次，辨证结合辨病施治，治标与治本并举。

慢惊风患儿体质多羸弱，素有脾胃虚弱或脾肾阳虚，而致脾虚肝亢或虚极生风。此外，也有急惊风后祛邪未尽，而致肝肾阴虚，虚风内动。病位在肝、脾、肾，性质以虚为主，也可见虚中夹实证。慢惊风病程较长，起病缓慢，神昏、抽搐症状相对较轻，有时仅见手指蠕动。辨证多属虚证，继辨脾、肝、肾及阴、阳。脾胃虚弱者，精神萎靡，嗜睡露睛，不欲饮食，大便稀溏，抽搐无力，时作时止；脾肾阳衰者神萎昏睡，面白无华，四肢厥冷，手足震颤；肝肾阴虚者，低热虚烦，手足心热，肢体拘挛或强直，抽搐时轻时重，舌质绛少津。

慢惊风一般属于虚证，有虚寒和虚热的区别，其治疗大法应以补虚治本为主，其治则主要有温中健脾，温阳逐寒，育阴潜阳，柔肝息风等。常用人参、白术、山药、黄芪、茯苓、炙甘草健脾益气；炮附子、肉桂、炮姜、丁香温阳；生地黄、龟板、鳖甲滋阴潜阳；白芍、钩藤柔肝止痉。抽搐不止者，加天麻、乌梢蛇息风止痉；活动障碍者，加赤芍、川芎、地龙活血通络；纳呆食少者，加焦神曲、焦山楂、砂仁开胃消食；汗多者，加煅龙骨、煅牡蛎、五味子、浮小麦收敛止汗；恶心呕吐者，加吴茱萸、半夏温中降逆止呕。

本病的预防调护也尤为重要。平时应加强体育锻炼，增强体质，提高抗病能力。换季时及时增减衣物。按时免疫接种，预防传染病。注意饮食卫生，避免食入不洁食物。有高热惊厥史的患儿，在发热初期及时给予解热降温药物，必要时加服抗惊厥药物。对于暑温、疫毒痢的患儿，要积极治疗原发病，防止惊厥反复发作。抽搐发作时，切勿强行牵拉或强制按压，以防伤及筋骨或骨折。应将患儿平放，头侧位，并用纱布包裹压舌板，放于上、下牙齿之间，以防咬伤舌体。保持患儿呼吸道通畅，痰涎壅盛者，随时吸痰，同时注意给氧。保持室内安静，避免过度刺激。随时观察患儿面色、呼吸及脉搏变化，防止突然变化。抽搐时要禁食；搐止后以流质素食为主，不会吞咽者，给予鼻饲；病情好转后，给予高营养、易消化食物。对于长期卧床的患儿，要经常改变体位，勤擦澡，多按摩，防止发生褥疮。

六、发作性睡病

发作性睡病的概念由法国医生 Gelineau 在 1880 年首次提出。本病的临床表现主要包括白天反复发作的无法遏制的睡眠、猝倒发作和夜间睡眠障碍。发作性睡病的特征性病理改变是下丘脑外侧区分泌素神经元特异性丧失。根据临床表现及脑脊液下丘脑分泌素 –1（Hcrt–1）的含量，国际睡眠障碍分类 – 第 3 版（ICSD–3）将发作性睡病分为两型：发作性睡病 1 型，即 Hcrt 缺乏综合征，既往称为猝倒型发作性睡病，以脑脊液中 Hcrt–1 水平显著下降为重要指标；发作性睡病 2 型，既往称为非猝倒型发作性睡病，通常脑脊液中 Hcrt–1 水平无显著下降。

由于本病发作时患者的警觉性与肌张力下降，严重影响学习、生活与作业能力，常被误诊为癫痫、短暂性脑缺血发作或精神、心理障碍。本病从发病到确诊一般经历 2 ～ 10 年。现有证据表明多基因易患性、环境因素和免疫反应共同参与发作性睡病的发病机制。

中医学认为，人的睡眠与清醒决定于卫气的出入运行和阴阳二气的升降，卫气行于阴则处于睡眠状态，行于阳则处于清醒状态，即阳入于阴则寐、阳出于阴则寤。本病的发生主要与心、脾、肾、髓海等脏腑有密切关系。中医学中虽未见"发作性睡病"的病名，但不乏相关记载。对发作性睡病的描述主要分散在"嗜睡症""五软""梦魇""厥证"和"痫证"中。

【临床诊断要点】

根据 ICSD–3 的分类标准，发作性睡病可分为发作性睡病 1 型和发作性睡病 2 型，具体诊断标准如下。

1. 发作性睡病 1 型的诊断标准

（1）患者存在白天难以遏制的困倦和睡眠发作，症状持续至少 3 个月以上。

（2）满足以下 1 项或 2 项条件：①有猝倒发作（符合定义的基本特征）。经过标准的多次小睡潜伏期试验（MSLT）检查平均睡眠潜伏期 ≤ 8 分钟，且出现 ≥ 2 次睡眠始发 REM 睡眠现象（SOREMPs）。推荐 MSLT 检查前进行夜间多导睡眠图（nPSG）检查。nPSG 出现 SOREMP 可以替代 1 次白天 MSLT 中的 SOREMP。②免疫反应法检测脑脊液中 Hcrt–1 浓度 ≤ 110pg/mL 或小于正常参考值的 1/3。

幼儿期的发作性睡病可能表现为夜晚睡眠时间过长或白天打盹时间延长；如果临床强烈怀疑发作性睡病 1 型，但 MSLT 的诊断标准不能满足，推荐重复 MSLT 检查；患者存在 EDS 和脑脊液 Hcrt–1 水平低下或难以检测时，即使不伴有猝倒发作，仍应诊断为发作性睡病 1 型。

2. 发作性睡病 2 型的诊断标准

（1）患者存在白天难以遏制的困倦和睡眠发作，症状持续至少 3 个月以上。

（2）标准 MSLT 检查平均睡眠潜伏期 ≤ 8 分钟，且出现 ≥ 2 次 SOREMPs，推荐 MSLT 检查前进行 nPSG 检查，nPSG 出现 SOREMP 可以替代 1 次白天 MSLT 中的 SOREMP。

（3）无猝倒发作。

（4）脑脊液中 Hcrt-1 浓度没有进行检测，或免疫反应法测量值＞110pg/mL 或大于正常参考值的 1/3。

（5）嗜睡症状和（或）MSLT 结果无法用其他睡眠障碍如睡眠不足、OSAS、睡眠时相延迟障碍、药物使用或撤药所解释。

如果患者随后出现猝倒发作，应重新诊断为发作性睡病 1 型；如果诊断后，检测脑脊液中 Hcrt-1 浓度 ≤ 110pg/mL 或小于正常参考值的 1/3，应重新诊断为发作性睡病 1 型。

发作性睡病常见的伴随疾病如下：①向心型肥胖：向心型肥胖在儿童及嗜睡症状严重的患者中更为常见，可在发病后 1 年内出现体重急剧增加。②性早熟：国外报道约 17% 的儿童期发病的发作性睡病患者伴有性早熟，国内报道比例为 7.4%。③阻塞性睡眠呼吸暂停综合征：发作性睡病人群中 OSAS 的患病率超过 24.8%，显著高于普通人群。④ REM 睡眠期行为障碍：RBD 在发作性睡病人群中发生率为 36% ~ 61%。发作性睡病患者的 RBD 与非发作性睡病患者的 RBD 在临床表现方面不尽相同，且前者起病时间更早。⑤焦虑或抑郁：25% 的发作性睡病患者有惊恐发作或社交恐惧等症状；18% ~ 57% 的发作性睡病患者伴有情绪抑郁、兴趣低下、快感缺乏。而焦虑、抑郁又常常加重患者的社会与家庭功能损害。⑥偏头痛：有报道称猝倒型发作性睡病患者中偏头痛发病率显著增高，为 20% ~ 45%，女性略多于男性。

【鉴别诊断】

1. 发作性睡病常常被误诊为精神疾患或者癫痫变异型，也可能与其他类型的嗜睡症混淆。有无猝倒是区分关键因素。发作性睡病最基本的特点是难以克制的睡眠需求，如同时伴有猝倒，更支持发作性睡病的诊断。

2. 不伴猝倒发作的发作性睡病需要与特发性过度嗜睡症鉴别。特发性过度嗜睡症患者有异常长时间的深度睡眠，不伴猝倒症状和没有发作性睡病的其他相关症状，在 MSLT 中小于 2 个 SOREMP。最具特征的反复性睡眠过度是 Kleine-Levni 综合征，一种下丘脑功能性疾病，表现为性欲亢进、贪食和易怒，伴周期性持续 18 ~ 20 小时的睡眠。此外，白天的过度睡眠也有可能是睡眠呼吸暂停综合征、肥胖、甲状腺功能减退、过度使用抗惊厥药物、酒精滥用、脑外伤或者是脑部肿瘤（如颅咽管瘤）导致。

3. 以猝倒为主导症状的发作性睡病可能误诊为晕厥、发作性跌倒、失张力发作或者庤病、诈病。自动行为和健忘往往要与复杂部分性癫痫鉴别。癫痫患者常无不可抗拒的睡眠发作和猝倒发作，脑电图可见癫痫波，发作时可伴意识丧失，但伴猝倒发作性睡病患者意识清醒，发作前常可意识到并主动采取保护性动作。

4. 发作性睡眠也可以是神经系统其他疾病的症状，即所谓的继发性、症状性发作性睡病。在最近的一项 META 分析研究中，116 例符合 ICSD 中发作性睡病诊断标准，同时存在与 EDS 肯定相关的其他神经系统疾病，如多发性硬化、血管性疾病和脑炎等。有研究者报道，遗传性疾病、肿瘤和头部外伤是三个较常见的病因。

【辨证论治】

中医学对发作性睡病的治疗注重调理患者的脏腑阴阳平衡，治疗法则主要有醒脑开窍、利湿涤痰、补脾阳、醒脾气、温补脾肾、镇心醒神等，多采用中药辨证论治。

1. 湿浊困脾

证候：精神委顿，头重如裹，肢体沉重或浮肿，胸脘胀闷，纳少泛恶，痰白而黏或棉花样，不分环境和时间均可入睡，每次数秒钟或数分钟不等，但唤之能醒，舌苔白腻。

辨证：脾虚湿盛，湿蒙清窍，故见精神委顿，头重如裹；湿邪困脾、脾不化湿则肢体沉重或浮肿，胸脘胀闷，纳少泛恶，舌苔白腻。

治法：补脾升阳，化浊开窍。

方药：平胃散加减或温胆汤加减。

2. 中气不足

证候：精神倦怠，嗜睡，每次 30 分钟以上，饭后尤甚，肢怠无力，面色萎黄，纳少便软，舌苔薄白脉弱。

辨证：先天禀赋不足或后天脾胃虚弱者，或因饥饱失常，所谓"饮食自倍，肠胃乃伤"，损伤脾胃，脾气虚则气血生化无源，肢体失养，出现神倦、肢怠乏力、嗜睡等中气不足的症状。脾虚中气下陷，则嗜睡饭后尤甚。面色萎黄，纳少便软，舌苔薄白，脉弱，均为脾虚之象。

治法：补中益气，醒脾开窍。

方药：补中益气汤加减或人参养营汤加减。

3. 脾肾阳虚

证候：精神疲惫，整日嗜睡懒言，肢体不能运动，畏寒肢冷，健忘，脉沉细无力，舌质淡红，舌苔薄白。

辨证：脾肾阳虚，清窍失养，故见精神疲惫，整日嗜睡懒言，健忘。脉沉细无力，舌质淡红，舌苔薄白，皆为脾肾阳虚征象。

治法：温补脾肾。

方药：附子理中汤加减或金匮肾气丸加减，或附子汤加味（附子、桂枝、人参、白术）。

中阳不足者加干姜、甘草。气虚下陷者加炙黄芪、柴胡、升麻。

4. 肺热窍闭

证候：头痛，以眉心前额为著，鼻塞流清涕或黄稠涕，痰黄，环境清静时喜眠，呼之能醒，醒后又睡，舌尖红，舌苔薄黄或腻。

辨证：鼻为肺之窍，邪热犯肺，肺气失宣，气机不能上达，故见鼻塞、头痛，热邪灼伤津液，炼液为痰，见流清涕或黄涕、痰黄。痰热上扰，蒙闭轻窍，见喜眠，呼之能醒，醒后又睡。舌尖红，舌苔薄黄或腻为肺热内盛之证。

治法：清肺开窍。

方药：苍耳子散加减或藿胆丸加减。

5. 痰蒙清窍

证候：精神疲惫，嗜睡懒言，倦怠少动，腹胀纳少，健忘，舌质淡红，舌苔白稍腻，脉沉无力，

辨证：痰湿内盛，阻滞三焦，上蒙清窍，清阳不升，浊阴不降，故精神疲惫，嗜睡懒言，倦怠少动，腹胀纳少，健忘等。舌质淡红，舌苔白稍腻，脉沉无力，为痰湿内盛之象。

治法：温阳涤痰，醒脑开窍。

方药：涤痰清脑汤加减，加用健脾化湿、畅通三焦气机、开窍醒神之品。

【其他治疗】

1. 针灸疗法　有报道用毫针刺百会、风府、悬钟，得气后再小幅度、慢频率、轻用力捻转 0.5 分钟，留针 20 分钟。起针后用梅花针沿督脉、膀胱经、胆经在头部的循行部位叩刺，以有微出血点为宜，总有效率为 95.2%。也有报道以电针及耳穴贴压法对 32 例发作性睡病进行治疗，总有效率为 97% ~ 81%。

2. 推拿按摩疗法　采用循经推运松解疗法。令患者取俯卧位，身体放松，

平稳呼吸。术者位于患者右侧，用双手的拇、食、中和无名指在患者体表操作。

方法：由骶部尾骨处长强穴开始捏起皮肤及皮下组织，循督脉缓缓推运至百会穴，再由秩边穴循膀胱经推运至天柱穴（双侧）；另由阳白穴开始循胆经达肩井穴，再依次沿两侧肩胛骨、侧腰部、骶部用提肌、摇晃分离的重手法松解软组织。整个手法要连贯完成，手法的轻重缓急要根据患者的耐受程度运用得当。治疗后以患者自觉头、肩及背部有麻、热舒适感为佳。每日 1 次，10 次为 1 个疗程。

【病案处方选录】

患儿，男，8 岁。2014 年 8 月 14 日初诊。

主诉：困倦嗜睡年余。

现病史：近一年来无何原因经常日间困倦，并于上课时昏昏欲寐，甚至路途中依偎入睡，唤之难醒。面色萎黄，平素倦怠乏力，少气懒言，不喜运动，嗜好肉食，体重偏胖，病后曾经到某医院就诊，经过系统检查，排除其他疾病。

舌脉：舌体胖舌质暗，舌苔白略厚，脉虚无力。

中医诊断：嗜睡症（脾虚湿困）；西医诊断：发作性睡病。

治则：补脾升阳，化浊开窍。

方药：补中益气汤加减。黄芪 12g，白术 10g，党参 12g，当归 9g，陈皮 6g，柴胡 6g，升麻 6g，石菖蒲 6g，郁金 6g，麻黄 5g，炙甘草 3g。7 剂。

水煎服每日 1 剂，水煎 100mL，分早晚两次温服。

2014 年 8 月 21 日二诊，药后症减，困倦减轻、时间缩短，困倦时唤之可醒，上课能坚持听课。舌胖较前减轻，舌苔白不厚，脉无力。

继续上方，黄芪、炙白术、党参减至 6g，服药 1 个月，症状改善，停药随访半年，未见复发。

[按语] 本案从中医学角度而言，以气虚、阳气不振为主，在此基础上兼有湿浊痰饮内盛上蒙清窍。脾的生理功能就是令"清阳上升，浊阴下降"。患儿平素湿气困脾，故中焦元气虚弱升降失常，清气不升，浊阴不降，气血无以生化，脏腑经络无所濡养而俱病。而清者反成湿浊流于下，脾湿下流，亦即清阳下陷，脾为肺之母，脾胃一虚，肺气先绝，清气下陷，故倦怠乏力，少气懒言；脾虚下陷，清阳不能上达，脑窍失养，故头晕困倦。舌体胖、舌苔白为气虚湿生之象，脉虚软无力乃气虚难以鼓充于血脉之故。故治疗上采取补脾开窍为主，采用上方补中益气、升发清阳，使精明之府得清阳之荣，故无需利水渗湿之药，而略行气燥湿之品已足，湿气可除，古人云："气即

是水，治气即是治水。"故药后症减、舌体不胖、舌苔转薄，病情渐渐痊愈。

【小结】

王绍洁教授多采用加味补中益气汤治疗小儿发作性睡病，基本方药如下：黄芪 12g，白术 10g，党参 12g，当归 9g，陈皮 6g，柴胡 6g，升麻 6g，石菖蒲 6g，郁金 6g，麻黄 5g，炙甘草 3g。

补中益气汤是根据《内经》"形不足者，温之以气""劳者温之""陷者举之"的原则而立。方中黄芪补中益气，生用其性轻清而锐，轻清则能升阳举陷，气锐则其补更速，通达内外。用于补益脾胃，则能振奋脾胃功能，使脾胃运化健旺，托水谷之清气上行，而升阳举陷；符合《内经》"陷者举之"的治疗原则，佐以人参，则更增强了黄芪的功效。人参大补元气，炙甘草甘温益气调和脾胃，白术苦温燥湿健脾，三药合用益气健脾，合黄芪则益气补中。佐以陈皮行气和胃，理气调中，化痰湿而醒脾气，补气而无气滞之弊。当归和血脉以调营，协参芪以益气养血。使以少量升麻、柴胡，用以升举下陷之阳气。升麻入肺脾胃三经而升阳，李东垣云："发散阳明风邪，升胃清气，又引甘温之药上升，以补卫气之散而实其表，故元气不足者，用此于阴中升阳……"柴胡苦凉，疏肝升阳，《本经》云："主心腹胃肠中结气，饮食积聚，寒热邪气，推陈致新。"《本草纲目》云："升麻引阳明清气上行，柴胡引少阳清气上行，此乃禀赋素弱，元气虚馁，乃劳役饥饱，生冷内伤，脾胃引经最要药也。"脾胃中土得升麻之升发，则长养之势向上不息。脾胃下陷之清阳可举，水谷精微亦不下流成湿，而上升于肺，以充养全身。故李东垣说："黄芪、人参、甘草、当归身、柴胡、升麻乃辛甘发散，以助春夏生长之用也。"方中加石菖蒲、郁金化浊开窍，麻黄能兴奋大脑皮质和皮质上中枢及血管运动中枢，同时麻黄之升发可鼓舞阳气上行，使精明之府得清阳之荣，以达补脾升阳之功。

泌尿系统疾病

一、急性肾小球肾炎

急性肾小球肾炎，简称"急性肾炎"，是儿科常见的免疫反应性肾小球疾病，临床表现为急性起病，多有前驱感染，以血尿为主，伴有不同程度蛋白尿，可有浮肿、高血压，或肾功能不全等特点的肾小球疾患。本病多见于感染之后，尤其是溶血性链球菌感染之后，故称为急性链球菌感染后肾炎。

本病是小儿时期常见的一种肾脏疾病，多发生于 3～12 岁儿童。发病前多有前驱感染史。发病后病情轻重悬殊，轻者除实验室检查异常外，临床无明显症状，重者可出现并发症（高血压脑病、急性循环充血及急性肾功能衰竭）。近年来，由于采取中西医结合的治疗措施，严重并发症明显减少，预后大多良好。多数患儿于发病 2～4 周内浮肿消退，肉眼血尿消失，血压正常，残余少量蛋白尿，镜下血尿多于 3～6 个月内消失。

中医古代文献中无肾炎病名记载，但据其临床表现，多属于"水肿""尿血"范畴。如《灵枢·论疾诊尺》说："视人之目窠上微痈，如新卧起伏，其颈脉动，时咳，按其手足上窅而不起者，风水肤胀也。"对于本病的病机，《医宗金鉴·幼科杂病心法要诀》说："小儿水肿，皆因水停于肺脾二经。"其治疗，早在《素问·汤液醪醴论》就有"开鬼门，洁净府"，即发汗、利小便的记载，历代还有逐水、清热等多种治法。

【临床诊断要点】

1. 前驱感染病史　本病发病前 1～4 周多有呼吸道或皮肤感染、猩红热等链球菌感染或其他急性感染史。

2. 急性起病　急性期一般为 2～4 周。

3. 浮肿及尿量减少　浮肿为紧张性，轻重与尿量有关。

4. 血尿　起病即有血尿，呈肉眼血尿或显微镜下血尿。

5. 高血压　1/3～2/3 患儿病初有高血压，常为（120～150）/（80～110）mmHg。非典型病例可无水肿、高血压及肉眼血尿，仅发现镜下血尿。

6. 并发症　重症早期可出现以下并发症。

（1）高血压脑病　血压急剧升高，常见剧烈头痛及呕吐，继之出现视力障碍，嗜睡、烦躁，或阵发性惊厥，渐入昏迷，少数可见暂时偏瘫失语，严重时发生脑疝。具有高血压伴视力障碍、惊厥、昏迷三项之一即可诊断。

（2）严重循环充血　可见气急咳嗽，胸闷，不能平卧，肺底部湿啰音，肺水肿，肝大压痛，心率快，奔马律等。

（3）急性肾衰竭　严重少尿或无尿患儿可出现血尿素氮及肌酐升高、电解质紊乱和代谢性酸中毒。一般持续 3～5 日，在尿量逐渐增多后，病情好转。若持续数周仍不恢复，则预后严重，可能为急进性肾炎。

7. 实验室检查 尿检均有红细胞增多，尿红细胞形态为肾小球性红细胞，也可见透明、颗粒管型。血清总补体及 C3 可一过性明显下降，抗链球菌溶血素"O"抗体（ASO）可升高。

【辨证论治】

1. 急性期（常证）

（1）风水相搏

证候：水肿自眼睑开始迅速波及全身，以头面部肿势为著，皮色光亮，按之凹陷随手而起，尿少色赤，微恶风寒或伴发热，咽红咽痛，骨节酸痛，鼻塞咳嗽，舌质淡，舌苔薄白或薄黄，脉浮。

辨证：本证多见于病程早期，多由外感风邪而诱发。以起病急，水肿发展迅速，全身浮肿，头面部为甚，伴风热或风寒表证为特点。

治法：疏风宣肺，利水消肿。

方药：麻黄连翘赤小豆汤合五苓散加减。常用：麻黄、桂枝发散风寒、宣肺利水，连翘清热解毒，配杏仁、茯苓、猪苓、泽泻、车前子等宣肺降气、利水消肿，甘草调和诸药。

咳嗽气喘，加葶苈子、苏子、射干、桑白皮泻肺平喘；偏风寒证见骨节酸楚疼痛，加羌活、防己疏风散寒；偏风热证见发热、汗出、口干或渴、舌苔薄黄者，加金银花、黄芩疏风清热；头痛、眩晕，血压升高明显，去麻黄，加浮萍、钩藤、牛膝、夏枯草利水平肝泻火；血尿重者，加小蓟、茜草、仙鹤草以凉血止血。本证风热蕴结于咽喉者，可用银翘散合五苓散加减以疏风清热、利咽解毒、利水消肿。

（2）湿热内侵

证候：头面肢体浮肿或轻或重，小便黄赤而少，甚者尿血，烦热口渴，头身困重，常有近期疮毒史，舌质红，舌苔黄腻，脉滑数。

辨证：本证常见于疮毒内归患儿，或病程中期、后期，水肿减轻或消退之后，也可见于水肿持续阶段。以血尿，烦热口渴，头身困重，舌质红，舌苔黄腻为特点。

治法：清热利湿，凉血止血。

方药：五味消毒饮合小蓟饮子加减。常用：金银花、野菊花、蒲公英、紫花地丁清热解毒，栀子清泻三焦之火，猪苓、淡竹叶利湿清热，小蓟、蒲黄、当归凉血止血并能散瘀。

小便赤涩加白花蛇舌草、石韦、金钱草清热利湿；皮肤湿疹加苦参、白鲜皮、地肤子燥湿解毒、祛风止痒；口苦口黏，加茵陈、龙胆草燥湿清热；大便秘结加生大黄泻火降浊；口苦心烦加龙胆草、黄芩泻火除烦。

2. 急性期（变证）

（1）邪陷心肝

证候：肢体面部浮肿，头痛眩晕，烦躁不安，视物模糊，口苦，恶心呕吐，甚至抽搐、昏迷，小便短赤，舌质红，舌苔黄糙，脉弦数。

辨证：本证多见于病程早期，血压明显升高者。以头痛眩晕，烦躁，呕吐，甚至抽搐、昏迷为特点。

治法：平肝泻火，清心利水。

方药：龙胆泻肝汤合羚角钩藤汤加减。常用：龙胆草清泻肝经实火，菊花、黄芩清热解毒，栀子、生地黄、泽泻、车前子、竹叶清心利水，羚羊角粉、钩藤、白芍平肝息风。

大便秘结加生大黄、芒硝通便泻火；头痛眩晕较重加夏枯草、石决明清肝火、潜肝阳；恶心呕吐加半夏、胆南星化浊降逆止呕；昏迷抽搐可加服牛黄清心丸或安宫牛黄丸解毒息风开窍。

（2）水凌心肺

证候：全身明显浮肿，频咳气急，胸闷心悸，不能平卧，烦躁不宁，面色苍白，甚则唇指青紫，舌质暗红，舌苔白腻，脉沉细无力。

辨证：本证也多见于病程早期，水肿严重的患儿。以全身严重浮肿，频咳气急，胸闷心悸，不能平卧为特点。

治法：泻肺逐水，温阳扶正。

方药：己椒苈黄丸和参附汤加减。常用：葶苈子、大黄泻肺逐水，防己、椒目、泽泻、桑白皮、茯苓皮、车前子利水消肿，附子、人参温阳扶正。

若见面色灰白，四肢厥冷，汗出脉微，乃心阳虚衰之危象，应急用独参汤或参附龙牡救逆汤回阳固脱。本证之轻症，也可用三子养亲汤加减，以理肺降气，利水消肿，常用苏子、葶苈子、白芥子、香橼皮、大腹皮、炙麻黄、杏仁、甘草。

（3）水毒内闭

证候：全身浮肿，尿少或尿闭，色如浓茶，头晕头痛，恶心呕吐，嗜睡，甚则昏迷，舌体胖，舌质淡红，舌苔垢腻，脉象滑数或沉细数。

辨证：本证多见于病程早期，尿少尿闭为其突出证候，同时伴头晕头痛、恶心呕吐、嗜睡或昏迷等危重征象。

治法：通腑泄浊，解毒利尿。

方药：温胆汤合附子泻心汤加减。常用：生大黄、黄连、黄芩清实火、泄浊毒，姜半夏、陈皮、竹茹、枳实降气化浊，茯苓、车前子利水消肿，制附子、生姜温阳气，化湿浊。

呕吐频繁，服玉枢丹辟秽止呕。不能进药者，可将上方浓煎100～200mL，待温，做保留灌肠，每日1～2次；也可用解毒保肾液以降浊除湿解毒，药用生大黄30g，六月雪30g，蒲公英30g，益母草20g，川芎10g，浓煎200mL，分为每日2次保留灌肠。昏迷惊厥加用安宫牛黄丸或紫雪丹，水溶化后鼻饲。

3.恢复期　如浮肿消退，尿量增加，血压下降，血尿及蛋白尿减轻，即标志病程进入了恢复期。此期为正气渐虚、余邪留恋阶段，在恢复期早期常以湿热留恋为主，病程长者则渐转为气阴亏虚为主。

（1）阴虚邪恋

证候：头晕乏力，手足心热，腰酸盗汗，或有反复咽红，舌质红，舌苔少，脉细数。

辨证：本证为恢复期最常见的证型，可见于素体阴虚或急性期曾热毒炽盛者。临床以手足心热，腰酸盗汗，舌质红，舌苔少，镜下血尿持续不消等为特点。

治法：滋阴补肾，兼清余热。

方药：知柏地黄丸合二至丸加减。常用：知母、黄柏滋阴降火，生地黄、山茱萸、山药、牡丹皮、泽泻、茯苓"三补""三泻"滋补肾阴、泻湿浊、清虚热，女贞子、旱莲草滋阴清热，兼以止血。

血尿日久不愈加仙鹤草、茜草凉血止血；舌质暗红，加三七、琥珀化瘀止血；反复咽红，加玄参、山豆根、板蓝根清热利咽。

（2）气虚邪恋

证候：身倦乏力，面色萎黄，纳少便溏，自汗出，易于感冒，舌质淡红，舌苔薄白，脉缓弱。

辨证：本证多见于素体肺脾气虚患儿。临床以乏力纳少，便溏或大便不实，自汗，易于感冒为特点。

治法：健脾益气，兼以化湿。

方药：参苓白术散加减。常用：党参、黄芪、茯苓、白术、山药健脾益气，砂仁、陈皮、白扁豆、薏苡仁行气健脾化湿，甘草调和诸药。

血尿持续不消，可加参三七、当归养血化瘀止血；舌质淡暗或有瘀点，加丹参、红花、桃仁活血化瘀。

【病案处方选录】

病案一

赵某，男，6岁。2013年7月16日初诊。

主诉：颜面、四肢浮肿1周。

现病史：患儿1周前出现眼睑、颜面浮肿、继之遍及四肢浮肿，小便量少，色深如茶，查尿常规示：RBC（++），WBC（+），PRO（+++），肾功正常，补体低，偶有咽痛，无发热，无腰痛，无腹痛，无尿频、尿急、尿痛，无头昏、呕吐，纳差，寐尚安，大便正常。追问病史3周前有感冒史。拟诊为"急性肾小球肾炎"，西医抗感染、对症等治疗，症状有所缓解，为求中医治疗来诊。刻下：患儿眼睑颜面、四肢浮肿，皮肤光亮，按之即起，神清，精神可，BP135/80mmHg，咽红，双侧扁桃体Ⅰ度肿大，两肺呼吸音粗，未闻及啰音，心率91次/分，心律齐，未闻及杂音，腹软，无压痛，肝脾肋下未及，双肾区无叩痛，四肢浮肿，按之不凹陷，阴囊不肿。

舌脉：舌质红，舌苔薄黄腻，脉浮。

中医诊断：水肿（风水相搏证）；西医诊断：急性肾小球肾炎。

治则：宣肺利水消肿。

方药：麻黄5g，连翘6g，赤小豆6g，炙杏仁6g，茯苓6g，泽泻6g，车前草6g，蜜桑白皮9g，白茅根6g，小蓟6g，仙鹤草6g，炙白术9g，炙牛蒡子6g，炙甘草3g。7剂。

每日1剂，水煎100mL，分早晚两次空腹温服。

二诊：2013年7月23日，服药7剂后，患儿颜面、四肢无浮肿，小便量增加、色淡黄，面色无华，神疲乏力，纳差，寐尚安，大便调。查体：神清，精神好，BP115/70mmHg，咽微红，双侧扁桃体未见肿大，两肺呼吸音粗，未闻及啰音，心率88次/分，心律齐，未闻及杂音，腹软，无压痛，肝脾肋下未及，双肾区无叩痛，四肢无明显浮肿。查尿常规示：RBC（+），PRO（+）。

舌脉：舌质红，舌苔薄白腻，脉浮。

中医诊断：水肿（气虚邪恋证）；西医诊断：急性肾小球肾炎。

治则：益气健脾，清热利湿。

方药：太子参6g，黄芪6g，茯苓6g，炒白术9g，陈皮6g，砂仁3g，蜜桑白皮9g，白茅根6g，小蓟6g，仙鹤草6g，当归6g，焦山楂6g，鸡内金

6g，炙甘草 3g。14 剂。

每日 1 剂，水煎 100mL，分早晚两次空腹温服。

三诊：2013 年 8 月 6 日，服药 14 剂后，患儿面色好转，精神佳，浮肿未作，寐安，纳增，小便多，大便调。查体：神清，精神好，BP110/70mmHg，咽微红，双侧扁桃体未见肿大，两肺呼吸音粗，未闻及啰音，心率 89 次 / 分，心律齐，未闻及杂音，腹软，无压痛，肝脾肋下未及，双肾区无叩痛，四肢无浮肿。复查尿常规示：RBC（−），WBC（−），PRO（−）。舌质淡红，舌苔薄白，脉细。给予六味地黄汤加味调理，共服 14 剂，诸症均消，多次复查尿常规无异常，随访患儿 1 年未见复发。

[**按语**] 患儿疾病初期为感受外邪，风水相搏，热郁于里之证，急以解表散邪、清热利湿之法治之，方用麻黄连翘赤豆汤加减。方中麻黄发汗解表、宣肺利水；连翘清热散结、疏散风热；赤小豆利水消肿；杏仁宣肺降气；桑白皮泻肺利水消肿；车前草清热利水；茯苓利水渗湿健脾；泽泻利水渗湿；白术健脾益气、燥湿利尿；白茅根、小蓟、仙鹤草清热利尿止血；牛蒡子清热宣肺利咽；甘草调和诸药。诸药合用，共奏疏风宣肺、清热化湿、利水消肿之功，故治疗急性肾小球肾炎初期者效果显著。然正虚是本病之本，故于肿消之后即转以健脾化湿、祛除余邪，调治而收全功。此时水肿已消，正气受损，乃虚实夹杂之候，治以扶正祛邪并进，以益气健脾佐以清热利湿之品，方用参苓白术散加减。方中太子参、黄芪、茯苓、白术健脾益气；砂仁、陈皮行气健脾化湿；甘草调和诸药；加用当归活血养血；焦三楂、鸡内金健脾消食。全方使虚得复，湿得化，气得顺，滞得去，则全身脏腑充养无忧。最后给予六味地黄汤加味调理，滋阴补肾，巩固疗效。

病案二

张某，男，8 岁。2013 年 6 月 12 日初诊。

主诉：出现血尿 10 余天。

现病史：患儿出现血尿 10 余天，小便色深如茶，量可，伴有眼睑浮肿，查尿常规示：RBC（++++），WBC（+），PRO（++），肾功正常，补体低。拟诊为"急性肾小球肾炎"。刻下：患儿双眼睑浮肿，但四肢无明显浮肿，无腹水，无发热，无咽痛，纳食尚可，尿色深如茶，无尿频、尿急、尿痛，大便正常。查体：神清，精神好，BP110/75mmHg，咽红，双侧扁桃体未见肿大，两肺呼吸音粗，未闻及啰音，心率 92 次 / 分，心律齐，未闻及杂音，腹软，无压痛，肝脾肋下未及，双肾区无叩痛。

舌脉：舌质淡红，舌苔黄腻，脉浮滑小数。

中医诊断：尿血（湿热内蕴证）；西医诊断：急性肾小球肾炎。

治则：清热利湿，凉血止血。

方药：小蓟 6g，蒲黄炭 12g，藕节炭 12g，地榆炭 12g，生地黄 6g，牡丹皮 6g，茯苓 6g，泽泻 6g，白茅根 6g，淡竹叶 6g，栀子 6g，炒白术 9g，当归 6g，炙甘草 3g。7 剂。

每日 1 剂，水煎 100mL，分早晚两次空腹温服。

二诊：2013 年 6 月 19 日，患儿服药后尿色变浅，无明显眼睑浮肿，纳可，寐安，大便调。复查尿常规示：RBC（++），WBC（−），PRO（−）。查体：神清，精神好，BP115/75mmHg，咽微红，双侧扁桃体未见肿大，两肺呼吸音粗，未闻及啰音，心率89次/分，心律齐，未闻及杂音，腹软，无压痛，肝脾肋下未及，双肾区无叩痛。舌质红，舌苔薄黄，脉滑。上方继服 7 剂。

三诊：2013 年 6 月 26 日，患儿无明显不适，纳可，寐安，便调。复查尿常规示：RBC（+），WBC（−），PRO（−）。查体：神清，精神可，BP110/70mmHg，咽微红，双侧扁桃体未见肿大，两肺呼吸音粗，未闻及啰音，心率88次/分，心律齐，未闻及杂音，腹软，无压痛，肝脾肋下未及，双肾区无叩痛。

舌脉：舌质淡红，舌苔薄黄，脉细。

中医诊断：尿血（阴虚邪恋证）；西医诊断：急性肾小球肾炎。

治则：清热滋阴补肾。

方药：知母 6g，黄柏 6g，小蓟 6g，益母草 6g，生地黄 6g，牡丹皮 6g，茯苓 6g，泽泻 6g，白茅根 6g，淡竹叶 6g，山茱萸 9g，山药 6g，当归 6g，炙甘草 3g。14 剂。

每日 1 剂，水煎 100mL，分早晚两次空腹温服。

四诊：2013 年 7 月 26 日，患儿无不适主诉，查体未见异常。近 1 个月曾 4 次复查尿常规正常。

[按语]患儿素体虚弱，复感湿热之邪，湿热内蕴，泛于肌肤，发为水肿。湿热下注膀胱，膀胱血络受损，则见尿血。故治疗应标本兼治，清热利湿、凉血止血，同时宜益肾固本。急性期治疗以小蓟饮子加减。方中小蓟、藕节炭、蒲黄炭、地榆炭、白茅根凉血止血；泽泻清热利湿泻肾浊，使湿热由小便而去；当归养血活血；牡丹皮清血分之热；生地黄清热凉血益阴；茯苓、白术健脾化湿；淡竹叶、栀子清热利湿降火。诸药合用，共奏清热凉血

之功。恢复期待湿热已除，则转为固本为主，方用知柏地黄丸加减滋养肾阴，兼清湿热、凉血止血。方中知母、黄柏滋阴降火；生地黄、山茱萸、山药、牡丹皮、泽泻、茯苓"三补""三泻"滋补肾阴；白茅根、淡竹叶清解余热；小蓟、益母草、当归凉血养血止血。

【小结】

急性肾小球肾炎是小儿时期最常见的一种肾脏疾病，多发生于 3 ~ 12 岁儿童。发病前多有前驱感染史。发病后轻重悬殊，轻者除实验室检查异常外，临床无明显症状，重者可出现变证（并发高血压脑病、急性循环充血及急性肾功能衰竭）。多数患儿于发病 2 ~ 4 周内消肿，肉眼血尿消失，血压恢复，残余少量蛋白尿，镜下血尿多于 3 ~ 6 个月内消失。近年来，由于采取中西医结合的治疗措施，严重并发症明显减少，预后大多良好。

西医学认为，急性肾小球肾炎以链球菌感染后最为常见，称之为急性链球菌感染后肾炎，偶见于其他细菌或病原微生物感染之后。其主要发病机制为抗原抗体免疫复合物引起肾小球毛细血管炎症病变。此外，某些链球菌株可通过神经氨酸苷酶的作用或其产物与机体的免疫球蛋白结合，改变其免疫原性，产生自身抗体和免疫复合物而致病。

中医学认为，本病病因病机为外邪侵袭，首先犯肺，肺失宣肃，通调水道失职，以致风水相搏，水湿泛溢肌肤而发病；或因疮毒内陷，损伤脾胃，脾失健运，以致水湿不能正常运化与敷布，溢于肌肤而发病；或素体正虚，肾气不充，复感外邪，病邪深入，内客于肾，肾的气化功能失常，导致水液不能正常排泄，水湿内聚而发病。外邪侵袭、疮毒内陷是导致本病的主要病因，而肺、脾、肾三脏功能失调是本病发生的内在基础，亦是本病进一步发展的根源；水湿、湿热、瘀血等作为病理产物又可作为致病因素而影响病程和疾病的发展。

急性期因湿热水毒伤及肺脾肾，至恢复期肺脾肾三脏气阴不足，湿热留恋，而见血尿日久不消，并伴阴虚、气虚之证。六淫之邪外袭，内舍于肺，肺失宣降，水道通调失司，以致邪遏水阻，泛滥肌肤，发为水肿。《素问·水热穴论》云："用而劳甚，则肾汗出；肾汗出逢于风，内不得入于脏腑，外不得越于皮肤，客于玄府，行于皮里，传为胕肿，本之于肾，名曰风水。"肺主皮毛，脾主肌肉，疡疮湿毒侵于肌肤，内犯于肺脾，肺失宣降，脾失健运，水湿内停，溢于肌肤，而成水肿；湿蕴日久化热，灼伤血络，则可见血尿。《济生方》云："有少年血热疮，变为肿满。"《金匮要略》云："热在下焦，则尿血。"本病的发生除了外邪侵袭，肺脾受损之外，更重要的是肾元亏虚。肾为先天之本，脾胃为后天之本。肾元亏虚可因先天不足而来，亦可因后天饮食失节、劳逸不当、调理失宜，先有脾胃虚弱，后有肾元不足，此即所谓后天不能充养先天所致。脾肾先虚，外邪侵袭，内外两因相合，水液不得正常代谢而停于体内，外溢肌肤则发为水肿。肾元亏虚，精微外泄，可见蛋白尿。

总之，急性肾小球肾炎的主要病因为外感风邪、湿热、疮毒，导致肺脾肾三脏功能失调，其中以肺脾功能失调为主。风、热、毒与水湿互结，通调、运化、开阖失司，水液代谢障碍而为肿；热伤下焦血络而致尿血。重症水邪泛滥可致邪陷心肝、水凌心肺、水毒内闭之证。若湿热久恋，伤阴耗气，可致阴虚邪恋或气虚邪恋，使病程迁延；病久入络，致脉络阻滞，尚可出现尿血不止、面色晦滞、舌质紫暗等瘀血之症。

急性肾小球肾炎的急性期为正盛邪实阶段，起病急，变化快，浮肿及血尿多较明显。恢复期共有特点为浮肿已退，尿量增加，肉眼血尿消失，但镜下血尿或少量蛋白尿未恢复，且多有湿热留恋。

本病的证候轻重悬殊较大。轻型一般以风水证、湿热证等常证的证候表现为主，其水肿、尿量减少及血压升高多为一过性；重型则为全身严重浮肿，持续尿少、尿闭，并可在短期内出现邪陷心肝、水凌心肺、水毒内闭的危急证候。

本病的治疗原则，应紧扣急性期以邪实为主、恢复期以正虚邪恋为患的病机。急性期以祛邪为主，宜宣肺利水、清热凉血、解毒利湿；恢复期则以扶正兼祛邪为要，并应根据正虚与余邪孰多孰少，确定补虚及祛邪的比重。如在恢复期之早期，以湿热未尽为主，治宜祛除湿热余邪，佐以扶正（养阴或益气）；后期则湿热已渐尽，则应以扶正为主，佐以清热或化湿。若纯属正气未复，则宜用补益为法。但应注意，本病治疗，不宜过早温补，以免留邪而迁延不愈，应掌握补益不助邪、祛邪不伤正的原则。

对于变证，应根据证候分别采用平肝息风、清心利水，泻肺逐水、温补心阳，通腑降浊为主，积极配合西药综合抢救治疗。

在辨证治疗时，临床上大致分为 3 期，即初期、缓解期和恢复期。初期以疏风解表、清热解毒、凉营透邪等法治疗为主，使风邪外散，湿从下渗，热毒得以清解，用药上，重用祛风药。因祛风能胜湿，能开郁，能调畅气机，宣畅肺气，使气机调畅，营卫调和，外邪得去，疾病则愈。中期即缓解期，以清热解毒利湿为主，兼以顾护脾胃，以防邪气伤正。后期即恢复期，以扶助正气为主，辅以清热利湿，使正气复，邪气去，病自愈。

初期：一般在发病的 1～4 周，本期临床表现特点为发热，咳嗽，咽痛，颜面浮肿，骨节酸痛，尿少或正常，或恶寒发热，尿少色深，甚或尿赤，舌尖红，舌苔薄黄，脉浮数或沉数。此期，病位在肺，外邪上受，内客于肺，肺失宣发肃降，不能通调水道，下输膀胱，水液输布或气化障碍，导致水湿停留，而出现小便不利或水肿。肺为上焦，宣降失常，则浮肿起于上，继而影响脾之转输，肾之气化，故肿势蔓延波及四肢或全身，因病位在肺，所以仍以面部肿势较著为常见，治以疏散表邪、宣肺利水；根据外邪寒热的不同，分别选用麻黄汤和银翘散加减治疗。药用荆芥、防风、金银花、连翘、蝉衣、石韦、白茅根、茯苓、薏苡仁、枇杷叶、薄荷、白术、小蓟等。

缓解期：多在发病的 4 周～6 个月。此期表证已消，病邪由表入里，从热而化，尿常规检验常有镜下血尿，或伴有咽痛，舌苔黄腻，脉滑数，辨证当属邪热留恋中下二焦，治宜清热利湿、凉血止血为主，佐以扶正，顾护脾胃。

恢复期：即在发病 6 个月～1 年，临床常无明显症状及体征，而以尿常规检验是否正常为诊断依据。尿常规检验红细胞较多者为下焦余热未尽，肾阴已虚，治以滋肾凉血，方用知柏地黄汤加味，加用藕节、白茅根、旱莲草、女贞子等。若尿常规检验尿蛋白持续不消者为下焦不固，通常分两种情况，一是脾虚不摄，治以健脾益气，方用四君子汤加减，药用熟地黄、山药、茯苓、黄芪、党参、炒白术、陈皮、甘草等；二是脾肾两虚，治以健脾补肾，选用六味地黄汤合四君子汤加减，药用黄芪、党参、白术、熟地黄、山萸肉、女贞子、旱莲草、石韦、薏苡仁等。

急性肾小球肾炎患儿的合理护理有助于疾病的早日康复。首先应注意休息、一般起病 2 周内应卧床休息，待水肿消退，血压降至正常，肉眼血尿消失后，可下床轻微活动；1～2 个月内活动量应限制，3 个月内避免剧烈活动；尿内红细胞减少、血沉正常可上学，但需避免体育活动。应注意饮食，根据病情，适当控制水、盐、蛋白的摄入。密切观察病情，动态观察患儿的尿量、尿色、血压、心率、呼吸等体征的变化。同时对患者及家长进行健康教育，宣传本病是一种自限性疾病，强调限制患儿活动是控制病情进展的重要措施；尤以前 2 周最为关键；同时说明本病的预后良好，以减轻家长和患儿的压力；锻炼身体，增强体质，避免或减少上呼吸道感染是本病预防的关键。一旦发生了上呼吸道或皮肤感染，应及早应用抗生素彻底治疗。

二、肾病综合征

肾病综合征简称肾病，是一组由多种病因引起的临床症候群，以大量蛋白尿、低蛋白血症、高脂血症及不同程度的水肿为主要特征。本病属于中医学水肿范畴，且多为阴水。

肾病是一种常见病，多发生于 2 ~ 8 岁小儿，其中以 2 ~ 5 岁为发病高峰，男多于女。多数患儿经恰当治疗预后良好，但部分患儿病情反复，病程迁延，预后欠佳。

小儿肾病属中医学水肿范畴，且多属阴水，以肺脾肾三脏虚弱为本，尤以脾肾亏虚为主。《诸病源候论·水通身肿候》云："水病者，由脾肾俱虚故也。肾虚不能宣通水气，脾虚又不能制水，故水气盈溢，渗液皮肤，流遍四肢，所以通身肿也。"

【临床诊断要点】

本病分为单纯型肾病和肾炎型肾病。

1. 单纯型肾病　具备四大特征：①大量蛋白尿：尿蛋白定性常在（+++）以上，24 小时尿蛋白定量 ≥ 50mg/kg。②低蛋白血症：血浆白蛋白：儿童 < 30g/L，婴儿 < 25g/L。③高脂血症：血浆胆固醇：儿童 ≥ 5.7mmol/L，婴儿 ≥ 5.2mmol/L。④不同程度的水肿。其中以大量蛋白尿和低蛋白血症为必备条件。

2. 肾炎型肾病　除单纯型肾病四大特征外，还具有以下四项之一项或多项：①明显血尿：尿中红细胞 ≥ 10 个 / 高倍视野（见于 2 周内 3 次以上离心尿标本）。②反复或持续高血压：学龄儿童血压 ≥ 130/90mmHg（17.3/12kPa），学龄前儿童血压 ≥ 120/80 mmHg（16.0/10.7 kPa），并排除激素所致者。③持续性氮质血症：血尿素氮 ≥ 10.7mmol/L，并排除血容量不足所致者。④血总补体量（CH50）或血 C3 反复降低。

【鉴别诊断】

1. 急性肾小球肾炎　急性肾小球肾炎与肾病综合征均以浮肿及尿改变为主要特征。但肾病以大量蛋白尿为主，伴低蛋白血症及高胆固醇血症，其浮肿多为指凹性。急性肾炎则以血尿为主，不伴低蛋白血症及高胆固醇血症，其浮肿多为紧张性。

2. 营养性水肿　严重的营养不良与肾病综合征均可见指凹性浮肿，小便短少，低蛋白血症。但肾病有大量蛋白尿，而营养性水肿无尿检异常，且有形体渐消瘦等营养不良病史。

3. 心源性水肿 严重的心脏病也可出现浮肿，以下垂部位明显，但呈上行性加重，有心脏病史及心衰症状和体征而无大量蛋白尿。

4. 肝性腹水 肾病水肿严重时可出现腹水，此时应与肝性腹水相鉴别。肝性腹水以腹部胀满有水、腹壁青筋暴露为特征，其他部位无或仅有轻度浮肿，有肝病史而无大量蛋白尿，病变部位主要在肝。

【**辨证论治**】

1. 本证

（1）肺脾气虚

证候：全身浮肿，面目为著，尿量减少，面白身重，气短乏力，纳呆便溏，自汗出，易感冒，或有上气喘息、咳嗽，舌质淡胖，舌苔薄白，脉虚弱。

辨证：本证多由外感诱发，以头面肿甚、自汗出、易感冒、纳呆便溏、自汗气短乏力为特点。轻症可无浮肿，但有自汗、易感冒的特点。本证多见于病程的早期或激素维持治疗阶段。

治法：益气健脾，宣肺利水。

方药：防己黄芪汤合五苓散加减。常用：黄芪、白术益气健脾，茯苓、猪苓、泽泻、车前子健脾利水，桂枝、木防己宣肺通阳利水。

浮肿明显，加五皮饮，如生姜皮、陈皮、大腹皮等以利水行气；伴上气喘息、咳嗽者加麻黄、杏仁、桔梗宣肺止咳；常自汗出易感冒者重用黄芪，加防风、煅牡蛎益气固表；若同时伴有腰脊酸痛，多为肾气虚之证，加用五味子、菟丝子、肉苁蓉等以滋养肾气。

（2）脾肾阳虚

证候：全身明显浮肿，按之深陷难起，腰腹下肢尤甚，面白无华，畏寒肢冷，神疲蜷卧，小便短少，可伴有胸水、腹水，纳少便溏，恶心呕吐，舌质淡红、舌体胖，舌苔白滑，脉沉细无力。

辨证：本证多见于大量蛋白尿持续不消，病情加剧者。临床以高度浮肿、面白无华，畏寒肢冷，小便短小不利为辨证要点。若脾阳虚偏重者，则腹胀纳差、大便溏泻；若肾阳虚偏重者，则形寒肢冷、面白无华、神疲蜷卧显著。

治法：温肾健脾，行气化水。

方药：偏肾阳虚者，真武汤合黄芪桂枝五物汤加减。常用：制附子、干姜温肾暖脾，黄芪、茯苓、白术健脾益气利水，桂枝、猪苓、泽泻通阳化气行水。偏脾阳虚者，实脾饮加减。常用：制附子、干姜温补脾肾，黄芪、茯苓、白术健脾益气淡渗利湿，草果、厚朴、木香行气导滞、化湿行水。

肾阳虚偏重者，加用仙灵脾、仙茅、巴戟天、杜仲等增强温补肾阳之力；水湿重加五苓散，药用桂枝、猪苓、泽泻等通阳利水；若兼有咳嗽、胸满气促不能平卧者，加用己椒苈黄丸，药用防己、椒目、葶苈子等泻肺逐水；兼有腹水者，加牵牛子、带皮槟榔行气利水。在温阳利水的同时，可加用木香、槟榔、大腹皮、陈皮、沉香等助气化以利小便。

（3）肝肾阴虚

证候：浮肿或重或轻，头痛头晕，心烦躁扰，口干咽燥，手足心热或有面色潮红，目睛干涩或视物不清，痤疮，失眠多汗，舌质红，舌苔少，脉细数。

辨证：本证多见于素体阴虚，过用温燥或利尿药，尤多见于大量使用激素的患儿，水肿或轻或无。临床以头痛头晕、心烦易怒、手足心热、口干咽燥、舌质红，舌苔少为特征。偏于肝阴虚者，则头痛头晕，心烦躁扰，目睛干涩明显；偏于肾阴虚者，口干咽燥、手足心热、面色潮红突出；阴虚火旺则见痤疮、失眠、多汗等。

治法：滋阴补肾，平肝潜阳。

方药：知柏地黄丸加减。常用：熟地黄、山药、山茱萸滋补肝脾肾三阴以治其本，牡丹皮、茯苓、泽泻渗湿浊、清虚热以治其标，知母、黄柏、女贞子、旱莲草滋阴清热泻火。

肝阴虚突出者，加用沙参、沙苑子、菊花、夏枯草养肝平肝；肾阴虚突出者，加枸杞子、五味子、天冬滋阴补肾；阴虚火旺者重用生地黄、知母、黄柏滋阴降火；有水肿者加车前子等以利水。

（4）气阴两虚

证候：面色无华，神疲乏力，汗出，易感冒，或有浮肿，头晕耳鸣，手足心热，口干咽燥或长期咽痛，咽部暗红，舌质稍红，舌苔少，脉细弱。

辨证：本证多见于病程较久，或反复发作，或长期、反复使用激素后，其水肿或轻或重或无。本证的气虚是指脾气虚，阴虚是指肾阴虚。其中以汗出、反复感冒、神疲乏力为气虚特点，而头晕耳鸣、口干咽燥、长期咽痛、咽部暗红、手足心热为阴虚特点。此外，在激素减量撤退过程中，患儿由阴虚转向阳虚，而见神疲乏力、面色苍白、少气懒言、口干咽燥、头晕耳鸣、舌质由红转淡，此乃阴阳两虚之证，临床应注意鉴别。

治法：益气养阴，化湿清热。

方药：六味地黄丸加黄芪。常用：黄芪、生地黄、山茱萸、山药益气养阴，茯苓、泽泻、牡丹皮健脾利湿清热。

气虚证突出者重用黄芪，加党参、白术增强益气健脾之功；阴虚偏重者加玄参、怀牛膝、麦冬、枸杞子以养阴；阴阳两虚者，应加益气温肾之品，如仙灵脾、肉苁蓉、菟丝子、巴戟天等阴阳双补。

2. 标证

（1）外感风邪

证候：发热，恶风，无汗或有汗，头身疼痛，流涕，咳嗽，或喘咳气急，或咽痛、喉核肿痛，舌苔薄，脉浮。

辨证：本证可见于肾病的各个阶段，尤多见于急性发病之始。此乃气虚卫表不固，加之长期使用激素或细胞毒药物，使免疫功能低下，卫外功能更差，易于感受风邪而致。临床应区别风寒或风热之不同。外感风寒以发热恶风寒、无汗、头身痛、流清涕、咳痰稀白、舌质淡红、舌苔薄白、脉浮紧为特点；外感风热则以发热、有汗、口渴、咽红、流浊或黄涕、舌质红、脉浮数为特征。如见喘咳气急，肺部细湿啰音者，则属风邪闭肺之证。

治法：外感风寒，辛温宣肺祛风；外感风热，辛凉宣肺祛风。

方药：外感风寒，麻黄汤加减。常用：麻黄、桂枝、杏仁发汗祛风、宣肺利水，连翘、牛蒡子、蝉蜕、僵蚕、桔梗、荆芥清热解毒、疏风宣肺。外感风热，银翘散加减。常用：金银花、连翘、牛蒡子辛凉透表、清热解毒；薄荷、荆芥、蝉蜕、僵蚕、柴胡、桔梗疏风透表、宣肺泄热。

无论风寒、风热，如伴有水肿者，均可加五苓散以宣肺利水；若乳蛾肿痛者，可加板蓝根、山豆根清热利咽。若风邪闭肺者，属风寒闭肺用小青龙汤或射干麻黄汤加减以散寒宣肺；属风热闭肺用麻杏石甘汤加减以清热宣肺。

（2）水湿

证候：全身浮肿，肿甚者可见皮肤光亮，腹胀水臌，水聚肠间，辘辘有声，或见胸闷气短，心下痞满，甚有喘咳，小便短少，舌质淡红，舌苔白腻，脉沉。

辨证：本证以中度以上水肿，伴水臌（腹水）、悬饮（胸水）为特征。此外，尚可结合触诊、叩诊及腹胸部 B 超、X 线等检查，不难确诊。水臌（腹水）责之于脾肾肝；悬饮（胸水）责之于肺脾。

治法：一般从主症治法。伴水臌、悬饮者可短期采用补气健脾、逐水消肿法。

方药：防己黄芪汤合己椒苈黄丸加减。常用：黄芪、白术、茯苓、泽泻益气健脾、利湿消肿，防己、椒目祛风利水，葶苈子、大黄泻肺逐水。

脘腹胀满者加大腹皮、厚朴、莱菔子、槟榔行气消胀；胸闷气短，喘咳者加麻黄、杏仁、苏子、生姜皮、桑白皮宣肺降气利水；若水臌、悬饮，胸闷腹胀，大小便不利，体质尚可者，可短期应用甘遂、牵牛子攻逐水饮。当单纯中药治疗不能及时利尿消肿时，可配合短期应用西药利尿剂。

（3）湿热

证候：皮肤脓疱疮、疖肿、疮疡、丹毒等，或口黏口苦，口干不欲饮，脘闷纳差等，或小便频数不爽、量少，有灼热或刺痛感，色黄赤混浊，小腹坠胀不适，或有腰痛，恶寒发热，口苦便秘，舌质红，舌苔黄腻，脉滑数。

辨证：湿热为肾病患儿最常见的兼夹证，可出现于病程各阶段，尤多见于足量长期用激素或大量用温阳药之后。临证应区分上、中、下三焦湿热之不同。上焦湿热以皮肤疮毒为特征；中焦湿热以口黏口苦、脘闷纳差、舌苔黄腻为主症；下焦湿热之轻症可无明显症状，但尿有白细胞、脓细胞增多，尿细菌培养阳性。

治法：上焦湿热，清热解毒燥湿；中焦湿热，清热化浊利湿；下焦湿热，清热利水渗湿。

方药：上焦湿热，五味消毒饮加减。常用：金银花、菊花、蒲公英、紫花地丁、天葵子清热解毒；黄芩、黄连、半枝莲燥湿清热。中焦湿热，甘露消毒丹加减。常用：黄芩、茵陈蒿、滑石清热利湿、泻火解毒；藿香、厚朴、白蔻仁行气畅中利湿；薏苡仁、车前子、猪苓利水渗湿等。下焦湿热，八正散加减。常用：通草、车前子、萹蓄、滑石清热利湿通淋；栀子、大黄清热泻火；连翘、黄柏、金钱草、半枝莲清热解毒利湿。

（4）血瘀

证候：面色紫暗或晦暗，眼睑下发青、发黯，皮肤少光泽或肌肤甲错，有紫纹，常伴有腰痛或胁下有癥瘕积聚，唇舌紫暗，舌有瘀点或瘀斑，舌苔少，脉弦涩。

辨证：血瘀也为肾病综合征常见的标证，可见于病程的各阶段，尤多见于难治病例或长期用足量激素之后，临床以面色晦暗、唇暗舌紫有瘀点瘀斑为特点。也有以上证候不明显，但长期伴有血尿或血液流变学检测提示有高凝情况，也可辨为本证。

治法：活血化瘀。

方药：桃红四物汤加减。常用：桃仁、红花、当归、生地黄、丹参、赤芍、川芎活血化瘀，党参、黄芪益气以助血运，益母草、泽兰化瘀利湿。

尿血者选加仙鹤草、蒲黄炭、旱莲草、茜草、参三七凉血止血；瘀血重者加水蛭、三棱、莪术破血逐瘀；血胆固醇过高，多从痰瘀论治，常选用泽泻、瓜蒌、半夏、胆南星、生山楂化痰活血；若兼有郁郁不乐、胸胁胀满、腹胀腹痛、嗳气呃逆等气滞血瘀症状，可选加郁金、陈皮、大腹皮、木香、厚朴以行气活血。本证之高黏滞血症，可用水蛭粉装胶囊冲服，每日 1.5 ~ 3g 为宜。

（5）湿浊

证候：纳呆，恶心或呕吐，身重困倦或精神萎靡，水肿加重，舌苔厚腻，血尿素氮、肌酐升高。

辨证：本证多见于水肿日久不愈，水湿浸渍，脾肾衰竭，水毒潴留，使湿浊水毒之邪上逆而致。临床以恶心呕吐、纳差、身重困倦或精神萎靡，以及血尿素氮、血肌酐升高为辨证要点。

治法：利湿降浊。

方药：温胆汤加减。常用：半夏、陈皮、茯苓、生姜燥湿健脾，姜竹茹、枳实、石菖蒲行气利湿降浊。

若呕吐频繁者，加代赭石、旋覆花降逆止呕；若舌苔黄腻、口苦口臭之湿浊化热者，可选加黄连、黄芩、大黄解毒燥湿泄浊；若肢冷倦怠、舌质淡胖之湿浊偏寒者，可选加党参、吴茱萸、姜汁黄连、砂仁等寒温并用，温中清热；若湿邪偏重、舌苔白腻者，选加苍术、厚朴、生薏苡仁燥湿平胃。

【病案处方选录】

病案一

张某，男，6岁。2013 年 9 月 13 日初诊。

主诉：反复全身浮肿、少尿半年余。

现病史：患儿半年前无明显诱因出现少尿，全身浮肿，查尿常规示：PRO（++++），收入院治疗，经查血浆蛋白低、胆固醇升高确诊为"肾病综合征"。应用足量强的松系统治疗，同时联合利尿剂对症、输白蛋白、抗生素抗感染等治疗后，浮肿减退，尿量增加，尿蛋白转阴，予激素减量中。近日患儿感冒后病情反复，眼睑浮肿，小便不畅，纳差，寐尚安，大便偏干。复查尿常规：PRO（+++）。查体：神清，精神可，眼睑浮肿，咽红，双侧扁桃体未见肿大，两肺呼吸音粗，未闻及啰音，心率 91 次 / 分，心律齐，未闻及杂音，腹软，无压痛，肝脾肋下未及，无腹水征，双肾区无叩痛，双下肢轻度浮肿。

舌脉：舌质红，舌苔薄黄，脉浮数。

中医诊断：水肿（外感风热、肾虚水泛证）；西医诊断：肾病综合征。

治则：疏风清热宣肺，利水消肿。

方药：麻黄 6g，蜜桑白皮 9g，姜半夏 6g，陈皮 6g，茯苓 6g，猪苓 6g，泽泻 6g，车前子 6g，白茅根 6g，焦山楂 6g，薏苡仁 6g，炙白术 9g，淫羊藿 6g，炙甘草 3g。7 剂。

每日 1 剂，水煎 100mL，分早晚两次空腹温服。

强的松维持原量联合抗菌剂及利尿剂对症治疗。

二诊：2013 年 9 月 20 日，患儿感冒愈，眼睑无浮肿，小便量多，纳增，寐尚安，大便调。查尿常规：PRO（±）。查体：神清，精神可，咽微红，双侧扁桃体未见肿大，两肺呼吸音粗，未闻及啰音，心率 89 次/分，心律齐，未闻及杂音，腹软，无压痛，肝脾肋下未及，双肾区无叩痛，四肢无浮肿。

舌脉：舌质淡红，舌苔薄白，脉沉。

中医诊断：水肿（脾肾阳虚证）；西医诊断：肾病综合征。

治则：温阳健脾利水。

方药：炙附子 6g，干姜 6g，陈皮 6g，猪苓 6g，茯苓 6g，泽泻 9g，车前草 6g，黄芪 6g，白茅根 6g，焦山楂 6g，薏苡仁 6g，炒白术 9g，淫羊藿 6g，炙甘草 6g。28 剂。

每日 1 剂，水煎 100mL，分早晚两次空腹温服。

强的松继服，停用抗生素及利尿剂。

三诊：2013 年 10 月 27 日，服药 28 剂后，患儿眼睑无浮肿，寐安，纳增，大、小便调。查尿常规：PRO（-）。查体：神清，精神可，咽微红，双侧扁桃体未见肿大，两肺呼吸音粗，未闻及啰音，心率 91 次/分，心律齐，未闻及杂音，腹软，无压痛，肝脾肋下未及，双肾区无叩痛，四肢无浮肿。

舌脉：舌尖红，舌苔薄白，脉细。

中医诊断：水肿（气阴两虚证）；西医诊断：肾病综合征。

治则：益气养阴补肾活血。

方药：生地黄 6g，山药 6g，山茱萸 6g，牡丹皮 6g，茯苓 6g，泽泻 6g，黄芪 6g，炒白术 9g，淫羊藿 6g，巴戟天 6g，丹参 6g，当归 6g，炙甘草 3g。28 剂。

每日 1 剂，水煎 100mL，分早晚两次空腹温服。

强的松减量口服。

四诊：2013 年 11 月 27 日，服药 28 剂后，患儿眼睑浮肿未反复，寐安，纳增，大、小便调。查尿常规：PRO（－）。查体：神清，精神可，咽微红，双侧扁桃体未见肿大，两肺呼吸音粗，未闻及啰音，心率 90 次/分，心律齐，未闻及杂音，腹软，无压痛，肝脾肋下未及，双肾区无叩痛，四肢无浮肿。舌质淡红，舌尖红甚，舌苔薄白，脉细。给予上方加减调理，强的松减量。随访患儿多次复查尿常规无异常，停药后 1 年未见复发。

[按语] 患儿素体虚弱，易感外邪，使病情反复。表邪未解时，必须宣肺祛风行水消肿，祛邪治标为先，而病久缠绵，或失治累及肾本，由阳损及阴或气血，补阴温阳，健脾扶土，当随病变化而灵活化裁，均不能一病一药一方套用治之。患儿初诊为外感风热、肾虚水泛之证，治疗应先祛其邪，方用五苓散加减。方中麻黄、桑白皮宣肺清热利水，半夏、陈皮健脾燥湿化浊，猪苓、茯苓、泽泻健脾利湿消肿，薏苡仁清利湿浊，仙灵脾祛风除湿，炒白术益气健脾，白茅根、车前子清热利水消肿，焦山楂消食开胃。后表现为脾肾阳虚证，治以温阳健脾利水。方中附子、干姜温补脾肾，黄芪、陈皮、猪苓、茯苓、白术健脾益气淡渗利湿。患儿病久，且服用激素，则阳损阴伤，易致阴虚火旺，以六味地黄丸加减，脾肾共调、滋补肾阴、兼降虚火，治本善后。方中生地黄、山茱萸、山药益气养阴，茯苓、泽泻、牡丹皮健脾利湿清热。患儿病久，后期加用丹参、当归养血活血化瘀，事半功倍。本例证属本虚标实，治疗上先治其标水肿，后治其本脾肾阴阳之虚。故先用消肿之法，后予滋补，从而病体康复。

病案二

王某，男，5 岁。2013 年 6 月 16 日初诊。

主诉：颜面、双下肢浮肿 7 天。

现病史：患儿 7 天前无明显诱因出现颜面、双下肢浮肿，面白乏力，肢冷畏寒，纳差，尿少，大便稀溏。查尿常规示：PRO（＋＋＋）。拟诊为"肾病综合征"。查体：神清，精神可，颜面浮肿，咽微红，双侧扁桃体未见肿大，两肺呼吸音粗，未闻及啰音，心率 92 次/分，心律齐，未闻及杂音，腹软，无压痛，肝脾肋下未及，双肾区无叩痛，双下肢轻度浮肿。

舌脉：舌质淡红，舌苔白，脉沉。

中医诊断：水肿（脾肾阳虚）；西医诊断：肾病综合征。

治则：温阳健脾利水。

方药：炙附子 6g，干姜 6g，陈皮 6g，猪苓 6g，茯苓 6g，泽泻 6g，车前草 6g，淫羊藿 6g，焦山楂 6g，薏苡仁 6g，炒白术 9g，炙甘草 6g。14 剂。

每日 1 剂，水煎 100mL，分早晚两次空腹温服。

联合强的松治疗。

二诊：2013 年 6 月 29 日，服药后，患儿颜面、双下肢浮肿消退，偶有手足心热，盗汗，纳增，大、小便调。查尿常规：PRO（－）。查体：神清，精神可，颜面无浮肿，咽微红，双侧扁桃体未见肿大，两肺呼吸音粗，未闻及啰音，心率 91 次 / 分，心律齐，未闻及杂音，腹软，无压痛，肝脾肋下未及，双肾区无叩痛，四肢无浮肿。

舌脉：舌尖红，舌苔少，脉细数。

证属阴虚火旺，治疗注重滋阴降火补肾，方药如下：生地黄 6g，知母 6g，山茱萸 6g，茯苓 6g，黄柏 6g，淫羊藿 6g，丹参 6g，太子参 6g，炙甘草 3g。14 剂。每日 1 剂，水煎 100mL，分早晚两次空腹温服。强的松口服。

三诊：2013 年 7 月 13 日，服药后，患儿眼睑浮肿未反复，寐安，纳可，大、小便调。查尿常规：PRO（－）。查体：神清，精神可，咽微红，双侧扁桃体未见肿大，两肺呼吸音粗，未闻及啰音，心率 90 次 / 分，心律齐，未闻及杂音，腹软，无压痛，肝脾肋下未及，双肾区无叩痛，颜面、四肢无浮肿。舌质淡红，舌苔薄白，脉细。上方辨证加减续服，巩固治疗。

[按语] 患儿脾肾阳虚，无以运化水湿，故见颜面、四肢浮肿，方用真武汤加减。方中附子、干姜温补脾肾，白术、陈皮、猪苓、茯苓、泽泻、薏苡仁健脾益气淡渗利湿，淫羊藿温补肾阳，焦山楂健脾和胃，甘草调和诸药，解附子之毒。中医学认为激素类药物属阳刚之品，服后易呈现阴虚火旺的表象。故见手足心热、盗汗阴虚火旺之证。治疗应滋阴降火，方以知柏地黄丸加减。方中生地黄、知母、黄柏滋阴降火，山茱萸、牡丹皮滋阴补肾，淫羊藿温补肾阳，太子参益气养阴，茯苓、泽泻健脾利湿清热，丹参、当归养血活血化瘀。

【小结】

肾病综合征是由于肾小球滤过膜对血浆蛋白通透性升高，大量血浆蛋白自尿中丢失并引起一系列病理生理改变的临床综合征，表现为大量蛋白尿、低白蛋白血症、高脂血症及不同程度的水肿，是儿童常见疾病，多为学龄前儿童，3 ~ 5 岁为发病高峰。该病病程长、并发症多，国内外治疗多采用糖皮质激素及细胞毒药物，毒副作用大、复发率高，长期用药严重影响患儿生长发育。中医药治疗儿童肾病综合征有着独特的理论体系和丰富的临床经验。

中医学认为，肾病综合征的病因病机为小儿禀赋不足、久病体虚，外邪入里，致肺脾肾三脏亏虚是本病发生的主要因素。肺脾肾三脏虚弱，气化、运化功能失常，封藏失职，精微外泄，水液停聚，则是本病的主要发病机理。

人体水液的正常代谢，水谷精微的输布、封藏，均依赖肺的通调、脾的运化转输、肾的开阖与三焦、膀胱的气化来完成，若肺、脾、肾三脏虚弱，功能失常，必然导致"水精四布"失调。水液输布失常，泛溢肌肤则发为水肿；精微不能输布、封藏而下泄则出现蛋白尿。正如《景岳全书·肿胀》说："凡水肿等证，乃肺脾肾三脏相干之病。盖水为至阴，故其本在肾；水化于气，故其标在肺；水惟畏土，故其制在脾。今肺虚则气不化精而化水，脾虚则土不制水而反克，肾虚则水无所主而妄行。"可见肾病的病本在脾肾，其标在肺。外感、水湿、湿热、瘀血及湿浊是促进肾病发生发展的病理环节，与肺、脾、肾脏虚弱之间互为因果。若肺、脾、肾三脏气虚，卫外不固则易感受外邪，外邪进一步伤及肺、脾、肾，从而致水液代谢障碍加重，病情反复。水湿是贯穿于病程始终的病理产物，可以阻碍气机运行，又可伤阳、化热，使瘀血形成。水湿内停，郁久化热可成湿热；或长期过量用扶阳辛热之品而助火生热，并易招致外邪热毒入侵，致邪热与水湿互结，酿成湿热。湿热久结，难解难分，从而使病情反复迁延难愈。肾病精不化气而化水，水停则气滞，气滞则血瘀，《金匮要略·水气病脉证并治》云："血不利则为水。"血瘀又加重气滞，气化不利而加重水肿。水肿日久不愈，气机壅塞，水道不利，而致湿浊不化，水毒潴留。《景岳全书·肿胀》云："凡欲辨水气之异者，在欲辨其阴阳耳。"肾病的病情演变，多以肺肾气虚、脾肾阳虚为主，病久不愈或反复发作或长期使用激素者，可阳损及阴，肝失滋养，出现肝肾阴虚或气阴两虚之证，从而导致阴虚火旺。总之，肾病的病因病机涉及内伤、外感，关系脏腑、气血、阴阳，均以正气虚弱为本、邪实蕴郁为标，属本虚标实、虚实夹杂的病证。

肾病的治疗以扶正培本、祛邪治标为基本法则，重在益气健脾补肾、调理阴阳，同时配合宣肺、利水、清热、化瘀、化湿、降浊等祛邪之法以治其标。在具体治疗时应根据各个阶段的特点，解决主要矛盾。如水肿严重或外邪湿热等邪实突出时，应先祛邪以急则治其标；在水肿、外邪等减缓或消失后，则扶正祛邪，标本兼治或继以补虚扶正为重；后期激素减量时容易出现阴虚火旺之势。总之，应据虚实及标本缓急，确定扶正与祛邪之法则，辨证施治，随症加减，灵活运用。

本证单纯中药治疗效果欠佳，应配合必要的西药利尿剂、糖皮质激素、免疫抑制剂等综合治疗。对肾病之重症，出现水凌心肺、邪侵心肝或湿浊毒邪内闭之证，应配合西药抗凝、溶栓、透析等抢救治疗。只有疾病后期激素减量至停用或者属于激素耐药者或者属于频复发者当以中医为主施治。

在肾病综合征发病之初，常伴有明显水肿，此时宜"急则治标"，以"开鬼门、洁净府、去菀陈莝"等发汗、利湿消肿、逐水等为法，可酌用麻黄、猪苓、泽泻、大腹皮等，同时应注意其本在脾肾，切忌一味治标、攻伐太过耗伤正气，适当辅以茯苓、白术、太子参、山萸肉、山药等健脾益肾之剂。在疾病的后期，往往邪实渐退，本虚更为突出，此时应以扶正补虚为主要任务，根据临床气血阴阳偏虚调整处方，可用黄芪、生地黄、肉苁蓉等。此期虽以本虚为主，但常由于患儿病程较长，久病入络，往往伴有血瘀证候，如在补虚的同时佐以少许活血化瘀之品，往往能收到意想不到的效果。针对儿童"稚阴稚阳"体质特征，无论祛邪抑或扶正均不可太过，应慎用过于苦寒、温热药物，以防攻补太过。另外，不同个体在病程中可出现复杂临床症状，可根据兼症异同随症加减药物，有利于加快临床症状消除。

激素在中医辨证范畴属阳热之品，使用后可明显干扰影响患儿临床证候，导致本病证型在基本病因病机的基础上发生转化。应根据激素运用不同的阶段及时调整辨证治疗方案。如在激素运用的初期，临床可表现为形寒肢冷、面色㿠白、精神不振、高度水肿，伴胸水、腹水，食少纳呆，以脾肾阳虚为主线，此期中医治疗应强调温补脾肾、利水消肿，可依据偏脾阳虚或肾阳虚选用实脾饮或真武汤；激素大剂量、较长期使用阶段，阳热之品耗伤津液，易出现阴虚火旺证候，如五心烦热、盗汗、消谷善饥、眠差等，此时应侧重于滋阴清热，可用知柏地黄汤加减，选用山萸肉、黄柏、知母、旱莲草、女贞子等；在激素减撤阶段，可出现不同程度的激素减撤综合征，表现为一派阳气虚证候，可酌加巴戟天、肉苁蓉等温阳益肾之品，以促进恢复生理性肾上腺素皮质激素分泌，帮助激素减撤，巩固疗效。

治疗的同时应对患者及其家属进行心理、饮食、卫生指导及疾病宣传等门诊健康教育。因病情迁延反复，患儿常有烦躁、焦虑、攻击性等表现，不能积极顺从地配合治疗，影响恢复情况。医护人员应注意患者情绪，结合儿童心理特点，耐心向患者说明病情，给予适当的鼓励和心理支持，给其安全感和信任感，树立战胜疾病的信心。指导患者进低盐饮食，待水肿消退、血压正常后逐渐恢复正常饮食。血浆蛋白减低患者，应补充蛋白质，但高蛋白饮食势必加重肾脏负担，因此应适量摄入优质蛋白质，伴肾功能不全患者减量。减少脂肪摄入，避免饱和脂肪酸丰富的食物，控制血脂。适当补充各种维生素及锌、铁、钙、叶酸等。患者长期使用糖皮质激素加之蛋白质大量丧失、水肿，自身免疫力低下，易发生各种感染，因此要教育患者定时清理室内卫生，保持良好通风，空气新鲜，温度适宜，每周更换床单被褥等，有条件者进行消毒剂消毒或紫外线辐照。敦促患者清理口腔皮肤卫生，勤洗手，注意饮食卫生，并养成早晚刷牙、饭后漱口的习惯，推迟疫苗接种。向患者及家长普及卫生知识，说明坚持按医嘱用药的意义，药物可能出现的不良反应，预防感染的必要性、方法，疾病的转归、预后等，使患者及其家长对疾病有较为正确的认识并具有基本的护理常识，能配合医生完成家庭护理工作。

三、过敏性紫癜

过敏性紫癜是小儿常见的出血性疾病之一，以血液溢于皮肤、黏膜之下，出现瘀点瘀斑，压之不褪色为其临床特征，常伴呕血、便血等症状。本病是一种由免疫复合物 IgA 介导的系统性小血管炎。病理为以 IgA 沉积为主的白细胞碎裂性血管炎。好发年龄为 3～14 岁，尤以学龄儿童多见，男性多于女性，春秋两季发病较多。本病相当于中医学紫癜范畴，亦称"紫斑"。

近年来，儿童过敏性紫癜发病率呈逐年上升趋势，疾病的预后与肾脏的受累程度有关。据报道 3 个月内肾损害的发生率仍可达到 37.33%～55%。

西医目前对此尚无特异性治疗方案，临床主要以缓解症状为主，多用去除病因、抗过敏、激素、免疫抑制剂等药物治疗，并不能缩短过敏性紫癜病程，更不能预防肾损害的发生。而中医学对本病治疗有独特优势，经过辨证施治、整体治疗，能明显缩短病程，改善症状，有效减少肾损害，从而提高本病疗效，改善预后。

【临床诊断要点】

1. 美国风湿病学会 1990 年诊断标准　①初发病时年龄在 20 岁以下。②紫癜高出皮面，可扪及。紫癜非因血小板减少。③胃肠道出血，黑便，血便，便潜血试验阳性。④病理示弥漫性小血管周围炎，中性粒细胞在血管周围堆积。

具备以上两项症状以上可诊断为风湿病。

2. 紫癜性肾炎的诊断标准

（1）97% 患儿的肾损害发生在起病的 6 个月内（A/I）。

（2）在过敏性紫癜病程 6 个月内出现血尿和（或）蛋白尿。

（3）血尿：肉眼血尿或镜下血尿。

（4）蛋白尿满足以下任一项：①1周内3次尿常规蛋白阳性；②24小时蛋白定量＞150mg；③1周内3次尿微量白蛋白高于正常值。

（5）必要时肾活检协助诊断（＞6个月，有紫癜病发）。

3. 中医紫癜的诊断依据

（1）全身或四肢可见点状或斑块状出血，不高出皮肤，反复发作。或出血斑点略高出皮肤，色鲜红或色暗红，微痒，可伴腹痛或关节酸痛等症。

（2）可伴低热，齿衄，鼻衄，月经过多。严重者可出现头痛，昏迷，便血，尿血。

（3）血小板计数低于正常，出、凝血时间延长，束臂试验阳性。骨髓象：巨细胞正常或增多，血小板形成减少或缺如。若均正常者多为过敏性紫癜。

（4）必要时查免疫球蛋白PAIgG和PAIgA，PAC3有助原发性血小板减少性紫癜的诊断。

【鉴别诊断】

过敏性紫癜应与血小板减少性紫癜鉴别。

1. 过敏性紫癜 发病前可有上呼吸道感染或服食某些致敏食物、药物等诱因。紫癜多见于下肢伸侧及臀部、关节周围，为高出皮肤的鲜红色至深红色丘疹、红斑或荨麻疹，大小不一，多呈对称性，分批出现，压之不褪色。可伴有腹痛、呕吐、血便等消化道症状，游走性关节肿痛及血尿、蛋白尿等。血小板计数，出血、凝血时间，血块收缩时间均正常。应注意定期检查尿常规，可有镜下血尿、蛋白尿。

2. 血小板减少性紫癜 皮肤、黏膜见瘀点、瘀斑。瘀点多为针尖样大小，一般不高出皮面，多不对称，可遍及全身，但以四肢及头面部多见。可伴有鼻衄、齿衄、尿血、便血等，严重者可并发颅内出血。血小板计数显著降低，急性型一般低于$20 \times 10^9/L$，慢性型一般在（$30 \sim 80$）$\times 10^9/L$之间。出血时间延长，血块收缩不良，束臂试验阳性。

【辨证论治】

1. 风热伤络

证候：起病较急，全身皮肤紫癜散发，尤以下肢及臀部居多，呈对称分布，色泽鲜红，大小不一，或伴痒感，可有发热、腹痛、关节肿痛、尿血等，舌质红，舌苔薄黄，脉浮数。

辨证：本证由风热之邪外感，内窜血络所致。以起病较急，紫癜色泽鲜红，伴风热表证为辨证要点。

治法：疏风散邪，清热凉血。

方药：连翘败毒散加减。常用：薄荷、防风、牛蒡子疏风散邪，连翘、山栀、黄芩、升麻清热解毒，玄参、当归养血祛风，赤芍、紫草清热凉血。

皮肤瘙痒加浮萍、蝉蜕、地肤子祛风止痒；腹痛加延胡索、甘草缓急和中；关节肿痛加三七、牛膝活血祛瘀；尿血加小蓟、白茅根、藕节炭凉血止血。

2. 血热妄行

证候：起病较急，皮肤出现瘀点瘀斑，色泽鲜红，或伴鼻衄、齿衄、呕血、便血、尿血，血色鲜红或紫红，同时并见心烦、口渴、便秘，或伴腹痛，或有发热，舌质红，脉数有力。

辨证：本证由热毒壅盛，迫血妄行，灼伤络脉，血液外渗所致。以起病急，紫癜及其他部位出血鲜红，伴热毒内盛、血分郁热之象为辨证要点。

治法：清热解毒，凉血止血。

方药：犀角地黄汤加味。常用：水牛角清心凉血，生地黄凉血养阴，牡丹皮、赤芍活血散瘀，紫草、玄参凉血止血，黄芩、生甘草清热解毒。

伴有齿衄、鼻衄者加炒栀子、白茅根凉血解毒；尿血加大蓟、小蓟凉血止血；大便出血加地榆炭、槐花收敛止血；腹中作痛重用白芍、甘草缓急止痛。若出血过多，突然出现面色苍白、四肢厥冷、汗出脉微者，为气阳欲脱，急用独参汤或参附汤回阳固脱；若气阴两衰者，则用生脉散以救阴生津，益气复脉。

3. 气不摄血

证候：发病缓慢，病程迁延，紫癜反复出现，瘀斑、瘀点颜色淡紫，常有鼻衄、齿衄，面色苍黄，神疲乏力，食欲不振，头晕心慌，舌质淡红，舌苔薄白，脉细无力。

辨证：本证由病久未愈，气虚不能摄血所致。以病程迁延，紫癜色淡，反复出现，伴气血不足之象为辨证要点。

方药：归脾汤加减。常用：党参、白术、茯苓、甘草健脾益气，合黄芪、当归补气生血，配远志、酸枣仁、龙眼肉养血宁心，佐木香醒脾理气补而不滞，生姜、大枣调和脾胃。

出血不止加云南白药、蒲黄炭、仙鹤草、阿胶（烊化冲服）以和血止血养血；神疲肢软，四肢欠温，畏寒恶风，腰膝酸软，面色苍白者为肾阳亏虚，加鹿茸、苁蓉、巴戟天以温肾补阳。

4. 阴虚火旺

证候：紫癜时发时止，鼻衄齿衄，血色鲜红，低热盗汗，心烦少寐，大便干燥，小便黄赤，舌质红，舌苔少，脉细数。

辨证：本证由阴虚火旺，灼伤血络所致。以紫癜时发时止，血色鲜红，伴阴虚火旺之象为辨证要点。

治法：滋阴降火，凉血止血。

方药：大补阴丸加减。常用：熟地黄、龟板滋阴潜阳以制虚火，黄柏、知母清泻相火，猪脊髓、蜂蜜填精润燥。

鼻衄、齿衄者加牡丹皮、白茅根、焦栀子以凉血止血；低热者加银柴胡、地骨皮、青蒿以清虚热；盗汗加煅牡蛎、煅龙骨、浮小麦以敛汗止汗。

【病案处方选录】

病案一

吕某，男，12 岁。2012 年 4 月 23 日初诊。

主诉：反复双下肢皮疹 2 月余。

现病史：患儿于 2 月余前感冒后开始出现双下肢对称性鲜红色皮疹，略高于皮肤，无发热，无腹痛及关节肿痛，无衄血、吐血、黑便。病初曾于当地医院就诊，确诊为"过敏性紫癜"，予"芦丁、维生素 C、开瑞坦"等对症治疗，1 周后皮疹缓解。1 个半月前患儿因发热皮疹反复，当地医院予"美洛西林舒巴坦"静点治疗 5 天后体温平稳，皮疹消退。33 天前无诱因皮疹再次反复，查尿常规：蛋白（++）、潜血（+）。家长携患儿到北京儿童医院就诊，诊断为"过敏性紫癜"，予以"中药汤剂"治疗 30 天，服药期间皮疹反复 3 次，一过性蛋白尿。2 天前患儿无明显诱因再次皮疹增多，查尿常规：蛋白（++），经患者介绍来我院中医科就诊。病来精神可，纳可，大便偏干，小便色深，尿量可，寐安。查体：神志清，精神好，双下肢散在对称分布紫癜疹部分融合成片，色鲜红，咽轻度充血，双肺呼吸音粗，心音有力，心率 82 次 / 分，心律齐，未闻及杂音，腹部无压痛，肝脾不大。实验室检查：血常规：WBC12.2 × 10^9/L，N 68.3%，L 22.9%，血小板 169 × 10^9/L。尿常规：PRO（++），WBC 4 个 / 高倍视野，RBC 9.2 个 / 高倍视野，潜血（+）。肾功正常。

舌脉：舌质红绛，舌苔黄厚，脉数有力。

中医诊断：紫癜（血热妄行证），血尿（血热妄行证）；西医诊断：过敏性紫癜，紫癜性肾炎。

治则：清热解毒，凉血止血。

方药：小蓟炭 12g，蒲黄炭 12g，藕节炭 12g，地榆炭 12g，大青叶 9g，紫草 6g，生地黄 9g，牡丹皮 6g，三七 2g，倒扣草 6g，苦参 6g，白茅根 6g，炙甘草 3g。14 剂。

每日 1 剂，水煎 100mL，分早晚两次空腹温服。

二诊：2012 年 5 月 7 日，服药 14 剂后，双下肢皮疹减少，无新起，纳可，大、小便调，寐安。复查尿常规示：PRO（+），WBC3 个 / 高倍视野，RBC 5.2 个 / 高倍视野，潜血（±）。查体：神清，精神可，双下肢散在少许红色斑丘疹，咽微红，双侧扁桃体未见肿大，两肺呼吸音粗，未闻及啰音，心率 80 次 / 分，心律齐，未闻及杂音，腹软，无压痛，肝脾肋下未及，双下肢无浮肿。舌质淡红，舌苔薄黄，脉数。

方药：小蓟炭 9g，蒲黄炭 9g，藕节炭 9g，地榆炭 9g，大青叶 9g，紫草 6g，生地黄 9g，牡丹皮 6g，倒扣草 6g，苦参 6g，白茅根 6g，炙甘草 3g。14 剂。

每日 1 剂，水煎 100mL，分早晚两次空腹温服。

三诊：2012 年 5 月 21 日，服药 14 剂后，双下肢紫斑已褪，未见新出皮疹，纳可，大、小便调，寐安。复查尿常规示：PRO（-），WBC3 个 / 高倍视野，RBC4.2 个 / 高倍视野，潜血（-）。查体：神清，精神可，双下肢未见紫斑，咽淡红，双侧扁桃体未见肿大，两肺呼吸音粗，未闻及啰音，心率 78 次 / 分，心律齐，未闻及杂音，腹软，无压痛，肝脾肋下未及，双下肢无浮肿。舌质淡红，舌苔薄白，脉数。

方药：小蓟炭 9g，蒲黄炭 9g，黄芩 6g，玄参 6g，黄芪 6g，炙白术 9g，生地黄 6g，牡丹皮 6g，炙甘草 3g。14 剂。

每日 1 剂，水煎 100mL，分早晚两次空腹温服。

四诊：2012 年 6 月 4 日，服药 14 剂后，双下肢未见新出皮疹，纳可，大、小便调，寐安。复查尿常规示：RBC（-），WBC（-），PRO（-）。查体：神清，精神可，双下肢未见紫斑，咽微红，双侧扁桃体未见肿大，两肺呼吸音粗，未闻及啰音，心率 80 次 / 分，心律齐，未闻及杂音，腹软，无压痛，肝脾肋下未及，双下肢无浮肿。舌质淡红，舌苔薄白，脉平。上方续服 14 剂，皮疹未反复。

长期随诊，未再反复，家长赠锦旗表示感谢。

［按语］患儿感邪后，热毒炽盛，迫血妄行，血不循经，溢于脉外，则发为紫癜。热毒下迫、灼伤脉络，则见尿血。舌质红，舌苔黄，脉数均为热象。治当清热滋阴、凉血止血、活血化瘀，予小蓟饮子加减。方中重用小蓟

炭、藕节炭、蒲黄炭、地榆炭收敛止血，大青叶、紫草清热解毒消斑，生地黄、牡丹皮清热滋阴、凉血散瘀，三七养血和血，倒扣草活血化瘀、利尿通淋、解表清热，对蛋白尿尤宜，苦参清热燥湿、助皮疹消退，白茅根清热利尿，甘草调和诸药。二诊之时，患儿紫斑减少，尚有热象，予原方小蓟炭、藕节炭、蒲黄炭、地榆炭减量，去三七、苦参，继以清热凉血治疗。三诊患儿皮疹已褪，未现新出斑疹，又内热去之十有八九，尿蛋白转阴，故减地榆炭、藕节炭，仅留两味炭类药物；去大青叶、紫草、倒扣草、苦参、白茅根，改用黄芩、玄参清热凉血滋阴；加黄芪、炒白术健脾益气扶正，防止反复。

病案二

徐某，女，7岁。2013年3月27日初诊。

主诉：双下肢皮肤紫斑伴尿血2周余。

现病史：患儿于2周前因感冒后出现双下肢散在瘀斑、色紫红，呈对称分布，略高于皮面，按之不褪色，且反复出现。无腹痛、关节肿痛及呕血、无发热，纳可，大便偏干，小便色深，量可，寐安。查血常规示：WBC 8.9×10^9/L，N 60.9%，L 34.8%，M 3.4%，HB 130 g/L，PLT 203×10^9/L；多次尿常规示：RBC（+++），WBC（−），PRO（±），肾功能正常。在其他医院就诊，诊断为"过敏性紫癜、紫癜性肾炎"，给予西药系统治疗，疗效欠佳故来诊。

查体：神清，精神可，双下肢可及散在紫斑，咽红，双侧扁桃体未见肿大，两肺呼吸音粗，未闻及啰音，心率89次/分，心律齐，未闻及杂音，腹软，无压痛，肝脾肋下未及，周身无浮肿。

舌脉：舌质红，舌苔薄黄，脉数。

中医诊断：紫癜（血热妄行证），血尿（外感风热证）；西医诊断：过敏性紫癜，紫癜性肾炎。

治则：清热解毒，凉血止血。

方药：小蓟炭12g，蒲黄炭12g，藕节炭12g，地榆炭12g，黄芩9g，紫草6g，生地黄6g，牡丹皮6g，当归9g，倒扣草6g，仙鹤草15g，白茅根6g，炙甘草3g。7剂。

每日1剂，水煎100mL，分早晚两次空腹温服。家长拒绝西药。

二诊：2013年4月3日，服药7剂后，双下肢紫斑渐退，纳可，大、小便调，寐安。复查尿常规示：RBC（+），WBC（−），PRO（−）。查体：神清，精神可，双下肢未见新出紫斑，咽微红，双侧扁桃体未见肿大，两肺呼吸音粗，未闻及啰音，心率88次/分，心律齐，未闻及杂音，腹软，无压痛，肝脾肋下未及，双下肢无浮肿。舌质淡红，舌红尖甚，舌苔薄白，脉数。

方药：小蓟炭 9g，蒲黄炭 9g，藕节炭 9g，地榆炭 9g，黄芩 9g，紫草 6g，生地黄 6g，牡丹皮 6g，当归 9g，倒扣草 6g，仙鹤草 15g，白茅根 6g，炙甘草 3g。7 剂。

每日 1 剂，水煎 100mL，分早晚两次空腹温服。

三诊：2013 年 4 月 10 日，服药 7 剂后，双下肢紫斑已褪，偶见新出皮疹，纳可，大、小便调，寐安。复查尿常规示：RBC（±），WBC（−），PRO（−）。查体：神清，精神好，双下肢散在紫斑，咽微红，双侧扁桃体未见肿大，两肺呼吸音粗，未闻及啰音，心率 88 次／分，心律齐，未闻及杂音，腹软，无压痛，肝脾肋下未及，双下肢无浮肿。舌质淡红，舌红尖甚，舌苔薄白，脉数。

方药：小蓟炭 9g，蒲黄炭 9g，太子参 6g，黄芪 6g，生地黄 6g，牡丹皮 6g，当归 9g，炙甘草 3g。14 剂。

每日 1 剂，水煎 100mL，分早晚两次空腹温服。

四诊：2013 年 4 月 24 日，服药后，近两周皮疹未见反复，复查三次尿常规均正常。查体：神清，精神好，双下肢散在紫斑，咽不红，两肺呼吸音清，心率 88 次／分，心律齐，未闻及杂音，腹软，无压痛，肝脾肋下未及，双下肢无浮肿。舌质淡红、舌苔薄白，脉数。

方药：小蓟炭 9g，蒲黄炭 9g，太子参 6g，黄芪 6g，炒白术 9g，生地黄 6g，当归 6g，炙甘草 3g。14 剂。

该患儿中药治疗 3 个月尿常规及肾功正常停药。连续随诊一年，定期复查尿常规均正常，病情稳定，未见复发。

[**按语**]患儿外感风热，热蓄日久，蕴结成毒，热毒伤络，溢于肌肤发为紫癜。热毒下迫，灼伤脉络，则见尿血。病久气虚，邪热内淫，耗伤肝肾之阴，则气阴两虚，血不行脉中，溢出脉外，而出现紫癜反复。因此治疗应分期论治，初诊治疗以清热解毒、凉血止血、活血化瘀，后加用益气养阴之品。初以犀角地黄汤及小蓟饮子加减，方中重用小蓟炭、藕节炭、蒲黄炭、地榆炭收敛止血，黄芩清热解毒，紫草清热解毒、凉血止血，生地黄清热滋阴养血，牡丹皮凉血散瘀，当归养血和血，倒扣草活血化瘀、利尿通淋、解表清热，仙鹤草收敛止血，白茅根清热利尿，甘草调和诸药。二诊之时，患儿紫斑渐退，尚有热象，予原方小蓟炭、藕节炭、蒲黄炭、地榆炭减量，继以清热凉血。三诊患儿偶现新出紫斑，热去大半，尿蛋白持续正常，减地榆炭、藕节炭、黄芩、紫草、倒扣草、白茅根、仙鹤草，以太子参益气养阴，黄芪健脾益气。四诊后，

病情稳定，清热凉血活血药物减量，加白术增强健脾固本功效，以防复发。

病案三

张某，女，9岁。2013年5月23日初诊。

主诉：双下肢皮疹3天。

现病史：患儿于3天前因进食海鲜后出现双下肢皮疹，鲜红色，略高于皮肤，按不褪色，无腹痛、无关节肿痛、无发热、无咳喘，纳可，大、小便正常。于外院就诊，拟诊"过敏性紫癜"，予"芦丁片、维生素C、开瑞坦"等治疗欠佳，今为求中医诊治来诊。查体：神清，精神可，双下肢可及散在鲜红色点、片状皮疹，呈对称分布，略高于皮肤，按之不褪色。咽红，双侧扁桃体未见肿大，两肺呼吸音粗，未闻及啰音，心率85次/分，心律齐，未闻及杂音，腹软，无压痛，肝脾肋下未及。

舌脉：舌质红，舌尖尤甚，舌苔黄，脉浮数。

中医诊断：紫癜（血热妄行证）；西医诊断：过敏性紫癜。

治则：清热解毒，凉血止血。

方药：水牛角6g，茜草炭12g，蒲黄炭12g，藕节炭12g，小蓟炭12g，荆芥6g，牡丹皮6g，生地黄6g，黄芩9g，紫草6g，白茅根6g，炙甘草3g。7剂。

每日1剂，水煎100mL，分早晚两次空腹温服。

嘱继续口服以上西药。注意饮食及护理，避免接触易致敏因素。

二诊：2013年5月30日，服药7剂后，双下肢皮疹渐渐消退，纳可，大、小便调，寐安。查体：神清，精神可，双下肢见陈旧性皮疹，咽微红，双侧扁桃体未见肿大，两肺呼吸音粗，未闻及啰音，心率88次/分，心律齐，未闻及杂音，腹软，无压痛，肝脾肋下未及。舌质淡红，舌红尖甚，舌苔薄，脉数。化验尿常规正常。上方续服，巩固疗效。

三诊：2013年6月7日，双下肢皮疹时有反复，纳可，大、小便调，寐安。查体：神清，精神好，双下肢仍可见陈旧性皮疹，咽微红，两肺呼吸音粗，未闻及啰音，心率88次/分，心律齐，未闻及杂音，腹软，无压痛，肝脾肋下未及。舌质淡红，舌苔薄白，脉数。

方药：茜草炭9g，蒲黄炭9g，藕节炭9g，小蓟炭9g，玄参6g，牡丹皮6g，生地黄6g，黄芩9g，紫草6g，白茅根6g，炙甘草3g。7剂。

四诊：2013年6月14日，服药后，近1周皮疹未见反复，复查尿常规正常。查体：神清，精神好，双下肢皮疹已不明显，咽不红，两肺呼吸音清，心率80次/分，心律齐，未闻及杂音，腹软，无压痛，肝脾肋下未及。舌质淡红、舌苔薄白，脉浮。

方药：小蓟炭 9g，蒲黄炭 9g，太子参 6g，黄芪 6g，生地黄 6g，玄参 6g，牡丹皮 6g，炙甘草 3g。14 剂。

上方巩固治疗 1 个半月，病情稳定，停药随诊观察，定期复查尿常规均为正常。

[**按语**] 患儿进食海鲜后，异物之气蕴阻于肌表血分，迫血妄行，外溢皮肤，见双下肢点、片状鲜红色皮疹。治疗以清热凉血为主，方用犀角地黄汤加减。方中水牛角清热凉血，赤芍、牡丹皮凉血散瘀，生地黄、玄参清热滋阴凉血，蒲黄炭、藕节炭、小蓟炭、茜草炭等收敛止血，蝉蜕祛风抗过敏，黄芩清热解毒，紫草、白茅根清热解毒凉血，甘草调和诸药。后期，病情好转，减少炭类药，活血化瘀类药贯穿始终，酌情增加补益类药，巩固疗效，防止复发。

病案四

徐某，男，6 岁。2016 年 6 月 1 日初诊。

主诉：周身皮疹 1 个月。

现病史：患儿于 1 个月前无明显诱因发热，继而周身皮疹，皮疹色红，下肢较重，伴便血一次。曾于本院门诊就诊，诊断为血小板减少性紫癜。予以西药治疗，用药不详，疗效欠佳，故来求治中医。患儿患病以来精神尚好，食欲不佳，睡眠不佳，大、小便正常。查体：神志清楚，精神尚好，呼吸平稳，面色萎黄，全身鲜红色出血点，面部及双下肢较重。皮疹未高出皮面，压之不褪色，不伴痒感，浅表淋巴结未触及，口周无发绀，咽充血，双侧扁桃体无肿大，双肺呼吸音清，未闻及啰音，心腹无异常。专科检查：周身红色出血点下肢较重，面色萎黄，大便较干，舌质红，舌苔薄，脉细数。辅助检查：血常规提示：白细胞计数 7.0×10^9/L，血红蛋白 145g/L，中性粒细胞计数 2.8×10^9/L，血小板计数 15×10^9/L，血小板压积 0.012%。

中医论断：紫癜（血热妄行证）；西医诊断：特发性血小板减少性紫癜（急性型）。

治则：清热解毒，凉血化斑。

方药：生地黄 9g，墨旱莲 9g，牡丹皮 9g，地榆炭 9g，赤芍 9g，仙鹤草 12g，侧柏叶炭 9g，桑葚 9g，女贞子 9g，生甘草 6g。3 剂。

每日 1 剂，水煎 100mL，分两次空腹温服。

二诊：2016 年 6 月 4 日，服药后，患儿无新发出血点，无便血。精神好，面色黄，食欲好，睡眠好转，大、小便正常。舌脉同前。

治则：患儿病情有好转趋势，仍以清热滋阴、凉血活血为主，兼以扶正调中。

方药：生地黄9g，赤芍9g，女贞子9g，墨旱莲9g，太子参9g，炒白术9g，茯苓9g，仙鹤草9g，生甘草6g。4剂。

每日1剂，水煎100mL，分两次空腹温服。

三诊：2016年6月8日，服药后，病情好转，周身无新发出血点。精神好，面色黄，食欲好，睡眠好转，大、小便正常。舌质红，舌苔薄白，脉细数。血常规：血小板计数 50×10^9/L。

治疗处置：患儿病情继续好转，效不更方，继上方5剂。

四诊：2016年6月13日，继服5剂后，患儿皮疹已退，无新出血点，食欲好，大、小便通调，面色口唇红润，舌质偏红，舌苔薄润。脉略数。血常规：血小板计数 125×10^9/L。

治疗处置：患儿病势趋好，余热未尽，原方加减化裁。

方药：太子参9g，炒白术9g，茯苓9g，女贞子9g，墨旱莲12g，薏苡仁9g，陈皮3g，生甘草3g。4剂。

每日1剂，水煎100mL，分两次空腹温服。

2016年6月20日电话随访，患儿药后诸症均安。

[**按语**]《医方集解》有云：斑疹者，热甚伤血，里实表虚，发于皮肤而为斑疹。伤寒下早，热毒乘虚入胃，则发斑；下迟，热留胃中亦发斑。见红点者为疹，如锦纹者为斑，疹轻而斑重。

该案例中患儿起病急，皮肤出现瘀点瘀斑、色泽鲜红，伴便血一次，便干，舌质红，舌苔薄，脉细数，为热毒壅盛，迫血妄行，灼伤络脉，血液外渗所致。治以清热解毒、凉血止血。方药以犀角地黄汤加减。

一诊方中生地黄凉血养阴；墨旱莲凉血止血；牡丹皮、赤芍活血散瘀；仙鹤草、侧柏叶炭、地榆炭收敛止血；佐女贞子、桑椹滋阴补血；生甘草缓急止痛调节诸药。二诊患儿病情好转，原方基础上去牡丹皮、地榆炭、侧柏叶炭、桑椹，加入太子参、白术、茯苓以扶正调中。三诊患儿病情继续好转，效不更方。四诊患儿病情稳定，全方重在健脾益气，以助后天之本。

病案五

金某，男，4岁9个月。2015年11月25日初诊。

主诉：全身出现红疹3月余。

现病史：患儿于 3 个月前曾因着凉后发热，随之全身红疹，伴头晕、鼻衄及齿龈出血，无呕血，无肉眼血尿，无血便，无抽搐及嗜睡。于外院皮肤科求诊，查血常规：血小板计数 $15 \times 10^9/L$，血小板积压 0.012%。接受激素及丙种球蛋白治疗，疗效不佳，遂来我科求治。病后患儿面色苍黄，神情疲乏，食欲不振，睡眠差，大、小便正常。查体：面色苍黄，神情疲乏，呼吸平稳，面色正常，周身淡红色出血点，未高出皮面，压之不褪色，不伴痒感，浅表淋巴结未触及，口周无发绀，双侧扁桃体无肿大，双肺呼吸音清，未闻及啰音，心腹无异常。

专科检查：面色苍黄，疲乏无力，伴鼻衄、齿衄，舌质淡红，舌苔白，脉细数。

辅助检查：血常规提示：白细胞计数 $7.0 \times 10^9/L$，血红蛋白 145g/L，中性粒细胞计数 $2.8 \times 10^9/L$，血小板计数 $15 \times 10^9/L$，血小板压积 0.012%。

中医诊断：紫癜（气不摄血证）；西医诊断：特发性血小板减少性紫癜（慢性型）。

治则：健脾养心，益气摄血。

方药：党参 6g，炒白术 6g，茯苓 6g，炒酸枣仁 6g，当归 9g，制远志 6g，黄芪 9g，艾叶炭 9g，地榆炭 9g，藕节炭 6g，炙甘草 3g。5 剂。

每日 1 剂，水煎 100mL，分两次空腹温服。

二诊：2015 年 11 月 30 日，服药 5 剂后，无新出血点，偶有鼻衄，食欲渐好，睡眠尚可，大、小便正常。查体：神志清楚，精神尚可，呼吸平稳，面色正常，周身少许陈旧性出血点，未高出皮面，压之不褪色，不伴痒感。舌质淡红，舌苔白，脉细数。血常规提示：血小板计数 $32 \times 10^9/L$。

治疗处置：患者病情好转，继续服用上方 7 剂。

三诊：2015 年 12 月 7 日，服药 7 剂后，无新出血，原有出血点渐消退，纳食睡眠好转，大、小便调，面唇红润。查体：神志清楚，精神尚可，呼吸平稳，面色红润，舌质淡红，舌苔薄白。脉细数。血常规提示：血小板计数 $98 \times 10^9/L$。

治疗处置：患者病情继续好转，原方稍作加减。

方药：党参 6g，炙白术 6g，炒枣仁 6g，茯苓 6g，当归 9g，制远志 6g，黄芪 9g，木香 6g，炙甘草 3g。14 剂。

每日 1 剂，水煎 100mL，分两次空腹分服。

治疗 2 个月，病情稳定，嘱病情变化随诊。

[按语] 中医学认为，血小板减少性紫癜的发生主要是由于血液受某种因素影响，不能循经运行，离经外溢所致。根据临床表现，本病应归属中医学"血

证"中"发斑""肌衄""衄血""葡萄疫"等范畴，其发生及发展与脾有密切关系。当各种原因导致脉络损伤或血液妄行时，就会引起血液溢出脉外而形成血证。慢性血小板减少性紫癜长期反复出血，气随血去，血去气伤，以致发生气血两亏，因而气血亏损导致的脾不统血贯穿于慢性血小板减少性紫癜的全过程。

《血证论·脏腑病机论》记载"人身之生，总之以气统血"，"脾统血，血之运行上下，全赖乎脾，脾阳虚则不能统血，脾阴虚又不能滋生血脉。"所以，气不摄血，气不升血，以脾气虚最为重要。中医藏象学说认为，脾为"后天之本""气血生化之源"，而且"脾统血"。小儿脏腑娇嫩，行气未充，脾胃薄弱，容易由于不洁饮食及不良饮食习惯伤及脾胃，进而影响脾之统血功能，则血不循经，溢出脉外，而出现衄血、便血、尿血等症。气血不足故头晕不眠，体倦疲乏。脾不健运，故食少。

治疗用加减归脾汤，首载于南宋严用和所撰的《严氏济生方》，由黄芪、白术、当归、酸枣仁、人参、龙眼肉、木香、大枣、茯苓、远志、甘草、生姜等组成，用于治疗心脾两虚之脾不统血、气不摄血等证。方中以党参、炙白术、茯苓、炙甘草健脾益气；合黄芪、当归补气生血；辅以远志、枣仁养血宁心；外加艾叶炭、地榆炭、藕节炭收敛止血。有形之血无以速生，无形之气所当急固。

二诊患儿病情向愈，故效不更方。三诊患儿病情好转趋于稳定，原方减艾叶炭、地榆炭、藕节炭，加木香一味，一为醒脾舒脾，二为理气，意图补而不滞，行血中之滞。针对气不摄血型紫癜，气壮则能摄血，血摄而自归经，故诸症悉除。

【小结】

过敏性紫癜是一种血管变态反应性出血性疾病，主要是由于机体对某些物质过敏而发生变态反应，导致毛细血管壁的通透性和脆性增高，并伴小血管炎。引起血管变态反应的因素有多种，可能有感染、药物、食物、花粉吸入、虫咬、疫苗注射。临床以皮肤紫癜为常见症状，可伴有腹痛、便血、关节疼痛，累及肾脏出现血尿、蛋白尿。中医学认为本病属于"紫癜""血证""紫斑"等范畴。

中医学认为，本病多由风热毒邪外侵，邪毒入里化热，内入血分则与血相搏结，灼伤脉络，迫血妄行，血不循经，离经外溢。若血溢于肌腠为肌衄、紫斑；留滞关节致关节肿痛；留滞中焦，阻遏气机则腹痛；外渗膀胱或毒伤肾络，肾失固摄，精微下注则出现血尿或蛋白尿。发病初期以热、毒、瘀、实为主；病久不愈反复发作，则耗气伤阴，损及脏腑，虚实夹杂，热瘀互结，凝滞难去，故病程缠绵，遇感引触易反复发作。

因此，过敏性紫癜的治疗，初期需注重祛风清热、凉血止血，中期凉血止血化瘀为主，后期注重滋阴凉血、兼活血止血。热、瘀贯穿整个病程，热、瘀二者相互影响，互成因果，互相胶着，所以清热及活血化瘀需贯穿整个治疗过程中。常用药有金银花、生地黄、黄芩、紫草等清热凉血，三七、牡丹皮、茜草、蒲黄、益母草等活血化瘀及多种炭类药止血。

初期时紫癜突然出现，外感风热之邪，风热入血，损伤血络，血溢脉外，从而出现皮肤紫癜等一系列症状。治疗以祛风清热，凉血止血为主，重在治"风"。方可选用连翘败毒散加减。善用防风、荆芥、蝉蜕、连翘、金银花、蒲公英、黄芩、柴胡。防风、荆芥、蝉蜕不仅能祛风，而且具有抗过敏的功效。连翘、金银花、黄芩、蒲公英透邪清热，祛邪外出。同时可选择赤芍、牡丹皮、当归、益母草等活血凉血之品，达到"治风先治血，血行风自灭"的目的。

中期主要以皮肤紫癜分批出现、色鲜红，甚则暗红，有的紫癜融合成片，伴或不伴关节疼痛、腹痛、便血、尿血等为主要临床表现。该期热毒入血，热毒动血，迫血妄行。治疗以清热解毒、凉血止血为法，重在止血。方可选择犀角地黄汤及小蓟饮子加减。常用的清热凉血止血药物有赤芍、牡丹皮、连翘、金银花、紫草、藕节、大蓟、小蓟等。赤芍、牡丹皮凉血行血；生地黄、玄参凉血滋阴；犀角或（水牛角）、连翘、金银花清热凉血解毒；紫草、金银花透疹化斑。如尿血甚者，可加用白茅根、加重炭类药止血；便血甚者加用地榆、槐花。

病程后期以气虚、阴虚证为主，但主要以阴虚为主。紫癜反复不已，体虚乏力，伴有心烦、手足心热、颧红、色淡暗、口干、潮热盗汗、舌质红、舌苔少、脉细数等临床症状。治疗宜滋阴清热、活血化瘀，重在养阴。治疗以大补阴丸加减。阴虚火旺盛者可加地骨皮、鳖甲、青蒿；气虚甚者可加黄芪、太子参、茯苓、生白术。

另外，需要注意，过敏性紫癜患者常为特异性体质，食物过敏是引起本病的重要因素，许多食物中的异体蛋白可引起疾病发作及病情加重，应避免食鱼、虾、蟹、鸡、鸭、蛋、牛奶等异体蛋白质及其他容易过敏食物或避免可疑致敏原接触，饮食宜清淡，富于营养，易于消化。呕血、便血者应进半流质饮食，忌粗纤维食物；忌辛辣刺激食物。同时该病的发生还与病毒、细菌等感染密切相关。治疗的同时应积极防治上呼吸道感染，控制扁桃体炎、龋齿、鼻窦炎，驱除体内各种寄生虫，防止紫癜复发。卧床休息，减少运动，消除其恐惧紧张心理。

四、遗尿症

遗尿症是指 3 周岁以上的小儿不能自主控制排尿，经常睡中小便自遗，醒后方觉的一种病症。婴幼儿时期，由于形体发育未全，脏腑娇嫩，"肾常虚"，智力未全，排尿的自控能力尚未形成；学龄儿童也常因白天游戏玩耍过度，夜晚熟睡不醒，偶然发生遗尿者，均非病态。

年龄超过 3 岁，睡中经常遗尿，轻者数日一次，重者可一夜数次，则为病态，方称遗尿症。多见于 10 岁以下的儿童。早在《灵枢·本输》就有"三焦者……入络膀胱，约下焦，实则闭癃，虚则遗溺，遗溺则补之，闭癃则泻之"的记载。《内经》中称为"遗溺"。《诸病源候论·小儿杂病诸候》指出其成因为阴盛阳虚，肾与膀胱俱冷，不能制水。

本病发病男孩高于女孩，部分有明显的家族史。病程较长，或反复发作，重症病例白天睡眠也会发生遗尿，严重者产生自卑感，影响身心健康和生长发育。

【临床诊断要点】

1. 发病年龄在 3 周岁以上，寐中小便自出，醒后方觉。
2. 睡眠较深，不易唤醒，每夜或隔几天发生尿床，甚则每夜遗尿数次者。
3. 尿常规及尿培养无异常发现。
4. 部分患儿腰骶部 X 线摄片显示隐性脊柱裂。

【鉴别诊断】

本病应注意与尿路感染相鉴别，后者多见尿频、尿急、尿痛，白天清醒时小便也急迫难耐而尿出，内裤常湿。尿常规检查可见白细胞或脓细胞。

【辨证论治】

1. 肺脾气虚

证候：夜间遗尿，日间尿频而量多，经常感冒，神倦乏力，面色少华，食欲不振，大便溏薄，舌质淡红，舌苔薄白，脉沉无力。

辨证：肺脾气虚，上虚不能制下，膀胱失约，故见遗尿，次数亦频。肺脾气虚，输化无权，气血不足，故面色少华。肺主气，气虚不足，则见神疲乏力，少气懒言。脾虚不健，运化失司，故见食欲不振，大便溏薄。舌质淡红，舌苔薄白，脉沉无力，为气虚之象。

治法：补肺益脾，固涩膀胱。

方药：补中益气汤合缩泉丸加减。常用：黄芪、党参、白术、炙甘草益气健脾，升麻、柴胡升举清阳之气，陈皮理气调中，益智仁、山药、乌药温脾固涩。

若困睡不醒者，加石菖蒲、远志、郁金、半夏之类化痰开窍，清心醒神，麻黄宣肺醒神；兼有里热者加焦山栀清其心火；纳呆者加焦山楂、焦神曲开胃消食；大便溏薄者加炮姜温运脾阳而止泻。

2. 肾气不足

证候：寐中多遗，可达数次，小便清长，神疲乏力，面白少华，智力较同龄儿较差，肢冷畏寒，舌质淡红，舌苔白滑，脉沉无力。

辨证：肾气不足，下元虚寒，膀胱失其温养，制约无权，至夜卧阴盛阳虚时，故见遗尿不觉，次频量多。肾气虚弱，命门火衰，全身失其温养，而见面色少华，神疲乏力，肢冷畏寒。先天禀赋不足，脑髓失于充养，则智力较差。肾之气阳虚弱，气化失职，而见小便清长。舌质淡，舌苔白滑，脉沉无力，为肾气不足之象。

治法：温补肾阳，固涩膀胱。

方药：菟丝子散加减。常用：菟丝子、肉苁蓉、附子温补肾阳，山茱萸、五味子、牡蛎、桑螵蛸益肾固涩缩小便。

伴有寐深沉睡不易唤醒者，加石菖蒲、炙麻黄以醒神；兼有郁热者酌加栀子、黄柏兼清里热。

3. 心肾失交

证候：梦中遗尿，寐不安宁，烦躁不宁、啼哭叫扰，白天多静少动，难以自制，或五心烦热，形体较瘦，舌质红，舌苔薄少津，脉沉细而数。

辨证：常见白天玩耍过度，夜间梦中小便自遗。心火偏旺者寐不安宁，烦躁叫扰；肾阴偏虚者五心烦热，舌质红少津。水火失济，心肾失交，膀胱失约而遗尿。

治法：清心滋肾，安神固涩。

方药：交泰丸合导赤散加减。常用：生地黄、竹叶、通草清心火，黄连、肉桂交通心肾。

若系阴阳失调而梦中遗尿者，可用桂枝加龙骨牡蛎汤调和阴阳，潜阳摄阴。

4. 肝经湿热

证候：寐中遗尿，小便量少色黄，性情急躁易怒，夜梦纷纭或梦中磨牙，目睛红赤，舌质红，舌苔黄腻，脉滑数。

辨证：本病为湿热郁于肝经，下迫膀胱所致。尿少色黄，龂齿，性情急躁，目睛红赤为辨证要点。

治法：泻肝清热，止遗。

方药：龙胆泻肝汤加减。常用：龙胆草、黄芩、栀子、柴胡、生地黄泻肝清热，泽泻、木通、车前子利湿泄热，甘草调和诸药。

夜寐不宁显著者，宜清胆和胃、理气化痰，用黄连温胆汤。

【病案处方选录】

病案一

孙某，男，6岁。2013年7月13日初诊。

主诉：遗尿半年余。

现病史：患儿半年前无明显诱因出现夜间小便自遗，每晚3～4次，白天小便次数较多，量少，色淡，无异味，平素易感冒，汗出较多，面色无华，纳差，大便尚可。查骶尾片及尿常规未见异常。查体：神清，精神可，咽淡红，双侧扁桃体未见肿大，两肺呼吸音粗，未闻及啰音，心率90次/分，心律齐，未闻及杂音，腹软，无压痛，肝脾肋下未及。

舌脉：舌质淡红，舌苔薄白，脉弱。

中医诊断：遗尿（肺脾气虚证）；西医诊断：遗尿。

治则：健脾补肺，固涩止遗。

方药：黄芪6g，炒白术9g，党参6g，当归6g，柴胡6g，升麻6g，陈皮6g，桑螵蛸6g，益智仁6g，砂仁3g，鸡内金6g，炙甘草3g。14剂。

每日1剂，浓煎50mL，分早晚两次空腹温服。

二诊：2013年7月27日。患儿服药后遗尿次数明显减少，夜间偶有小便自遗，面色渐润，纳增，大便尚可。查体：神清，精神可，咽微红，双侧扁桃体未见肿大，两肺呼吸音粗，未闻及啰音，心率92次/分，心律齐，未闻及杂音，腹软，无压痛，肝脾肋下未及。舌质淡红，舌苔薄白，脉弱。上方续服，巩固疗效。

[**按语**] 患儿素体虚弱，反复感受外邪使脾肺受损，肺脾气虚，统摄无权，膀胱失约致遗尿，治以补肺健脾、固涩止遗。方中升麻、柴胡升举清阳，

黄芪益肺健脾、升阳固表，党参、炒白术、陈皮、甘草补益肺脾之气，当归养血和营，益智仁、桑螵蛸温脾固涩，砂仁以运脾恢复脾胃气机，鸡内金收涩运脾。诸药使肺脾之气得充，膀胱开阖有度，水得以制，遗尿而止。

病案二

王某，男，10岁。2014年1月27日初诊。

主诉：反复尿床两年余。

现病史：患儿反复夜间小便自遗两年余，轻则每夜遗尿2～3次，重则3～4次，醒后方知，服食寒凉食物或受凉后症状易加重，夜寐较深，不易唤醒，时有神疲乏力、形寒肢冷，纳差，小便清长，大便不成形。曾于外院查尿常规及骶尾骨片检查均未见异常。查体：神清，精神可，咽淡红，双侧扁桃体未见肿大，两肺呼吸音粗，未闻及啰音，心率87次/分，心律齐，未闻及杂音，腹软，无压痛，肝脾肋下未及。

舌脉：舌质淡红，舌苔薄白，脉沉细。

中医诊断：遗尿（肾气不足证）；西医诊断：遗尿。

治则：温补肾阳，固涩下元。

方药：制附子6g，干姜6g，肉桂6g，桑螵蛸9g，金樱子6g，益智仁9g，石菖蒲6g，牡蛎12g，黄芪9g，砂仁3g，蜜麻黄6g，炙甘草6g。14剂。

每日1剂，浓煎50mL，分早晚两次空腹温服。

嘱患儿晚间少饮水，家长夜间提醒其小便，并注意对患儿的精神安慰，消除其恐惧心理。

二诊：2014年2月10日。患儿服药后遗尿次数明显减少，每夜1～2次，夜间可唤醒，纳增，大便渐成形。查体：神清，精神可，咽微红，双侧扁桃体未见肿大，两肺呼吸音粗，未闻及啰音，心率88次/分，心律齐，未闻及杂音，腹软，无压痛，肝脾肋下未及。舌质淡红，舌苔薄白，脉数。上方续服。1个月后随访，患儿病愈。

[**按语**]患儿因先天禀赋不足，久病迁延未愈，导致肾气不足，肾阳亏虚，下元虚寒，膀胱开阖无权而引起遗尿。方以菟丝子散加减。方中以温热药附子、肉桂、干姜温补脾肾阳气、祛下元虚寒，牡蛎、桑螵蛸、金樱子益肾固涩缩小便，益智仁、石菖蒲交通心肾，黄芪、砂仁健脾理气，麻黄促醒。全方使肾气充足，从而温煦膀胱，使其固摄有权，开阖有度，遗尿自止。

病案三

张某，男，9岁。2013年12月13日初诊。

主诉：反复尿床 1 年余。

现病史：患儿反复夜间尿床 1 年余，每夜遗尿 1～2 次，尿色黄，尿味腥臊，平素好动贪玩，性情急躁，纳差，寐欠安，大便尚可。曾于外院查尿常规及骶尾骨片检查均未见异常。曾服药治疗，效果不显。查体：神清，精神可，咽微红，双侧扁桃体未见肿大，两肺呼吸音粗，未闻及啰音，心率 86 次 / 分，心律齐，未闻及杂音，腹软，无压痛，肝脾肋下未及。

舌脉：舌质红，舌苔黄腻，脉滑数。

中医诊断：遗尿（肝经湿热证）；西医诊断：遗尿。

治则：清热利湿，泻肝止遗。

方药：龙胆草 6g，黄芩 6g，柴胡 6g，桑螵蛸 6g，生地黄 6g，车前子 6g，泽泻 6g，炙麻黄 6g，郁金 6g，石菖蒲 6g，炙甘草 3g。14 剂。

每日 1 剂，浓煎 50mL，分早晚两次空腹温服。

二诊：2013 年 12 月 27 日。患儿服药后遗尿次数较前明显减少。查体：神清，精神可，咽微红，双侧扁桃体未见肿大，两肺呼吸音粗，未闻及啰音，心率 85 次 / 分，心律齐，未闻及杂音，腹软，无压痛，肝脾肋下未及。舌质淡红，舌苔薄黄，脉滑数。上方续服，巩固疗效。

［按语］小儿肝常有余，肝主疏泄，肝之经脉绕阴器，抵少腹，肝经郁热，夹湿下注膀胱而致遗尿。治当清热利湿、泻肝止遗，常用龙胆泻肝汤加减。龙胆草、黄芩、柴胡、生地黄泻肝清热，泽泻、车前子利湿泄热，桑螵蛸固涩止遗，郁金、石菖蒲醒脑开窍，甘草调和诸药。

【小结】

小儿遗尿症临床较为常见，在古代医籍中称之为"遗溺"，遗尿的文献记载，最早见于《灵枢·九针》"膀胱不约为遗溺"。

西医学对本病的病因及发病机制尚不明确，大致认为与患儿排尿中枢发育不全或发育迟缓、睡眠和觉醒功能发育不协调、神经内分泌因素、遗传因素及精神心理因素等有关，且通过 X 线诊断，发现某些顽固性遗尿的患儿与隐性脊柱裂有关，这类患儿治疗相对疗程长。

中医学认为，小儿遗尿的发生主要与肾、膀胱及脾、肺、肝有关。膀胱为津液之府、州都之官，小便的贮留和排泄为膀胱气化功能所司。肾主水，与膀胱相表里，膀胱气化功能有赖于肾阳的温煦、蒸腾以调节。《诸病源候论·小儿杂病诸候》云："遗尿者，此由膀胱虚冷，不能约于水故也。"《幼幼集成》认为："睡中自出者，谓之尿床，此皆肾与膀胱虚寒也。"《证治准绳·遗尿》曰："肾与膀胱俱虚，而冷气乘之，故不能拘制，其水出而不禁，谓之遗尿。"脾为中土，为水液上输下达之枢机，为水之制。肺有通调水道、下输膀胱之功，与肾互为母子之脏。由于小儿先天禀赋不足，脾肺气虚，下元虚冷，不能温养膀胱，闭藏失职，肾虚不摄，故致遗尿。《金匮翼·小便不禁》云："脾肺气虚不能约束水道而病不禁者。"肝主疏泄，肝之经脉绕阴器、抵少腹，肝经郁热，夹湿下注，影响三焦水道正常通利，也可遗尿。因此，遗尿历代医家均以温补肾阳、补脾益肺、清肝泄热、醒脑开窍、固涩止遗为治疗原则。

小儿脏腑娇嫩、形气未充，肾常虚，后天易失于调养，肾气不固，肾气失养不足以蒸化、固涩，开阖失司，膀胱失约，可导致水液失其常度而遗尿。故肾气不足型遗尿治疗上从下焦虚寒入手，采用温养下元、固涩膀胱之剂。用药多以温肾固涩为主，常用附子、菟丝子、巴戟天、肉苁蓉温肾助阳，覆盆子、五味子、桑螵蛸滋肾敛阴固涩。心肾失交者可加用地黄、竹叶等清心之品。

小儿肺脏娇嫩、脾常不足，素体虚弱或屡病受损患儿，肺脾功能下降，肺气虚则不能输布津液、制约膀胱，脾气虚则不能治水，统摄无权，而发遗尿。治疗以补中益气汤加减补肺益脾、固涩膀胱。补中益气汤原为内伤脾胃、中气下陷而设，今用于治疗遗尿症，其机制在于补气升阳，中气足，清阳升，则升降有常，固摄有权，而无遗溺之虑，此为治病求本。全方诸药相伍，一是达到了补气健脾以治中气不足之本，升提下陷的阳气，以求升清降浊；二则起到温肾缩尿之功。脾胃调和，升举有力，膀胱之气得固，则遗尿可愈。故肺脾气虚型遗尿患儿用此方治疗能达到良好疗效。

小儿肝常有余，肝主疏泄，肝的疏泄功能有调畅气机、通畅血行、通利水道的作用，若肝失疏泄，气机郁结，郁而化热，湿热下注移于膀胱，致使膀胱开阖失司而发为遗尿。肝经湿热证治疗当清热利湿为主，兼以固涩止遗。方用龙胆泻肝汤加减。龙胆草清肝泻火为主药，黄芩、栀子、柴胡、生地黄疏肝清热泻火，车前子、泽泻、木通清热化湿，可加用桑螵蛸、五味子固涩止遗。

西医学认为，患儿深睡不知排尿反射是造成反复遗尿的根本原因，因此"催醒"是治疗小儿遗尿症的关键。据药理研究报道，麻黄对中枢神经系统有明显兴奋作用，配合石菖蒲、远志开窍醒神，促进大脑尿意通道早期形成，使患儿在受到膀胱充盈刺激后易醒，自觉起床小便。且《景岳全书》有云："盖小水虽利肾，而肾上连于肺，若肺气无权，则肾水终不能摄，故治疗者必须治气，治肾者必须治肺……"麻黄，性温入肺、膀胱两经，辛温发散，宣肺通阳化气，能加强宣发温煦之功，肺在上焦，通调水道，下输膀胱，为水之上源，肾在下焦，主水液，司大、小便，为水之下源，麻黄使肺气宣通，能增强膀胱气化功能，改善其制约功能，属"下病上治"之法，也是"以气治水、以肺治肾"法在临床的灵活运用。

药物治疗的同时，对患儿的心理和行为教育辅导也是非常重要的，嘱患儿注意饮食起居，在白天尽量多饮水，使膀胱容量扩张，当患儿要排尿时，嘱其适当憋尿，增大膀胱容量。患儿不可过度疲劳。晚饭后及睡前最好不要吃流质食物，睡前尽量不喝水，以减少膀胱尿量，根据既往尿床时间定时用闹钟唤醒或由家长叫醒患儿，使患儿能及时觉醒排尿，并逐渐养成每晚能自行排尿的好习惯。夜间尿湿后要及时更换内裤及被褥，保持干燥及外阴部清洁。家长既要严格要求，又不能打骂体罚，鼓励患儿克服遗尿习惯，尽量减少患儿的紧张情绪和心理负担。药物治疗配合正确调护，临床效果更明显。

五、心因性多尿症

心因性多尿症，又称神经性尿频，中医学简称为尿频，指非感染性尿频尿急，以小便频数为特征。多发于学龄儿童及婴幼儿，女孩多于男孩。本病经过恰当治疗，预后良好。婴儿时期因脏腑之气不足，气化功能尚不完善，若小便次数稍多，无尿急及其他所苦，不为病态。

本病属于中医学尿频、淋证范畴，若尿路感染恢复期尿常规正常，仍有尿频症状者，也可依据本病辨证施治。尿频早在《内经》中即有论述，如《素问·脉要精微论》云："水泉不止者，是膀胱不藏也。"《丹溪心法·淋》云："淋者，小便淋沥，欲去不去，不去又来，皆属于热也。"隋唐时期多将尿频混于淋证中论述，如《诸病源候论·小儿杂病诸候》云："小儿诸淋者，肾与膀胱热也……其状小便出少起数，小腹弦急痛引脐。"此外，本病与"小便数"也相类似。《诸病源候论·小便数候》云："小便数者，膀胱与肾俱有客热乘之故也。肾与膀胱为表里，俱主水，肾气下通于阴，此二经既受客热，则水行涩，故小便不快而起数也。

【临床诊断要点】

1.年龄　多发于学龄儿童及婴幼儿。

2.症状 醒时尿频，次数较多，甚者数分钟1次，点滴淋沥，但入寐消失。反复发作，无明显其他不适。

3.实验室检查 尿常规、尿培养无阳性发现。

【鉴别诊断】

本病主要与尿路感染相鉴别。尿路感染有外阴不洁或坐地嬉戏等湿热外侵病史；起病急，以小便频数，淋沥涩痛，或伴发热、腰痛等为特征，小婴儿往往尿急、尿痛等局部症状不突出而表现为高热等全身症状；尿常规检查示白细胞增多或见脓细胞，可见白细胞管型；中段尿细菌培养阳性。

除此之外，泌尿系结石和肿瘤也可导致尿频，临床可结合B超和CT或泌尿系造影等影像学检查进行鉴别。

【辨证论治】

1.湿热下注

证候：起病较急，小便频数短赤，尿道灼热疼痛，尿液淋沥浑浊，小腹坠胀，腰部酸痛，婴儿则时时啼哭不安，常伴有发热、烦躁口渴、头痛身痛、恶心呕吐，舌质红，舌苔薄黄或黄腻，脉数有力。

辨证：本证为热淋，常见于急性尿路感染，由湿热内蕴，下注膀胱所致，为邪实之证。病程短，起病急，尿频、尿急、尿痛，小便短赤，或见发热，烦渴，恶心呕吐，舌质红，舌苔腻为辨证要点。

治法：清热利湿，通利膀胱。

方药：八正散加减。常用：萹蓄、瞿麦、滑石、车前子、金钱草清利湿热，栀子、大黄泄热降火，地锦草解毒凉血，甘草调和诸药。

发热恶寒加柴胡、黄芩解肌退热；腹满便溏者去大黄，加大腹皮、焦山楂；恶心呕吐者加竹茹、藿香降逆止呕；小便带血，尿道刺痛，排尿突然中断者，常为砂石所致，可重用金钱草，加海金沙、鸡内金、大蓟、小蓟、白茅根，加强清热利湿之功，以排石止血；若小便赤涩，尿道灼热刺痛，口渴烦躁，舌质红，舌苔少，为心经热盛，移于小肠，可用导赤散，以清心火，利小便；若小便频数短涩，小腹作胀，为肝失疏泄，可加柴胡、香附、川楝子以疏肝理气。

2.脾肾气虚

证候：疾病日久，小便频数，淋沥不尽，尿液不清，精神倦怠，面色萎黄，饮食不振，甚则畏寒怕冷，手足不温，大便稀薄，眼睑浮肿，舌质淡红或有齿痕，舌苔薄腻，脉细弱。

辨证：本证多见于白天尿频综合征或慢性尿路感染，由脾肾气虚，膀胱失约所致。临床以病程长，小便频数，淋沥不尽，无尿痛、尿热，并见神倦乏力、面黄纳差等气虚表现，或畏寒肢凉、眼睑浮肿等阳虚表现，为辨证要点。

治法：温补脾肾，升提固摄。

方药：缩泉丸加减。常用：益智仁、山药、白术、薏苡仁、仙灵脾温补脾肾，乌药调气散寒。

若以脾气虚为主者，症见神倦乏力、面黄纳差、便溏、尿液混浊，可用参苓白术散健脾益气、和胃渗湿。若以肾阳虚为主者，症见面白无华、畏寒肢冷、下肢浮肿、脉沉细无力，可用济生肾气丸温阳补肾、利水消肿；夜尿增多者，加桑螵蛸、煅龙骨、煅牡蛎固摄安神。若属肺脾气虚者，症见小便频数、点滴而出，不能自控，入睡自止，面色萎黄，易出汗，神倦乏力，纳差，舌质淡红，舌苔白，脉缓弱，予补中益气汤合缩泉丸加减以益气补肺、固摄缩泉。

3. 阴虚内热

证候：病程日久，小便频数或短赤，低热，盗汗，颧红，五心烦热，咽干口渴，唇干舌红，舌苔少，脉细数。

辨证：本证多见于尿路感染病程较长或反复发作者，因病久阴伤，虚热内生所致。尿频的同时伴有低热、盗汗、颧红、五心烦热、舌质红、舌苔少、脉细数等阴虚内热的全身证候为辨证要点。

治法：滋阴补肾，清热降火。

方药：知柏地黄丸加减。常用：生地黄、女贞子、山茱萸滋补肾阴，泽泻、茯苓降浊利湿，知母、黄柏、牡丹皮配生地黄滋阴清热降火。

若仍有尿急、尿痛、尿赤者，加黄连、淡竹叶、萹蓄、瞿麦清心火、利湿热；低热加青蒿、地骨皮退热除蒸；盗汗加鳖甲、煅龙骨、煅牡蛎敛阴止汗。

【病案处方选录】

病案一

钟某，男，7岁，江西赣州。2010年11月1日初诊。

主诉：反复尿频1年余。

现病史：患儿1年余前无明显诱因出现尿频，每日排尿10余次，尿量不多，尿色清，无发热，无尿急、无尿痛，面白乏力，畏寒肢冷，纳差，寐欠安，大便稀溏。曾于多家医院检查及治疗，服过抗生素、神经调节剂及多种中药，均无效，求治我院。查尿常规：未见异常。查体：神清，精神可，咽淡红，双侧扁桃体未见肿大，两肺呼吸音粗，未闻及啰音，心率86次/分，心律齐，未闻及杂音，腹软，无压痛，肝脾肋下未及。

舌脉：舌质淡红，舌苔白腻，脉沉。

中医诊断：尿频（脾肾阳虚证）；西医诊断：心因性多尿症。

治则：健脾温阳补肾。

方药：制附子 6g，肉桂 6g，山茱萸 6g，生地黄 6g，山药 6g，茯苓 6g，益智仁 6g，桑螵蛸 6g，焦山楂 6g，酸枣仁 6g，炙甘草 6g。7 剂。

每日 1 剂，水煎 100mL，分早晚两次空腹温服。

止遗散敷脐，日 1 次，连用 10 天。

二诊：2010 年 11 月 7 日。患儿服药 3 天后尿频较前好转，继续服药 7 天后来诊。每日排尿 7 ~ 8 次，自觉手足温，食欲增加，大便成形。查体：神清，精神可，咽微红，双侧扁桃体未见肿大，两肺呼吸音粗，未闻及啰音，心率 88 次 / 分，心律齐，未闻及杂音，腹软，无压痛，肝脾肋下未及。舌质淡红，舌苔薄白，脉沉。上方去焦山楂续用，巩固疗效 1 周痊愈。

患儿共服药两周，病愈未再复发，家长送锦旗以表感谢。

[**按语**] 患儿脾肾阳虚，无以温煦膀胱，而致尿频之症。治疗以健脾温阳补肾，方用济生肾气丸加减。方中附子、肉桂温补脾肾，阴阳互根互用，善补阳者，于阴中求阳，故予山茱萸、生地黄滋阴补肾，又可防止燥热伤阴；茯苓、山药健脾补肾纳气；益智仁温补脾肾；桑螵蛸补肾固精；焦山楂健脾固涩；酸枣仁养血安神，稳定神经系统。同时配以止遗散外用敷脐，主要成分为丁香、吴茱萸、肉桂、五倍子等。丁香、吴茱萸、肉桂具有助阳散寒、温通经脉的作用，五倍子味酸固涩，以上诸药合用，共奏温下元、固小便之功。脐部为"神阙"穴，系任脉之要穴，与督脉互为表里，具有疏通十二经脉、联络五脏六腑之功。又因脐部周围血管丰富，给药区渗透性强，易于吸收。药物经穴区部皮肤吸收后，根据经脉所过，主治所及的原则，循经络贯穿全身，直达病所而发挥作用。药穴相合，共奏补肾益脾、疏通经络气血之功，调整神经，使中枢神经系统兴奋性升高，膀胱逼尿肌松弛，括约肌收缩，以减少排尿次数，增加膀胱尿液蓄积作用而使尿频得止。中药内服外治，疗效倍增。

病案二

韩某，男，8 岁。2013 年 9 月 17 日初诊。

主诉：反复尿频半年余。

现病史：患儿反复尿频半年余，每日排尿 10 余次，每次尿量少，尿液色清，无尿痛及发热，严重影响生活及学习。外院查尿常规、尿培养及超声检查均未发现异常。经西医治疗未见明显好转，来我院就诊。现患儿尿频，每日 10 余次，无尿急、尿痛，面色萎黄，乏力，畏寒肢冷，纳差，寐欠安，大便偏稀。查体：神清，精神可，咽微红，双侧扁桃体未见肿大，两肺呼吸音粗，未闻及啰音，心率 82 次 / 分，心律齐，未闻及杂音，腹软，无压痛，肝脾肋下未及。

舌脉：舌质淡红，舌苔薄白，脉细弱。

中医诊断：尿频（脾肾气虚证）；西医诊断：心因性多尿症。

治则：益气健脾，补肾固摄。

方药：党参 6g，炒白术 9g，茯苓 6g，炙附子 6g，淫羊藿 6g，益智仁 6g，山药 6g，桑螵蛸 6g，金樱子 6g，焦山楂 6g，酸枣仁 6g，炙甘草 6g。10 剂。

每日 1 剂，水煎 100mL，分早晚两次空腹温服。

止遗散敷脐，日 1 次，连用 10 天。

二诊：2013 年 9 月 27 日。患儿服药后尿频较前明显好转，每日小便 3 ~ 4 次。查体：神清，精神可，咽微红，双侧扁桃体未见肿大，两肺呼吸音粗，未闻及啰音，心率 90 次 / 分，心律齐，未闻及杂音，腹软，无压痛，肝脾肋下未及。舌质淡红，舌苔薄白，脉细弱。上方续服，巩固疗效 1 周痊愈停药。

[按语] 患儿素体虚弱，久病不愈，致脾肾气阳两虚，无以温煦，膀胱失约，而致尿频之症。治疗以益气健脾、补肾固摄，治以缩泉丸合四君子汤加减。缩泉丸出自《妇人良方》，功能温肾祛寒、缩尿止遗。四君子汤益气健脾。方中党参、炒白术、茯苓、甘草益气健脾，附子温散下焦虚冷、助膀胱气化，淫羊藿温补肾阳，益智仁温补脾肾，山药补益肺脾肾、收敛涩精，桑螵蛸、金樱子补肾固精，焦山楂健脾开胃，酸枣仁养血安神，稳定神经系统。

病案三

姜某，女，9 岁。2013 年 12 月 3 日初诊。

主诉：尿频 1 月余。

现病史：患儿 1 月余前患尿路感染经当地医院抗生素治疗，尿常规正常后仍有尿频，每日排尿 10 余次，尿量不多，尿色黄，无发热，无明显尿急尿痛，面色潮红，手足心热，口渴咽干，纳差，寐安，大便日一行，稍干。复查尿常规未见异常。查体：神清，精神可，咽微红，双侧扁桃体未见肿大，两肺呼吸音粗，未闻及啰音，心率 82 次 / 分，心律齐，未闻及杂音，腹软，无压痛，肝脾肋下未及。

舌脉：舌质红，舌苔少，脉细数。

中医诊断：尿频（阴虚内热证）；西医诊断：尿路感染恢复期。

治则：滋阴补肾，清热降火。

方药：生地黄 6g，山茱萸 6g，山药 6g，茯苓 6g，泽泻 6g，牡丹皮 6g，知母 6g，黄柏 6g，焦山楂 6g，炙甘草 3g。14 剂。

每日 1 剂，水煎 100mL，分早晚两次空腹温服。

二诊：2013 年 12 月 17 日。患儿服药后尿频较前明显好转，食欲增加，无明显烦热、口干。查体：神清，精神可，咽微红，双侧扁桃体未见肿大，两肺呼吸音粗，未闻及啰音，心率 83 次 / 分，心律齐，未闻及杂音，腹软，无压痛，肝脾肋下未及。舌质淡红，舌苔薄白，脉细。上方去焦山楂续用 2 周，巩固疗效。

[按语] 患儿病后损伤肾阴，阴虚生内热，虚火客于膀胱，膀胱失约而致尿频之症。面色潮红，手足心热，口渴咽干，舌质红，舌苔少，脉细数等均为阴虚内热的表现。故本证治疗以滋阴补肾、清热降火为主，患儿食欲不佳，稍佐开胃消食之品，方用知柏地黄丸加减。方中生地黄、山茱萸滋补肾阴，山药健脾补肾纳气，茯苓、泽泻淡渗利湿，牡丹皮、知母、黄柏助生地黄滋阴清热降火，焦山楂开胃消食、增强食欲，炙甘草调和诸药。诸药合用，使虚热除，则尿频自愈。

病案四

周某，女，7 岁。2013 年 8 月 23 日初诊。

主诉：尿频 1 月余。

现病史：患儿尿频、尿痛 1 月余就诊，患儿于 1 个月前无明显诱因出现尿频急，时有尿痛，尿频日 10 余次，无发热。来院就诊，查尿常规示：尿蛋白（−），红细胞 0～1 个 / 高倍视野，白细胞（±）。查体：神清，精神可，咽红，双侧扁桃体未见肿大，两肺呼吸音粗，未闻及啰音，心率 89 次 / 分，心律齐，未闻及杂音，腹软，无压痛，肝脾肋下未及。全身无浮肿。尿道口红，无明显分泌物。

舌脉：舌质红，舌苔黄腻，脉滑数。

中医诊断：尿频（下焦湿热证）；西医诊断：心因性多尿症。

治则：清热利湿，通利膀胱。

方药：萹蓄 6g，瞿麦 6g，滑石 6g，车前子 6g，金钱草 6g，栀子 6g，白茅根 6g，小蓟 6g，茯苓 6g，炒白术 9g，泽泻 6g，炙甘草 3g。10 剂。

每日 1 剂，水煎 100mL，分早晚两次空腹温服。

二诊：2013 年 9 月 2 日。患儿服药后，尿频急、疼痛缓解，小便日 4～5 次，纳可，寐安，大便调。复查尿常规示：尿蛋白（－），红细胞（－），白细胞（－）。

查体：神清，精神可，咽微红，两肺呼吸音粗，未闻及啰音，心率 88 次 / 分，心律齐，未闻及杂音，腹软，无压痛，肝脾肋下未及。全身无浮肿。尿道口淡红，无明显分泌物。舌质淡红，舌苔薄白，脉滑数。上方续服。1 个月后随访患儿，病情无再发。

[按语] 患儿素体虚弱，感受湿热之邪，下注膀胱，膀胱气化不利，开阖失司，膀胱失约而致尿频。治疗以清热利湿、通利膀胱，方用八正散加减。方中萹蓄、瞿麦、滑石、车前子、金钱草清利湿热，栀子清热泻火，白茅根、小蓟凉血止血，茯苓、泽泻健脾化湿，炒白术益气健脾，甘草调和诸药。治疗时若单纯清利下焦，易损伤脾胃，还会出现湿热暂去，中焦失运而邪又复来之局面，致使病情反复。故治疗时可加用炒白术、茯苓等健脾之品，使土实则湿无所生，湿热去而不复返。

【小结】

心因性多尿症（下简称"尿频"）是小儿常见疾病，西医无针对性治疗，所以往往病程迁延、日久不愈，影响儿童的身心健康。其发病原因主要由精神、心理、环境等因素所致，是以白昼尿频、尿急，夜间症状消失为特征。一般不伴遗尿，无器质性病变，尿常规检查无异常发现。

小儿大脑皮质发育尚未完善，对脊髓初级排尿中枢的抑制功能较弱，而且这一功能最脆弱最易受损，这是小儿易患本病的内在原因。所以，当小儿受到惊吓、精神紧张时易使神经功能失调而发生本病，常常由于家庭变动、害怕打针或考试等所导致的急性紧张或焦虑所诱发。同时排尿训练过严也是常见诱因，在婴儿早期，家长过早过多地训练小儿排尿意愿，导致条件反射，膀胱有少许的尿量就有排尿意愿，从而发生尿频现象。

另外，还有学者认为，各种原因导致的锌缺乏也可引起尿频。锌在人体中与 200 多种酶的活性有关，对神经系统的功能起着开关、调节、传递、控制等作用。缺锌可能使大脑皮层功能紊乱，对排尿中枢抑制能力减弱，膀胱神经支配功能失调，出现膀胱逼尿肌无阻抑性收缩，而发生尿频。

西医治疗主要是心理暗示，消除患儿不良的心理因素，对患儿耐心教育，教会和鼓励小儿将 2 次排尿间隙延长，分别用控制排尿训练、给予奖励、分散注意力、改善对患儿的态度、培养良好性格、认知领悟等方法进行心理治疗，不要训斥打骂。经临床验证，心理治疗作用明确，应予足够重视。国内有部分学者报道：分别用控制排尿训练、给予奖励、分散注意力、协助父母调整家庭关系、改善对患儿的态度、培养良好性格等方法，或通过模仿疗法、认知领悟法、标志奖励法，进行心理治疗，共报道心理治疗383例，1周内治愈率均达100%。

中医学认为，小儿尿频的发生，多由于湿热之邪蕴结下焦，也可因脾肾气虚，使膀胱气化功能失常所致，或病久不愈，损伤肾阴而致阴虚内热。

小儿尿道短，且生活不能自理，或久坐湿污之处，或疏于外阴部清洗，使湿热邪毒由尿道口上侵，内蕴肾与膀胱，气化失司，膀胱失约，见尿频、尿急、尿痛，或外阴痒痛、尿道口红赤等下焦湿热证。《医学心悟》说："热乘下焦，血随火溢。"《诸病源候论·小便数候》也指出"小便数者，膀胱与肾俱有客热乘之故也。"治疗时重在清利下焦湿热，以八正散加减治之。

小儿"脏腑娇嫩，形气未充"，且"肾常虚""脾常不足"。肾气不足，则不能气化行水，固摄无权，影响膀胱开阖。肾主水，肾气下通于阴。小儿肾气未充，脏腑未坚，下焦元阳虚衰，命门火弱，腑气虚冷，不能蒸腾水液，鼓动气化，约束膀胱，故见多尿。脾气亏虚，脾主运化，职司转输水液。小儿后天失养或调摄不当，易致脾胃虚弱，中气不足。脾虚则食少纳呆，气虚则升降无权，水液失调，故有"中气不足，溲便之为变"之说。脾肾气虚可致水液的传输、代谢、摄固失常而致尿频。肾气虚则下元不固，气化不畅，开阖失司；脾气虚则中气下陷，运化失常，水液失司而致尿频。治宜温补脾肾，助化固摄。方用缩泉丸加减。

小儿尿频日久不愈，虚热内生，虚火客于膀胱，膀胱失约而致尿频。治以滋阴补肾、清热降火。方用知柏地黄丸加减。当辨证施治疗效欠佳时，最好辅以安神类药物，如酸枣仁、远志等稳定神经系统，有助于促进病情恢复。

小儿尿频药物治疗的同时，应加强日常护理。如提高患儿的抵抗力，防止泌尿系感染的同时，加强对患儿的心理辅导。在饮食方面，给予清淡、富营养、多维生素、易消化的食品，少食辛辣、厚味之品，饮食品种宜多样化，以适应儿童的特点，增加患儿的营养，提高患儿抗病能力。鼓励患儿多喝水，起到"冲洗"泌尿道的作用。保持会阴部清洁，每日晚间及大便后清洗阴部，勤换内裤，应穿棉质内裤，因棉质内裤通气性好、无刺激，以减少泌尿系统感染的机会。不穿开裆裤，不穿紧身内裤，不坐地玩耍。及时发现和处理男孩包茎、女孩处女膜伞、蛲虫感染等。及时矫治尿路畸形，防止尿路梗阻和肾瘢痕形成。嘱家长多带领患儿参加一些有趣的体育锻炼和游戏活动，以增强患儿体质，分散患儿注意力，解除其紧张情绪，促进疾病的康复。

皮肤病

一、婴儿湿疹

婴儿湿疹是一种变态反应性皮肤疾病，多发生在出生后 1 ~ 3 个月，大都为肥胖婴儿，多为过敏体质，常在 1 ~ 2 岁即能自愈，但也有少数病例继续发展至儿童期甚至成人期。其致敏原主要为蛋白质，如牛奶、鸡蛋等。此外，药物、花粉、细菌、病毒、日光等也可导致本病发生。本病中医学称"奶癣""胎敛疮"，常发生于婴儿的颜面部，分干、湿两型。起初形如粟粒，散在或密集，疹色红，搔之起白屑，其形如癣疥而不流津水的，为"干敛疮"，偏于风热盛。如皮肤起粟，瘙痒无度，破则流水，浸淫成片，甚至可以延及身体其他各部，为"湿饮疮"，偏于湿热重。此证常使患儿躁烦，睡卧不安，病久皮肤可有苔藓样变化，若皮肤渗出液减少，肤红减退，为好转的现象。

【临床诊断要点】

1. 多发于出生后 1 ~ 3 个月的婴儿。

2. 好发于颜面，尤以双颊或额部多见，也可发于颈、肩胛、躯干及四肢。

3. 皮损为红斑、丘疹、丘疱疹，可融合成片，表面有糜烂、渗液或黄色痂皮，边界不清，亦有干燥浅红斑及丘疹，表面有少许糠秕样鳞屑。

4. 自觉剧痒，患儿常搔抓、烦躁哭闹。

5. 本病临床上分为以下两型：①渗出型湿疹：常见于肥胖型婴儿，初起于两颊，发生红斑丘疹、疱疹，常因剧痒搔抓而显露，有多量渗液的鲜红糜烂面，严重者可累及整个面部甚至全身。如有继发感染可见脓疱及局部淋巴结肿大、发热。②干燥型湿疹：多见于瘦弱的婴儿。好发于头皮、眉间等部位表现为潮红、脱屑、丘疹，但无明显渗出。呈慢性时也可轻度浸润肥厚，有皲裂抓痕或结血痂。常因阵发性剧烈瘙痒而引起婴儿哭闹和睡眠不安。

【鉴别诊断】

本病应与瘾疹、黄水疮相鉴别。

1. **瘾疹**　以身体瘙痒，搔之出现红斑隆起，形如豆瓣，堆累成片，发无定处，忽隐忽现，退后不留痕迹为主要表现。

2. **黄水疮** 以生于皮肤的脓疮、结痂、流黄水、浸淫成片、瘙痒为主要表现，血常规见白细胞及中性粒细胞增多。

【辨证论治】

1. 湿热内盛

证候：皮肤潮红，红色丘疹及水疱，水疱破后流出黏液，干后结痂，眼周发红，舌质红，舌苔薄黄腻，指纹色紫。

治法：清热利湿，祛风止痒。

方药：消风散加减。常用：荆芥、防风、牛蒡子、蝉衣祛风止痒，苦参、木通、苍术燥湿利水，当归、生地黄、胡麻仁养血润燥，知母、生石膏、生甘草清热滋阴解毒。

大便干结，加生大黄、生山栀清热泻火；糜烂肤红，加黄连、黄芩清热燥湿。

2. 血燥风胜

证候：皮肤干燥，粗糙瘙痒，搔后白屑较多，大便干结，常伴口渴咽干，夜寐不安，舌苔薄少津，指纹紫滞或脉细数。

治法：养血滋阴，祛风润燥。

方药：四物汤、三妙丸加减。常用：熟地黄滋阴养血，当归补血和血，白芍和营柔肝，川芎活血化瘀，黄柏清热燥湿，苍术燥湿健脾，牛膝活血化瘀、引血下行。

瘙痒甚者，加地龙、乌梢蛇祛风止痛；皮肤干燥，加玄参、熟地黄滋阴润燥；大便干结，加麻仁、桃仁润肠通便。

【病案处方选录】

病案一

高某，女，11 个月。2013 年 6 月 21 日初诊。

主诉：面颊、颈部出现红色丘疹及水疱两周。

现病史：患儿两周前出现面颊、颈部潮红，遍布红色丘疹及水疱，水疱抓破后流水，伴瘙痒，痒甚夜间睡眠不安，纳可，大、小便调。查体：神清，精神可，头面部、颈部可见数片红斑、丘疹及水疱，表面轻度糜烂有渗出，部分皮损处结痂，咽微红，两肺呼吸音粗，未闻及啰音，心率 100 次 / 分，心律齐，未闻及杂音，腹软，无压痛，肝脾肋下未及。

舌脉：舌质红，舌苔薄黄，指纹色紫。

中医诊断：奶癣（湿热内盛证）；西医诊断：婴儿湿疹。

治则：祛风清热利湿。

方药：荆芥5g，防风5g，苍术3g，苦参3g，牛蒡子3g，蝉蜕3g，白鲜皮3g，当归5g，生地黄5g，黄芩5g，连翘3g，炙甘草3g。7剂。

每日1剂，水煎100mL，分早晚两次空腹温服。

二诊：2013年6月28日。患儿服药后皮肤红色稍淡，皮肤湿烂渗液处已结痂，纳可、寐安、大、小便调。查体：神清，精神可，头面部、颈部可见少量暗红斑、丘疹，表面渗出处结痂，咽薇红，两肺呼吸音粗，未闻及啰音，心率100次/分，心律齐，未闻及杂音，腹软，无压痛，肝脾肋下未及。舌质淡红，舌苔薄，指纹色紫。

方药：荆芥5g，防风5g，苦参3g，牛蒡子3g，蝉蜕3g，白鲜皮3g，当归5g，生地黄5g，黄芪5g，炒白术5g，玄参3g，紫草3g，炙甘草3g。14剂。

每日1剂，水煎100mL，分早晚两次空腹温服。

[**按语**] 患儿脾常不足，湿热内蕴，浸淫血脉，内不得疏泄，外不得透达，郁于肌肤腠理之间，故见皮肤出现红色皮疹，破溃流水，形成黄色结痂。治以祛风清热利湿，后期加以益气健脾。方用消风散加减。方中荆芥、防风疏风止痒，苦参、苍术燥湿止痒，又散风除热，牛蒡子、蝉蜕疏散风热透疹，生地黄、当归滋阴养血润燥，白鲜皮祛风止痒，黄芩清热利湿，连翘清热解毒，甘草清热解毒，又可调和诸药。后期易黄芩、苍术为黄芪、炒白术加强益气健脾之功，去连翘，加玄参、紫草养阴养血、祛风止痒。诸药合用，于祛风之中伍以除湿、清热、养血、健脾之品，使风邪去，湿热除，血脉和，脾气健则瘙痒自止。

病案二

白某，女，6岁。2010年6月21日初诊。

主诉：四肢、躯干皮肤干痒6个月余。

现病史：患儿6个月前起无明显诱因出现四肢、胸腹部皮肤干燥及痒，去西医皮肤科就诊，诊为"干性湿疹"，予口服抗过敏药物及局部涂抹含激素类软膏，初期有效，停药即发，且呈逐渐加重趋势，遍布腰背部，局部皮肤粗糙、干痒，抓挠后有血痂，干裂难忍。痒甚夜间睡眠不安，纳可，大便干、2日一行。复去中医医院就诊，诊断不变，予中药口服及中药外洗，仍无效，故来本院。查体：神清，精神好，面色萎黄、四肢及躯干部皮肤粗糙起皮，部分有皮损抓痕，咽淡红，两肺呼吸音粗，未闻及啰音，心率100次/分，心律齐，未闻及杂音，腹软，无压痛，肝脾肋下未及。

舌脉：舌质红，舌苔白厚而干，脉滑。

中医诊断：湿毒疮（血虚风燥证）；西医诊断：慢性湿疹。

治则：祛风活血健脾润燥。

方药：荆芥 6g，防风 6g，桃仁 6g，苦参 3g，牛蒡子 6g，蝉蜕 3g，炒白术 9g，当归 9g，生地黄 6g，黄精 6g，赤芍 6g，炙甘草 3g。7 剂。

每日 1 剂，水煎 100mL，分早晚两次空腹温服。

桃仁、当归、白术等各等量，浓煎取汁，加扑尔敏片研粉调至雪花膏中外涂，每日 2～3 次。

二诊：2010 年 6 月 28 日。患儿服药及外涂后皮肤润泽、瘙痒减轻，大便顺畅日一次。纳可、寐安。查体：神清，精神好，皮肤表面较前光滑，咽微红，两肺呼吸音粗，未闻及啰音，心率 78 次 / 分，心律齐，未闻及杂音，腹软，无压痛，肝脾肋下未及。舌质淡红，舌苔白略厚，脉滑。

方药：荆芥 6g，防风 6g，桃仁 6g，苦参 3g，牛蒡子 6g，蝉蜕 3g，炒白术 6g，当归 6g，生地黄 6g，黄精 6g，赤芍 6g，炙甘草 3g。14 剂。

每日 1 剂，水煎 100mL，分早晚两次空腹温服。继续用外用药。

电话随访，以上药物全部用完后，皮肤恢复正常，停药观察 1 年未复发。

病案三

于某，男，8 岁。2012 年 5 月 15 日初诊。

主诉：反复周身湿疹 4 年余。

现病史：患儿自小周身反复湿疹，瘙痒剧烈，辗转多家医院治疗，曾口服抗组胺药、糖皮质激素，外用激素类制剂、炉甘石洗剂等均无明显好转，或湿疹消退后反复出现，乏力纳呆，寐可，大便一日一行，质偏稀，小便调，为求诊治，遂来我院就诊。查体：神清，精神可，颜面、四肢、躯干可见多形性丘疱疹，部分渗出、破溃、结痂，多处抓痕，皮肤增厚、粗糙，咽微红，双侧扁桃体未见肿大，两肺呼吸音清，未闻及啰音，心率 82 次 / 分，心律齐，未闻及杂音，腹软，无压痛，肝脾肋下未及。

舌脉：舌体胖，舌质淡红，舌苔白腻，脉滑。

中医诊断：湿毒疮（脾虚湿阻证）；西医诊断：慢性湿疹。

治则：健脾化湿，祛风止痒。

方药：党参 6g，茯苓 9g，炒白术 9g，山药 6g，薏苡仁 6g，陈皮 6g，防风 6g，苦参 6g，生地黄 6g，牡丹皮 6g，焦山楂 6g，炙甘草 3g。14 剂。

每日 1 剂，水煎 100mL，分早晚两次空腹温服。

黄芩 30g，苍术 30g，当归 15g，桃仁 10g 等。将以上成分的中药浓煎取汁，加入一盒郁美净中，搅拌均匀，每日外用涂抹湿疹处 2～3 次，注意避开破溃处。

同时，嘱患儿规律作息时间，注意休息，避免刺激，忌食生冷、鱼虾发物及辛辣刺激等食物。

二诊：2012 年 5 月 29 日。患儿经治疗后皮疹减少，食欲增加，大、小便调。查体：神清，精神可，皮疹、抓痕减少，咽微红，双侧扁桃体未见肿大，两肺呼吸音清，未闻及啰音，心率 85 次/分，心律齐，未闻及杂音，腹软，无压痛，肝脾肋下未及。舌质淡红，舌苔薄白，脉滑。前方减焦山楂，续服 14 剂，外用药物续用。患儿皮疹消退，随访 1 年，未再复发。

[按语] 此患儿自小周身反复湿疹，瘙痒剧烈，颜面、四肢、躯干可见多形性丘疱疹，部分渗出、破溃、结痂，多处抓痕，皮肤增厚、粗糙，为慢性湿疹的表现。患儿乏力纳呆，大便日一行，质偏稀，舌体胖舌质淡红，舌苔白腻，脉滑，均为脾虚湿阻的表现。脾主运化，脾虚水湿不化，泛溢肌肤，则见全身湿疹；湿阻中焦，则见食欲不振。治疗当健脾化湿、祛风止痒，以参苓白术散加减治疗。党参益气健脾，茯苓、炒白术、山药、薏苡仁益气健脾、化湿利水，防风祛风除湿，陈皮燥湿化痰，苦参化湿止痒，生地黄、牡丹皮清热滋阴、活血化瘀，焦山楂消食开胃，甘草健脾益气、调和诸药。

黄芩清热燥湿，苍术祛湿止痒，当归、桃仁活血化瘀、柔润肌肤，中药研粉或水煎调和膏剂外用，配合口服药物进行治疗，直达病所，内外同治，疗效满意，值得推广。

【小结】

湿疹是儿童常见病、多发病之一，婴幼儿期尤其多发。其主要表现为皮肤起红斑、丘疹、水疱，甚至糜烂渗出，并伴有瘙痒。发病部位多在头面、耳后，严重者可发生在躯干、四肢。

婴儿湿疹在儿童湿疹中更为常见，其特点是发病年龄越小，发病率越高。好发于头面部，初为散在的红斑和丘疹，严重者遍布全身，瘙痒不适，使婴幼儿情绪不安，久而久之有碍于婴幼儿正常生长发育。

婴儿湿疹首次发病多见于 6 个月内婴儿，其主要原因是乳品。研究表明，湿疹首次发病原因中多数与母孕期及哺乳期饮食结构不合理有关，大部分母亲为保证孩子出生后聪明健康，产后保证充足的乳汁和质量，大量食用鱼、虾、牛奶、鸡蛋等高蛋白饮食，而各种动植物性食物均可成为抗原，如鱼、虾类、肉类、动物乳类、蛋类等，加热或酶水解可以使这些抗原的抗原性有所下降，但不能彻底清除，而对某些抗原加热可以增强它们的抗原性并引起更严重的变态反应。因此，孕哺期母亲应注意饮食结构，合理搭配。

环境因素也可引起湿疹，如温度突变、空气湿度、空气中的花粉及身边的宠物和过于碱性的洗涤剂等因素。近年来大量研究显示，微生物感染性因素也可诱发和加重本病。

湿疹与其他过敏性疾病一样，是变态反应性疾病。变态是指免疫功能变态，不正常，发病机制虽然有家族过敏史遗传因素与致敏原刺激因素，但是关键是免疫功能是否正常。只是在免疫功能不正常时才发病，如果正常则不发病，所以改善免疫功能在治疗中起关键作用。西医治疗多采用含有糖皮质激素的软膏、抗组胺等药物，虽收效明显，但长期应用有不良反应，且易反复，临床治愈率低。中医治病求本，中药能够调节免疫功能，如免疫增强剂五味子、黄芪、何首乌、女贞子、枸杞等具有扶正固本、益气补肾作用，能增强机体免疫力；免疫抑制剂如甘草、大枣、当归等抑制抗体产生，有抗过敏作用。

湿疹可分为急性、亚急性、慢性三期。急性期具有渗出倾向，慢性期则浸润、肥厚。皮损多形性，好发于头面、四肢及会阴等部位，常呈泛发或对称性分布，瘙痒，易反复发作。慢性湿疹常因急性、亚急性湿疹反复发作不愈转化而来，也可开始即为慢性湿疹。其表现为患处皮肤增厚、浸润，色素沉着，表面粗糙，或因抓破而结痂，自觉瘙痒剧烈，常见于小腿、手、足、肘窝、外阴、肛门等处。病程不定，易复发，经久不愈。

古代中医文献无"湿疹"之病名，根据其临床特征，主要归属于"浸淫疮""湿毒"的范畴。汉代张仲景在《金匮要略》中指出："浸淫疮，黄连粉主之。"首先提出中医治疗本病的方药。隋代巢元方在《诸病源候论》中记载："诸久疮者……为风湿所乘，湿热相搏，故头面身体皆生疮。"明确指出风、湿、热为主要致病因素。清代吴谦在《医宗金鉴》中描述："此症初生如疥，瘙痒无时，蔓延不止，抓津黄水，浸淫成片，由心火脾湿受风而成。"

中医学认为，儿童湿疹的病因源于先天禀赋不足，脾虚湿盛，属于易感性体质；后天饮食不节，失其调养；环境气候，居处触物；易激急躁，情志所伤；外因风、湿、热邪趁势袭扰，风性轻扬、善行数变而见肌肤呈多形性损害，瘙痒无度；湿热充斥肌腠，则见皮疹红肿灼热；脾虚湿盛见流津浸淫；或见迁延反复，日久则伤及阴血，出现血虚风燥。中医在儿童湿疹的治疗方面积累了非常丰富的经验。

风、湿、热是小儿湿疹的主要外来致病因素，"风为百病之长"，易与湿、热诸邪相合而致湿疹发生。临证时，应根据风、湿、热程度的轻重和皮损特点进行辨证论治。风胜者，风性善行而数变，故皮损以粟状丘疹为主，发无定处，瘙痒剧烈，治以辛凉散风为主，用消风散加减，常选用牛蒡子、浮萍、薄荷、苍耳子、菊花、僵蚕等风药。热胜者，热为阳邪，故皮损红赤焮热、斑丘疹、化脓肿痛、全身发热，治以清热解毒为主，用银翘散加减，常酌加牡丹皮、生地黄、紫草、生石膏、知母等，以助凉血散风止痒之功。脾虚湿胜者，湿性重浊、黏滞，故皮损表现为水疱累累、水肿、糜烂、结痂，迁延难愈，治以健脾、芳香化湿为大法，祛湿时常用一些祛风胜湿药，如羌活、独活、防风、防己、苍术、地肤子、威灵仙、苍耳子等。

由于小儿脾常不足，脾虚气血生化不足，皮肤失养，血虚则风盛，故出现皮肤粗糙、干痒，脾虚不能运化水湿，则湿热必盛，此类患儿当健脾祛风、除热利湿、养血润燥活血。治疗时，首先运用白术、苍术、薏苡仁、山药等药物健脾利湿，同时很重要的一个方面在于调理气血，气血通行、经脉通利，则病邪自无可容之地。临床常用桃仁、当归、生地黄、黄精、赤芍滋阴润燥、养血活血之品，配伍川芎、羌活、白芷、荆芥、防风等风药，既能祛风散邪，又能助气行血，既能防血因邪侵而滞，又能使邪因血行而灭。此即"治风先治血，血行风自灭"。

中药药液外洗加药膏外搽清热、滋养皮肤，两者配合使用，可使药物有效成分直达病所，促进炎症消散，减少渗出，从而迅速发挥治疗作用，内外合治，明显缩短疗程，且能提高患儿的依从性。

对于婴幼儿湿疹而言，治疗的同时护理尤为重要：室内湿度不宜过高，否则会使湿疹痒感加重，过热也会加重症状，注意保持适宜的温度。婴儿所处生活环境要保持清洁干燥、通风。在平时应该尽量减少环境中的变应原，如屋尘、螨、毛、人造纤维、真菌等。衣服不要过暖，避免汗液分泌的刺激，婴儿衣着应宽大轻松、吸湿性好、舒适，棉织品最合适，合成纤维、毛织品或深色衣着对皮肤有时有刺激，容易引起过敏，宜改为柔软透气的棉布衣物。婴儿尿布要勤换。婴儿的生活要有规律，有充足睡眠，切忌搔抓、摩擦皮肤而使皮疹破溃，造成皮肤损伤，增加感染和过敏的机会。故应戴上手套，防止挠抓。由于奇痒，患儿有时自己会把小脸和枕头或盖被摩擦，或用小手摩擦，故婴儿睡前也应将两手加以适当约束，以防抓伤，引起皮损泛发。每天更换枕巾，不要让湿疹感染。接触皮肤的内衣、被子要用纯棉的布料，并且每天更换。

二、荨麻疹

荨麻疹为各种刺激因素所致的以风团为特征的血管反应性皮肤病。临床以隆起性风团块，发病骤然，消退迅速，退后不留痕迹为特征。可发生于任何年龄，任何季节和全身皮肤任何部位。儿童期以急性荨麻疹为主，慢性荨麻疹多发生在成年人。本病中医学称"瘾疹"，俗称"风疹块"。

【临床诊断要点】

1.皮损可发生于全身任何部位。

2.发病突然，皮损为鲜红色、苍白色或正常肤色风团，发无定处，骤起骤退，消退后不留任何痕迹。

3.自觉灼热、瘙痒剧烈。

4.皮肤划痕试验阳性。

【鉴别诊断】

1.猫眼疮 可发生于任何年龄，春秋多见，好发于四肢伸侧、手足背及掌跖部，皮损呈多形性，典型皮损呈虹膜状或猫眼状，色紫暗或红。

2.土风疮 多见于小儿，与昆虫叮咬有关，多在春秋发病，好发于腰腹部及四肢，皮损为纺锤形风团样丘疹，中央有水疱，自觉瘙痒。

【辨证论治】

1.风热相搏

证候：风团游走，灼热剧痒，皮损色红，遇热增剧，冬轻夏重，风吹凉爽减轻，口渴心烦，舌质红，舌苔薄黄，脉浮数。

治法：祛风清热。

方药：消风散加减。常用：荆芥、防风、牛蒡子、蝉衣祛风止痒，苦参、木通、苍术燥湿利水，当归、生地黄、胡麻仁养血润燥，知母、生石膏、生甘草清热滋阴解毒。

风团色红，加赤芍、牡丹皮凉血活血；咽喉红肿，加蒲公英、板蓝根清热利咽；心烦口渴，加石斛、竹叶滋阴清热。

2.风寒袭表

证候：疹块色淡红，或中央白色，周围红晕，受冷加剧，恶寒畏风，口不渴，舌苔薄白，脉浮缓。

治法：疏风散寒。

方药：荆防败毒散加减。常用：荆芥、防风辛温解表，羌活、独活散风祛湿，柴胡透表泄热，薄荷疏散风热，川芎活血祛风，前胡、桔梗、甘草清咽宣肺，枳壳宽中理气，茯苓淡渗利湿，生姜辛温散邪。

皮肤瘙痒，加苦参、地肤子疏风止痒；舌苔白厚腻，加苍术、薏苡仁健脾化湿。

3. 湿热内蕴

证候：呈丘疹样疹块，顶端有小水疱，搔破出水，甚者化脓肿痛，黄水淋沥，舌质红，舌苔黄，脉濡数。

治法：清热化湿。

方药：除湿胃苓汤加减。常用：苍术、陈皮、厚朴、甘草运脾燥湿；茯苓、猪苓、泽泻、肉桂、白术通阳健脾利水；滑石、木通化湿利水；防风祛风止痒；山栀清热泻火。

恶心呕吐，加半夏、苏梗降逆止呕；食欲不振，加神曲、山楂健胃消食。

4. 气血两虚

证候：疹块反复发作，延续数月不愈，剧痒而夜寐不宁，伴头晕体倦，面黄纳呆，舌质淡红，舌苔薄白，脉细弱。

治法：调补气血。

方药：八珍汤加减。常用：人参、茯苓、白术、甘草健脾补气，当归、地黄、川芎、白芍补血养营。

皮肤瘙痒，加蝉衣、乌梅祛风止痒；夜寐不宁，加夜交藤、合欢皮交通心肾安神。

【病案处方选录】

病案一

孙某，女，7岁。2013年8月12日初诊。

主诉：反复全身风团状皮疹10天。

现病史：患儿于10天前受风后，反复出现周身剧痒，搔抓之后出现大小不一、形态各异的红色风团样斑丘疹，遇热加重，遇冷则缓，曾服"开瑞坦"、外用"尤卓尔"等药物，虽能暂时控制症状，停药后易复发。刻下：患儿周身散在红色风团样皮疹，剧痒，纳差，大便干，小便黄。查体：神清，精神可，周身可见散在红色风团样皮疹，咽红，双侧扁桃体未见肿大，两肺呼吸音粗，未闻及啰音，心率88次/分，心律齐，未闻及杂音，腹软，无压痛，肝脾肋下未及。

舌脉：舌质红，舌苔薄黄，脉浮数。

中医诊断：瘾疹（风热相搏证）；西医诊断：荨麻疹。

治则：祛风清热止痒。

方药：荆芥 6g，防风 6g，蜜麻黄 6g，连翘 6g，赤芍 6g，川芎 6g，当归 9g，蝉蜕 3g，苦参 6g，苍术 6g，生石膏 20g，知母 6g，炙甘草 3g。7 剂。

每日 1 剂，水煎 100mL，分早晚两次空腹温服。

嘱忌食鱼虾等刺激性食物。

二诊：2013 年 8 月 19 日。患儿服药后皮疹消退，纳可、寐安、大、小便调。查体：神清，精神可，周身未见皮疹，咽红，双侧扁桃体未见肿大，两肺呼吸音粗，未闻及啰音，心率 89 次 / 分，心律齐，未闻及杂音，腹软，无压痛，肝脾肋下未及。舌质淡红，舌苔薄黄，脉浮数。

方药：荆芥 6g，防风 6g，蜜麻黄 6g，连翘 6g，赤芍 6g，川芎 6g，当归 9g，蝉蜕 3g，苦参 6g，苍术 6g，黄芩 6g，炙甘草 3g。7 剂。

[按语] 患儿感受风热之邪，搏结于营血，见风团样皮疹，剧痒。方用消风散加减。中医有"无风不作痒、风盛则痒甚"之说，故用荆芥、防风祛风药以祛风止痒，麻黄、连翘以疏风清热解毒，依据"治风先治血"之说，用当归、川芎、赤芍以达"血行风自灭"之功，蝉蜕、苦参、苍术祛风燥湿止痒，生石膏、知母清热滋阴解毒，甘草调和诸药。但须注意生石膏、知母苦寒，易伤阳气，不宜长期应用，二诊时病情好转，将生石膏、知母换成黄芩，巩固治疗。

病案二

孙某，男，6 岁。2013 年 8 月 6 日初诊。

主诉：周身瘙痒 1 年余。

现病史：患儿 1 年前无明显诱因出现周身瘙痒，搔抓不止，甚则搔破皮肤出血，于外院内服外用多种中西药，病情反复发作，无明显好转，平素急躁易怒，纳可，大便稍干，小便可，夜寐差。查体：神清，颜面、四肢、躯干可见散在针尖大小丘疹，色红或暗红，可见多处密集条状抓痕、血痂，兼有色素沉着，咽淡红，双侧扁桃体未见肿大，两肺呼吸音粗，未闻及啰音，心率 85 次 / 分，心律齐，未闻及杂音，腹软，无压痛，肝脾肋下未及。

舌脉：舌质红，舌苔黄，脉浮数。

中医诊断：痒风（血热证）；西医诊断：皮肤瘙痒症。

治则：祛风止痒，清热凉血。

方药：荆芥 6g，防风 6g，黄芩 9g，连翘 6g，当归 9g，赤芍 6g，牡丹皮 6g，生地黄 6g，蝉蜕 3g，苦参 6g，苍术 6g，炙甘草 3g。14 剂。

每日 1 剂，水煎 100mL，分早晚两次空腹温服。

嘱忌鱼虾等刺激性食物及生冷食物。少食甜腻及小食品等。

二诊：2013 年 8 月 20 日。患儿服药后身瘙痒好转，纳可，寐安，大、小便调。查体：神清，精神可，无新出皮疹及抓痕，部分丘疹、抓痕消减，少量色素沉着，咽微红，双侧扁桃体未见肿大，两肺呼吸音粗，未闻及啰音，心率 87 次/分，心律齐，未闻及杂音，腹软，无压痛，肝脾肋下未及。舌质淡红，舌苔薄白，脉浮数。

方药：荆芥 6g，防风 6g，当归 9g，牡丹皮 6g，生地黄 6g，黄芪 6g，炒白术 6g，玄参 6g，紫草 6g，蝉蜕 3g，苦参 6g，炙甘草 3g。14 剂。

三诊：2013 年 9 月 5 日。患儿痒已止，皮疹全部消失，纳可，寐安，大、小便调。查体：神清，精神可，无皮疹，抓痕基本消失，可见少量色素沉着，咽微红，双侧扁桃体未见肿大，两肺呼吸音粗，未闻及啰音，心率 86 次/分，心律齐，未闻及杂音，腹软，无压痛，肝脾肋下未及。舌质淡红，舌苔薄白，脉浮数。上方续服，巩固疗效。

[**按语**] 皮肤瘙痒症是一种无任何原发损害的皮肤病，是一种变态反应性疾病，临床多见瘙痒症状而无皮肤原发性损害，为小儿常见病、多发病之一。本病以阵发性皮肤瘙痒为主要特征，可因多种因素而诱发，一般为阵发性，严重者为持续性瘙痒，短者数分钟即过，长者可达数小时之久。此病以躯干及下肢最明显，多以夜间为甚，患者常因瘙痒无度而夜寐不安，心绪不宁。患者常自觉全身瘙痒，经常搔抓，患处可出现抓痕、血痂、色素沉着及苔藓样化或湿疹样变，部分抓破皮肤出血，发生疼痛，亦有因抓破感染导致他症者。皮肤瘙痒症发病因素比较复杂，具有反复发作的倾向。西医目前治疗皮肤瘙痒症主要有抗组胺制剂、安眠镇静剂、钙剂、封闭疗法及睡眠疗法等，但疗效并不十分乐观，且有不同程度的毒副作用，如嗜睡、头昏、心脏毒副作用、依赖性等。而局部用皮质类固醇治疗，疗效虽好但易耐药，且也有发生副作用的可能，已被广大患者所不欲接受。

皮肤瘙痒症在中医学称为痒风、风瘙痒。中医学认为本病多由患儿皮肤腠理不固或胃肠湿热，复感风热、风寒之邪，或食鱼、虾、蛋、甜酒等可动风的发性食物，或由食滞、虫积、药物等致病。《外科证治全书》"痒风"记述："遍身瘙痒，并无疮疥，搔之不止。"因风热、风寒或湿热之邪蕴于肌肤，不得疏泄而致；或因风邪久留体内，化火生燥，以致津血枯涩，不得润养肌肤而发。治以"治风先治血，血行风自灭"之理，采用凉血、养血、活血、败毒、化湿、清热、祛风的治法，内外结合，表里同治，以达到疏风、息风、消风、搜风、和中、调营、清热止痒的目的。

本患儿风热蕴于肌肤，不得疏泄，导致血热风燥、肌肤失养而发病。治疗以消风散加减祛风止痒、清热凉血。方中荆芥、防风祛风止痒；黄芩、连翘清热解毒；地黄、当归、牡丹皮、赤芍养血、活血、凉血，取其"治风先治血，血行风自灭"之理；苍术燥湿健脾，蝉蜕解表散热除痒，苦参清热止痒；甘草清热解毒，调和诸药。二诊易黄芩、苍术为黄芪、炒白术，加强益气健脾之功，去连翘、赤芍，加玄参、紫草养阴养血、祛风止痒。全方既有疏风清热、除湿止痒之功，又有凉血润燥、活血消疹之效。

病案三

张某，男，3岁。2013年5月17日初诊。

主诉：周身皮疹1天。

现病史：患儿3天前感冒，家长自予口服头孢类抗生素后出现颜面、四肢、躯干部鲜红色点、片状斑、丘疹，伴瘙痒，来院就诊，时有咳嗽，纳差，夜寐差，大、小便调。查体：神清，稍烦躁，颜面、四肢、躯干可见鲜红色点、片状斑、丘疹，部分皮肤见抓痕，咽红，双侧扁桃体未见肿大，两肺呼吸音粗，未闻及啰音，心率95次/分，心律齐，未闻及杂音，腹软，无压痛，肝脾肋下未及。

舌脉：舌质红，舌苔薄黄，脉浮数。

中医诊断：药毒（风热证）；西医诊断：药物过敏性皮疹。

治则：疏风清热解毒。

方药：荆芥6g，防风6g，蜜麻黄6g，炙杏仁6g，黄芩6g，连翘6g，苍术6g，苦参6g，蝉蜕3g，牡丹皮6g，生地黄6g，炙甘草3g。7剂。

每日1剂，水煎100mL，分早晚两次空腹温服。

嘱停用其他药物，忌食鱼虾等刺激性食物，忌食生冷食物和小食品。少食甜腻食物等。

二诊：2013年5月23日。患儿服药后皮疹消退，无咳嗽，纳可，寐安，大、小便调。查体：神清，精神可，皮疹、抓痕消减，咽微红，双侧扁桃体未见肿大，两肺呼吸音粗，未闻及啰音，心率94次/分，心律齐，未闻及杂音，腹软，无压痛，肝脾肋下未及。舌质淡红，舌苔薄白，脉数。

[**按语**] 药物性皮疹是指药物通过各种途径进入人体后引起皮肤、黏膜

的反应，同一种药物在不同患儿身上可表现不同的皮疹，有红色斑丘疹、荨麻疹型、固定红斑性或猩红热型、多性红斑型、湿疹型、光敏型、剥脱性皮炎型等多种皮疹。引起药物性皮疹多为 B 型不良反应，即与正常药理作用无关的一种异常反应，一般很难预测，发生率虽低，但死亡率高。它与药物的异常性及化学合成中产生的杂质有关，亦与病人的特异性及遗传因素有关。药物性皮疹主要表现为皮疹、发热、倦怠等全身症状，中医称之为"药毒"，认为由禀赋不足，药毒内侵所致。《诸病源候论·蛊毒病诸候》认为，"凡药物云有毒及有大毒者，皆能变乱，于人为害，亦能杀人"，因此治疗以清解热毒为主。

本案患儿素体虚弱，外感风热，复感药毒，郁于肌肤腠理之间发为此病。治疗以消风散加减，疏风清热解毒。方中荆芥、防风疏风止痒，苍术燥湿健脾，蝉蜕清热解毒透疹，黄芩、连翘清热解毒，苦参清热止痒，麻黄、杏仁疏风清热止咳，地黄、牡丹皮清热养血，甘草清热解毒、调和诸药。

【小结】

荨麻疹是由皮肤黏膜小血管扩张和通透性增加而导致的一种局限性水肿反应，临床以皮肤突然出现扁平丘疹、剧痒、发无定处、时起时消、愈抓愈痒，消退后不留痕迹为主症。西医学认为其发病机理是由于变态反应或非变态反应的刺激因素作用于肥大细胞及嗜碱性粒细胞脱颗粒释放组胺等血管活性递质而引起。中医学称为"瘾疹""风疹"。

荨麻疹及皮肤瘙痒等症的病因病机较复杂，或因风寒外袭，蕴积肌肤，致使营卫不和引起；或因风热之邪客于肌表，引起营卫失调所致；或因脾胃湿热，复感风邪，内不得疏泄，外不得透达，郁于皮毛腠理之间而发；或因食腥荤发物，或有肠寄生虫，以致湿热内生，逗留肌肤而发；或因平素体弱，气血不足，或病久气血耗伤，因血虚生风，气虚卫外不固，风邪乘虚侵袭所致。

小儿肺脏娇嫩、卫外不固，易为外邪所犯，风为百病之长，常兼寒邪或热邪合而伤人，风寒或风热之邪侵入肌表、客于肌肤而致营卫失和，外透为疹；小儿脾常不足，若过食膏粱厚味、荤腥动风之品，可致脾失健运、湿浊内生，且小儿为纯阳之体，易于化热，而致湿热内伤，郁发为疹；小儿为稚阴稚阳之体，气血未充，气虚则卫外不固，易为外邪所扰，血虚易于化燥生风，气血相搏，蕴于肌肤皮毛之间，而发瘾疹。总之，小儿荨麻疹的病因内责之于禀赋不足，肺脾常虚；外责之于感受外邪，其中又以风邪为先导。

中医辨证治疗荨麻疹疗效明显。风寒证以突发瘙痒，搔抓之后很快出现白色风团疹块，愈抓愈痒，遇冷加剧，得热则缓为主要表现，或伴恶寒、发热、无汗、头痛等症，舌质淡红，舌苔薄白，脉浮紧，治疗以荆防败毒散加减；风热证以红色风团状皮疹，高于皮肤，痒甚，遇热加重，遇冷则缓为主要表现，或伴恶风、发热、咽痛、口渴等症，舌质红，舌苔薄黄，脉浮数，治疗以消风散加减；湿热内蕴证多见呈丘疹样疹块，顶端有小水疱，搔破出水，甚者化脓肿痛，黄水淋沥，舌质红，舌苔黄，脉濡数，治疗以除湿胃苓汤加减；气血两虚证可见反复出现的淡红色风团状皮疹，患儿多平素易感，因劳累而诱发，或伴乏力、心慌、气短等症，舌质淡红，舌苔薄，脉细弱，治疗以八珍汤加减。

对于荨麻疹及药物疹、皮肤瘙痒等症患儿的护理：寻找发病诱因并去除或避免接触。忌食海腥发物，如海鱼、虾、蟹。不吃辛辣之物。注意卫生，避免昆虫叮咬。注意气候变化，冷暖适宜，加强体育锻炼，增强体质，保持良好心态。清除体内慢性病灶及肠道寄生虫，调节内分泌紊乱。对药物有过敏反应者，用药时应尽量避免使用，若不能避免时可考虑结合抗组胺药同时使用。患儿皮肤抓破后，注意防止继发感染。

用药经验荟萃

止血奇药——炭类中药

【概述】

炭类中药是将洗净的药材或切制品放于热锅内，用文火炒至表面焦黑色、内部焦黄色，喷淋少许清水，熄灭火星后取出，晾干中药而制成。炭类中药由来已久，早在《五十二病方》中就有"燔发"的记载，即血余炭。关于制炭的工艺，汉代名医张仲景在《金匮要略》王不留行的制备中，提出了烧炭存性的具体要求。明代名医缪希雍有言："凡草药烧灰为末，如荷叶、白茅根、蓟根灰散之类，必烧焦枯，用器覆盖，以存性。若如烧柴薪，煅成死灰，性也不存而罔效。"而药物制炭后，其药性药效也相应有所改变，比如乌梅制炭后能增强收敛、固涩之用，附子制炭后能具有温阳摄血的功效，并避免生药走而不守，在这里主要介绍的是药物制炭后能够产生或增强止血的功效。正如《十药神书》中"十灰散"将大蓟、小蓟、荷叶、侧柏叶、茅根、茜草、山栀、大黄、牡丹皮、棕榈皮均烧灰存性，可以用来治疗呕血、吐血、咯血、嗽血、衄血等。

【临床应用】

王绍洁教授善于应用炭类中药治疗多种出血性疾病，如小儿过敏性紫癜、血小板减少性紫癜、单纯性血尿等，尤其在过敏性紫癜的治疗中颇有心得。过敏性紫癜是一种常见的血管变态反应性出血性疾病，以广泛的小血管炎症为病理基础，皮肤紫癜、消化道黏膜出血、关节肿胀和肾炎等症状为主要临床表现。目前西医对本病的治疗主要采用休息、控制感染、抗凝、抗过敏、改善毛细血管脆性、必要时选用肾上腺皮质激素等，在临床上取得一定的疗效。然而，紫癜皮疹反复、血尿迁延难愈、肾脏损害及长期使用激素的不良反应等问题仍然困扰着许多患儿。

王绍洁教授善于在西医常规治疗的基础上加用中药治疗，能够缩短病程、减少皮疹反复、减少肾脏损害、避免激素不良反应等。王教授根据患儿出血情况加减应用各种炭类药物治疗本病，以达到良好的止血效果，防止皮疹反复及尿血等出血症状。她主张治疗本病时，炭类药物早用、足量、足疗程。早用：即对炭类药物的应用时期早，在本病的早期就开始加入，及早控制出血症状；足量：即药量偏大和应用种类多，一般为 9～15g，可包括蒲黄炭、藕节炭、茜草炭等多种药物，增强止血功效的同时也能发挥药物本身的作用；足疗程：即应用炭类药时间宜长，可持续应用直至疗程结束、症状消失后，再逐渐减量至停药。常用的炭类药物有小蓟炭、蒲黄炭、藕节炭、地榆炭、茜草炭、荆芥炭、侧柏叶炭等。

小蓟、蒲黄、藕节、地榆等药物本身就具有凉血、止血、散瘀之功。小蓟首载于《别录》，苦、甘，凉，其功凉血止血、解毒敛疮，为君。《本草拾遗》记载："小蓟破宿血，止新血，暴下血、血痢、金疮出血、呕血及蜘蛛蛇蝎毒。"《本草求原》云："小蓟则甘平胜，不甚苦，专以退热去烦，使火清而血归经，是保血在于凉血。"蒲黄首载于《本经》：甘，平，其功化瘀止血、利尿使热随尿出，并能"主心腹，膀胱寒热，利小便，止血，消瘀血"。《本草汇言》曰："至于治血之方，血之上者可清，血之下者可利，血之滞者可行，血之行者可止。"藕节首载于《药性论》：甘、涩，平，归胃、大肠、肾经，其功收敛止血。《本草汇言》认为"藕节，消瘀血，止血妄行之药也"。《本草再新》记载其"凉血养血，利水通经"。以上药物炒炭后，止血之力更增，或收敛止血，或凉血止血，或散瘀止血，使止血而不留瘀。临床观察认为，早期、足量、足疗程使用炭类中药后，可以快速有效消褪皮疹，减少皮疹反复，使血尿症状消失，防止消化道出血及使用激素带来的不良反应，并能防止肾损害。

【药理研究】

现代药理学研究表明，小蓟主要含有蒙花苷、芦丁、机酸、咖啡酸、绿原酸等，有止血、抗菌、消炎、治疗心血管系统疾病等作用。有报道表明，小蓟所含成分芦丁，能够缩短凝血时间。蒲黄主要含有 β-谷甾醇、二十五烷酸、香草酸、烟酸、胸腺嘧啶、尿嘧啶等，有改善心肌的营养性血流量、抗自由基、调节脂质代谢、止血、降低血小板聚集、保护肾脏、抗菌消炎等功效。蒲黄炭品正丁醇部位对实验动物凝血系统的部分环节有影响，通过炮制的蒲黄炭品可以通过影响实验动物凝血系统的多个环节发挥其止血作用。

藕节主要含有天门冬素、鞣质、维生素 C 等多种成分，有报道用藕节提取物干扰小鼠凝血，发现其能够对小鼠及新西兰兔部分凝血活酶时间、凝血酶原还原时间、凝血酶时间产生影响，证明其具有凝血作用。藕节炭通过醋酸乙酯提取和水煎提取能够缩短小鼠凝血时间，从而止血。茜草炒炭后蒽醌类大叶茜草素等成分降低的同时，1，3- 二羟基蒽醌含量明显升高，1，3- 二羟基蒽醌有明显的止血作用，是茜草炭主要止血成分之一。

总之，炭类药材止血作用的增强、止血的机理相当复杂，这是因为中药制炭后成分发生了复杂的变化，作用于机体止血的任何一个环节都有利于血液凝固而起到止血作用。其止血机理可能是钙离子、碳素、鞣质及其他一些成分所起的协同作用，也可能是降低血管通透性、收缩血细胞、促进凝血、缩短凝血时间等方面的作用。临床中如果加以合理应用，势必能够起到良好的效果。

疏风止痉、镇惊安神、抗过敏药——蝉蜕

【概述】

蝉蜕，为蝉科昆虫黑蚱的幼虫羽化时脱落的皮壳，又名蝉壳、枯蝉、金牛儿、蝉脱、蝉衣、知了皮等。夏、秋季节，可以在蝉所栖息的树下附近地面看到其脱落的皮壳，收集后去净泥沙杂质，晒干，即可备用入药。蝉蜕味甘、咸，性凉，归肺、肝经，《品汇精要》有"气薄味厚，阴中之阳"之说。气薄则长于宣散透发，有宣散风热、透疹利咽、祛风止痉的功效。临床上多用于治疗风热感冒、咽喉肿痛、咳嗽声嘶、风疹瘙痒、惊痫抽搐、目赤翳障等症。

【临床应用】

王绍洁教授善于利用蝉蜕疏风止痉、镇惊安神、抗过敏之功效治疗小儿呼吸系统疾病、神经系统疾病及多种原因导致的各种皮疹类疾病等，取得了很好的疗效。

1. 呼吸系统疾病 小儿过敏性咳嗽、过敏性鼻炎、支气管哮喘等在呼吸系统疾病中十分常见，且常常合而为病，其发病机制均与风邪相关。风为百病之长，常常夹寒、热、湿等邪侵犯人体。风为阳邪，其性轻扬升散，具有升发、向上、向外的特性，所以风邪致病，易于伤人上部。肺为五脏六腑之

华盖，邪犯于肺，肺宣发肃降失常，则导致人体气机不利，引起肺气上逆，出现咳嗽、咽痒等症状。肺之宣发肃降失常，必然影响其通调水道、输布津液之功能，导致停饮成痰，还容易触动伏痰，致痰随气升，气因痰阻，相互搏结，阻塞气道而致肺管狭窄，出现胸闷、喘憋、呼吸困难等症状。肺开窍于鼻，若痰饮水湿停于鼻窍，使清窍经络壅塞不通，肺失宣降则出现鼻塞、鼻痒、喷嚏、流涕等症状。故治疗当以疏风为要，而蝉蜕能够疏风解表、祛邪外出，且其性凉，尤其适用于风热之证。《本草纲目》云："蝉，主疗一切风热之证。"《医学衷中参西录》也有相关论述："蝉退，无气味，性微凉。能发汗，善解外感风热，为温病初得之要药。"临证之时，可以与薄荷、牛蒡子等药同用，共同发挥宣散风热的功效。邪气去，肺之宣降功能恢复，则症状缓解。蝉蜕还能清利咽喉，改善过敏性咳嗽、支气管哮喘及过敏性鼻炎鼻后滴漏出现的咽喉肿痛、咽痒咳嗽等症。

此外，这类患儿大多为过敏性体质，容易受感染、气候、运动，以及吸入或接触刺激性物质、空气中的粉尘、室内的尘螨、动物的皮屑等多种因素诱发或加重。过敏原进入呼吸道，引起变态反应，气管痉挛，鼻黏膜充血，出现阵发性刺激性干咳、发作性喘息气促、鼻痒、打喷嚏等症，多在夜间和（或）清晨发作、加剧。家长容易以为孩子是着凉感冒引起的而不太在意，或是一味给孩子用抗生素，而病证持续，反复不愈。王绍洁教授认为，蝉蜕为虫类药物，走窜性强，功善搜剔经络，祛邪解毒，不仅能疏风，还能止痉、抗过敏、缓解支气管痉挛，对抗过敏原进入人体引起的过敏反应，可有效缓解症状。临床治疗中，可与地龙、僵蚕等虫类药物合用，增强止痉、抗过敏之效。同时在加强护理、避免与过敏原接触的基础上，加入扶正的药物，增强机体免疫力，与蝉蜕相辅相成，能够减轻过敏发作，减少呼吸道感染性疾病的发生，临床收到满意疗效。

2. 神经系统疾病 惊风是小儿时期常见的神经系统病证，又称"惊厥"，俗名"抽风"。急惊风包括高热惊厥、脑炎、脑膜炎等疾病。其中，高热惊厥最为多见，是指小儿在呼吸道感染或其他感染性疾病早期、体温升高时发生的惊厥，并排除颅内感染及其他导致惊厥的器质性或代谢性疾病，以6个月至3岁儿童最为多见，属于中医急惊风的范畴。王绍洁教授认为此病病机当抓住"风""热"两个特点。风性主动，具有动摇不定的特征，常表现为眩晕、震颤、四肢痉挛、抽搐、角弓反张等症状，故有"风胜则动"之说。热为阳邪，邪热炽盛，伤及营血，燔灼经脉，或耗伤津液，筋脉失养，均可致风动之证，即"热盛动风""阴虚动风"。风热上攻，气血上冲，发为本病。蝉蜕能够疏散风热、祛风止痉，用于本病，使风热之邪得散，抽搐痉挛得止，诸症可除。正如《药性论》所言，蝉蜕能够"治小儿浑身壮热惊痫，兼能止渴"。张山雷引《中国药学大辞典》说："蝉蜕，主小儿惊痫。盖幼科惊痫，内热为多，即《素问》之所谓血与气并，交走于上，则为薄厥。治以寒凉，降其气火，使不上冲，此所以能治癫痫之真义也。甄权谓蝉蜕治小儿壮热，其意亦同。"临证之时，可与钩藤、僵蚕等同用，发挥协同作用。

另外，近年来在小儿神经系统疾病中，注意力缺陷多动症、多发性抽搐症的发病率逐年增加，严重影响患儿的身心成长，受到了广大儿科医疗工作者和家长的普遍关注。此类患儿往往精神紧张，情绪不稳，有肢体异常抽动、活动过度等表现，且病症反复、迁延难愈，西医没有针对性药物。王教授主张在引导家长正确与患儿沟通、加强患儿心理辅导、保证患儿作息规律的基础上，从疏风止痉、安神镇惊的角度，施以中药治疗。如上所说，蝉蜕能够祛风止痉，治小儿惊痫，降其气火，使不上冲，故可改善注意力缺陷多动症、多发性抽搐症等疾病所表现出的抽动、多动的症状。蝉蜕还有镇惊安神之功，有助于安抚患儿情绪，缓解患儿精神紧张状态，从而减少发病频率，控制发作强度。同样，利用蝉蜕镇惊安神的功效，还可以治疗小儿夜啼、睡眠障碍等症。《幼科证治大全》记录用蝉蜕治疗小儿夜啼的"安神散"，即"蝉蜕四十九个（只用后半截），研为细末，分作四服，用钩藤煎汤，不时调化服"。钱乙《小儿药证直诀》亦有以蝉花(和壳)、白僵蚕(直者，酒炒熟)、甘草(炙)、延胡索治疗惊风、夜啼等症，广为流传。

3. **皮肤病证** 蝉蜕能够疏风透疹，抗过敏，故对湿疹、荨麻疹等过敏相关性皮肤病证具有良好的疗效。小儿皮肤娇嫩，若先天过敏性体质，加之饮食不当或接触特异物质，容易发生过敏反应，引起皮肤红肿、瘙痒、皮疹等症状。风善行而数变，故其致病有病位游移、行无定处、变化无常及发病急骤等特点。如风疹、荨麻疹之起病迅速，发无定处，此起彼伏，时隐时现。又有"风胜则痒"之说，故此类皮肤病症多伴痒感，患儿抓挠，易于破溃，加重病情，反复不愈。西医治疗多加用糖皮质激素，有不良反应，且难以根治。中药蝉蜕为虫类药物，功善走窜，疏风透疹，通利脉络，祛邪外出，防止风邪进一步为患。还能抗击过敏，减少变态反应对皮肤造成的损伤，从而治愈疾病。《本草衍义》记载蝉蜕水煎可以"治小儿出疮疹不快"。《医学衷中参西录》也云其"善托隐疹外出，有皮以达皮之力，故又为治隐疹要药"。《赤水玄珠》中的"蝉花散"能够治痘发热发痒抓破，其组成为"蝉蜕、地骨皮各一两，为末，每服二三匙，白酒服二三次"。临床治疗中，可根据患儿病情酌加荆芥、黄柏、地肤子等药味，增强其疏风散邪、清热燥湿、祛风止痒之力。同时需注意加入扶正的药物，尤其在荨麻疹、反复湿疹等迁延性皮疹的治疗中，扶正与抗过敏同用，才可有效避免反复发作。

王教授还指出，蝉蜕用于镇惊安神与抗过敏时用量不同，抗过敏时用量宜小，镇惊安神时用量宜大。

【药理研究】

现代药理学研究表明：蝉蜕含有多种蛋白质、氨基酸、有机酸、酚类化合物等成分，具有抗惊厥、镇静、阻断交感神经节的传导等作用。蝉蜕醇提取物能显著减少正常小鼠自发活动，拮抗咖啡因的兴奋作用，与戊巴比妥类药物有协同作用，增强戊巴比妥的催眠效力，故能镇惊安神、帮助睡眠。蝉蜕煎剂能阻断猫颈上交感神经节的传导作用，对肾上腺素能受体和乙酰胆碱降压反应则无影响。还能稳定肥大细胞脱颗粒，阻滞组胺等过敏介质释放，降低毛细血管通透性，抑制变态反应。通过以上机制，可以改善皮肤黏膜、气管的受损程度，减缓炎症，从而达到治愈疾病的目的。蝉蜕醇提物成分还有较强的抑菌活性，能够有效对抗感染，防止感染引起的疾病发作及病情进展。此外，蝉蜕还具有免疫抑制、保护红细胞、抗肿瘤等作用，在临床不同领域广泛应用。

王教授临床观察发现，蝉蜕能够疏风止痉、抗过敏，治疗小儿过敏性咳嗽、过敏性鼻炎、支气管哮喘等呼吸系统疾病和湿疹、荨麻疹等过敏相关性皮肤病证；能够疏风止痉、镇惊安神，治疗惊风、夜啼、睡眠障碍、注意力缺陷多动症、多发性抽搐症等神经系统疾病，临床均取得良好的疗效，与以上药理学研究相一致。

温肾助阳常用药——淫羊藿

【概述】

淫羊藿，为小檗科植物淫羊藿、箭叶淫羊藿等的茎、叶，又名仙灵脾、千两金、鸡爪莲等。其味辛、甘，性温，归肝、肾经。《本草经疏》谓其"入手厥阴，足少阴、厥阴。可升可降，阳也"。《本草纲目》云："淫羊藿，性温不寒，能益精气，真阳不足者宜之。"故其有补肾阳、强筋骨、祛风湿之功效，主治阳痿遗精、虚冷不育、尿频失禁、肾虚喘咳、腰膝酸软、风湿痹痛、半身不遂、四肢不仁等症。

【临床应用】

王绍洁教授认为肾为先天之本，肾阳为人体阳气的根本，对机体有温煦、激发、兴奋等作用，肾阳不足可出现不同系统的多种疾病。淫羊藿温补肾阳，能够调整机体内环境的阴阳平衡，临证之时，根据患儿病情加以应用，收到了很好的效果。

1. 呼吸系统疾病 哮喘是小儿常见的呼吸系统疾病，通常出现广泛而多变的可逆性气流受限，导致反复发作的喘息、气促、胸闷和（或）咳嗽等症状，多在夜间和（或）清晨发作、加剧。西医多以糖皮质激素、β2受体激动剂、缓释茶碱、白三烯调节剂等治疗，严重者予糖皮质激素静脉输液。王教授认为，哮喘患儿往往肺脾肾俱虚，病情迁延期尤表现肾虚为要。呼吸之气，其主在肺，其根在肾，肾不纳气，则见喘息气短，呼多吸少，或因肾阳不足，气化失职，津液代谢失常，停而为痰，阻塞气道。此外，还与脾脏关系密切，脾为后天之本，主运化，既能化生水谷精微，充养肺肾之气，又能运化水液，帮助保持气道通畅。《分类草药性》中已经提到，淫羊藿能够"治咳嗽，去风"。《圣济总录》亦有顺气五味子丸方以"仙灵脾、覆盆子、五味子（炒）各一两，为末，炼蜜丸，如梧子大，每服二十丸，生姜腊茶下，加至三十丸，空心食前服"用来治疗"三焦咳嗽，腹满不欲饮食，气不顺"。王教授治疗哮喘必用补肾之品，以淫羊藿为首选。淫羊藿治哮喘，温肾助阳，可使肾之气化功能和津液代谢恢复正常，切断生痰之源；纳气平喘，使气归于元，不致浮越于上，使呼吸和畅。此外，在临床应用中发现，淫羊藿能发挥类激素样作用，对抗炎症反应，缓解气道痉挛状态，从而达到治疗哮喘的目的，而无西药激素的不良反应。这与董燕平关于淫羊藿有类糖皮质激素作用的研究相一致。此外，临床应用中还观察到，发作期应用淫羊藿能够有效改善患儿肺功能，缓解期应用淫羊藿补肾助阳，扶助正气，提高机体免疫力，可以预防呼吸系统疾病反复发作。故淫羊藿治疗哮喘可以提高疗效、缩短病程，值得推广应用。

2. 消化系统疾病 小儿脏腑娇嫩，脾常不足，若家长喂养不当，更易损伤脾胃，出现厌食、呕吐、腹泻、便秘等一系列消化系统病证，甚至可能影响患儿的生长发育。王绍洁教授认为，淫羊藿温肾助阳，对于因厌食而造成生长发育迟缓的患儿疗效尤佳。肾为先天之本，寓元阴元阳，主生长、发育、生殖。肾阳即元阳，为人体阳气的根本，对机体有温煦、激发、兴奋等作用，能促进人体的新陈代谢，促进精血津液的化生并使之转化为能量。淫羊藿治疗本病，一方面可以通过补肾阳，发挥对机体的激发作用，加快新陈代谢，增加胃肠动力，促进消化吸收，从而增强食欲，为生长发育提供必要的食物来源；另一方面，肾阳本身具有激发作用，促进生长发育，使患儿发育趋于正常。《本草正义》认为淫羊藿"益气力、强志、坚筋骨，皆元阳振作之功，然虚寒者固其所宜，而阴精不充，真阳不固者，万不可为揠苗之助长也"。故对于因厌食而造成生长发育迟缓的患儿，单纯增加食欲并不能从根本上解决问题，而应注重补益肾阳，激发一身之阳气，促进发育。

3. 泌尿系统疾病 肾病综合征是一组由多种病因引起的临床症候群，表现以大量蛋白尿、低蛋白血症、高脂血症及不同程度的水肿为特征，是儿科常见的泌尿系统疾病，可属于中医学"水肿"的范畴。早在《灵枢·水胀》中就对水肿的表现作了详细描述，如"水始起也，目窠上微肿，如新卧起之状，其颈脉动，时咳，阴股间寒，足胫肿，腹乃大，其水已成矣。以手按其腹，随手而起，如裹水之状，此其候也"。西医治疗本病，多在利尿、抗感染等对症治疗的基础上加用糖皮质激素，长期应用激素会出现骨质疏松、体重增加、离子紊乱、代谢失常等不良反应。而王绍洁教授认为本病发病的主要机理是由于肺脾肾三脏亏虚，气化、运化功能失常，封藏失职，精微外泄，水液停聚。正如《景岳全书·肿胀》所云："凡水肿等证，乃肺脾肾三脏相干之病。盖水为至阴，故其本在肾；水化于气，故其标在肺；水惟畏土，故其制在脾。今肺虚则气不化精而化水，脾虚则土不制水而反克，肾虚则水无所主而妄行。"三脏之中，肾为水之下源，为本病根本所在，故治疗时以淫羊藿温肾助阳，化气行水。其具体功效体现在：①淫羊藿性温入肾，使肾得补、阳得充，则肾之封藏、气化功能恢复正常，水液、精微有所主，而不致泛溢于表出现水肿，或渗泄于下出现蛋白尿等；②肾阳为一身阳气之根本，肾阳足，可充养脾阳，则脾之运化功能恢复正常，水精四布，而不致停滞为患；③淫羊藿有类激素样作用，但无长期应用激素所带来的不良反应，其强筋骨的作用还可改善激素造成的骨质疏松，肾病轻者可单独以中药治疗，重者中药合并西药治疗，能够减少激素用量及其应用时间，从而减少激素的不良反应。

此外，小儿尿频、遗尿属虚寒之证者，予淫羊藿入肾温阳，一方面因肾主闭藏而司二便，肾虚不能约束水道而尿液自出，淫羊藿补养肾气，固护下元，使开阖复常；另一方面，肾中阳气有气化作用，阳虚则气化失职，淫羊藿温阳散寒，使水液输布和排泄恢复正常，可以药到病除。

【药理研究】

现代药理学研究表明：淫羊藿含有淫羊藿黄酮苷、淫羊藿黄酮次苷、鞣质、挥发油、钾、钙等多种成分，具有镇咳、祛痰、平喘的作用，能够抑制用电刺激猫喉上神经引起的咳嗽，其甲醇提取物对豚鼠组胺性哮喘也有保护作用，故可用于治疗小儿呼吸系统疾病。淫羊藿对白色葡萄球菌、金黄色葡萄球菌有较显著的抑制作用，对柯萨奇病毒 A9、B4、B5 型及 ECHO 病毒 6、9 型等均有抑制作用，其作用可能是对病毒的直接灭活，所以能够用于治疗这些病原微生物所致的疾病。淫羊藿有类糖皮质激素样作用，其水煎液灌胃，能减轻慢性肾功能不全大鼠肾脏组织免疫病理学改变，减少细胞外基质的产生，还对小鼠、大鼠多种炎症模型有抑制作用，能降低组织胺所致毛细血管通透性增加，故对肾病患儿能起到良好的疗效。此外，淫羊藿还有一定的免疫调节作用。

儿科补虚要药——太子参

【概述】

太子参，为石竹科植物孩儿参的干燥块根，又名孩儿参、童参、双批七、四叶参等。其味甘、微苦，性平，归脾、肺经，有补益脾肺、益气生津之功，可用于治疗脾虚体倦，食欲不振，气阴两伤，干咳痰少，自汗气短，内热口渴，神经衰弱，心悸失眠，头昏健忘，小儿夏季热等病。太子参出自《本草从新》：太子参，虽甚细如参条，短紧结实，而有芦纹，其力不下大参。

【临床应用】

王绍洁教授认为太子参滋阴补气，适合小儿体质特点，为儿科补虚要药，可用于治疗多种小儿常见疾病。

1.呼吸系统疾病 小儿咳嗽、鼻炎、哮喘发作期治疗常投以清热化痰或温肺化饮之药，恐体虚之患儿一味克伐耗伤正气，或咳嗽等症状迁延日久耗伤气阴，王绍洁教授常根据患儿病情在中后期适当加太子参以补脾润肺、益气生津。太子参入肺、脾两经，而肺为华盖，主一身之气，司呼吸，通调水道，具有宣发和肃降的作用。《素问·六节藏象论》说："肺者，气之本。"补肺，肺气充足，则宣发和肃降功能协调有序，呼吸均匀通畅，水液输布正常。脾为后天之本，主运化水谷和水湿。《类经·藏象类》曰："脾主运化，胃司受纳，通主水谷。"补脾，脾气健运，则水谷精微化生充足，水湿代谢正常，切断生痰之源，保持呼吸通畅。太子参润肺生津，对小儿气阴两伤之久咳、燥咳、鼻炎效果尤佳。正如《本草再新》所言，太子参能"治气虚肺燥，补脾土，消水肿，化痰止渴"。《湖北中草药志》上有用"太子参15g，麦冬12g，甘草6g，水煎服"治疗肺虚咳嗽。临证之时，王教授根据患儿病情配合杏仁、桔梗等宣降肺气，贝母、瓜蒌等止咳化痰，麦冬、生地黄等润肺生津，取得良好的效果。

反复呼吸道感染是儿童常见病之一，以气候骤变及冬春季节发病率高，类似中医的"体虚感冒""虚人感冒"。肺脾气虚，正气不足，卫表不固，腠理开泄，自汗而出，若当风受凉，感受外邪而发病。王教授以太子参补益脾肺、益气生津，治疗小儿反复呼吸道感。其观点如下：①小儿脏腑娇嫩，肺脾肾三脏常有不足，《素问·评热病论》说："邪之所凑，其气必虚。"故当重视补养小儿正气，补肺益脾。②扶助正气，太子参能够有助于对抗邪气，正如《素问·刺法论》所言："正气存内，邪不可干。"正气足，能助邪外出，并防止疾病反复。③小儿为稚阴稚阳之体，"阴常不足，阳常有余"，不可峻补，而太子参药性平和，养阴补气，扶正祛邪，滋阴而不腻，故临床应用疗效显著。临证之时，可与黄芪同用，以增其益气生津之功。

2. 消化系统疾病 厌食是小儿时期的一种常见病症，临床以较长时期厌恶进食、食量减少为特征，其病变部位主要在脾胃。正如《灵枢·脉度》所说："脾气通于口，脾和则口能知五谷矣。"小儿脏腑娇嫩，脾常不足，乳食不知自节。若喂养不当，可损伤脾胃，导致胃失受纳，脾失运化，产生厌食。临床观察发现，许多厌食患儿可因素体阴虚或温热疾病后耗气伤阴，而出现气阴亏虚的表现，王绍洁教授以太子参补养气阴、健脾和中。正如《江苏植物药材志》言太子参"用作强壮健胃药，治胃弱，消化不良"，"有和中气之功"，《浙江药用植物志》记载其"治气血不足，病后虚弱"及"食欲不振"。

此外，王教授认为太子参具有胃肠道的双向调节作用。对腹泻过度，气阴两伤的患儿，不仅能够补气健脾，分清别浊，使运化复常，腹泻自止；还能养阴，补充水液流失，防止阴竭阳脱。与此同时，太子参还能治疗气阴不足之便秘患儿，不仅能补气增强胃肠道动力，还可以滋阴"增液行舟"以助排便。《中药志》云其治"脾虚泄泻"。《陕西中草药》也记载其"补气益血，健脾生津"，能治"脾虚腹泻""不思饮食"等。临床治疗中，与白术、山药等合用，可增强健脾止泻之功；与麻子仁、麦冬等同用，可增强润肠通便之效。

总之，王绍洁教授认为太子参在相关疾病治疗中，不同时期应用，表现出不同作用。初期应用，补益正气，以助邪外出；中期应用，益气养阴，以防耗气伤阴；后期应用，固表扶正，促进恢复，防止复发。

【药理研究】

现代药理学研究表明：太子参含有棕榈酸、亚油酸、β-谷甾醇、氨基酸、微量元素多糖、皂苷和太子参环肽等成分。太子参多糖和总皂苷灌胃能增加小鼠免疫器官的重量，增强机体免疫功能。太子参胶囊灌胃对利舍平所致小鼠体重下降有保护作用，能抑制小鼠肠推进，可能有助于治疗消化不良等。还有文献表明，太子参有一定镇咳作用。太子参水煎液还可改善心肌梗死后的慢性心衰，对脂多糖诱导原代培养心肌细胞损伤具有一定的保护作用，可用于治疗小儿心血管系统疾病。近年来临床应用表明，太子参在治疗肝炎、糖尿病、冠心病、心绞痛、继发性再生障碍性贫血、白细胞减少症、甲亢、淋巴结核等疑难病症方面均取得了新的进展。临床应用中，可根据相关研究结果进一步扩展其应用范围。

院内制剂——千金散

【概述】

千金散为特色制剂，根据《中华人民共和国药典》中的牛黄千金散改良而成，由全蝎、僵蚕、人工牛黄、朱砂等组成。其有清心安神、镇痉定惊之功效，配合其他院内制剂联合应用，对于小儿夜啼、睡眠障碍、多发性抽搐症、注意力缺陷多动症、心因性多尿症、遗尿等症的治疗具有良好的效果。

【临床应用】

1. 神经系统疾病　小儿睡眠障碍（夜啼）、多发性抽搐症、注意力缺陷多动症等为神经系统常见疾病，属于中医学心肝病证的范畴。王教授认为小儿心肝病证多责之于心火旺盛，宜清心泻火解毒为主，辅以镇惊安神。夜啼是儿科临床上的特色疾病，由多种原因造成，正如《幼幼集成·夜啼证治》所言："小儿夜啼有数证：有脏寒、有心热、有神不安、有拗哭，此中寒热不同，切宜详辨。"而小儿"阳常有余，阴常不足"，临床观察也发现，就诊患儿多因体内积热、心火上炎、心神不安或加之惊吓伤神而见夜间不寐，啼哭不止。《幼科发挥·心所生病》云："心属火则烦，多夜啼。"故治疗当清心泻火定惊，予千金散。一般 5 ~ 7 天病情能够有所缓解，睡眠明显改善后建议停药，不宜长期服用。多发性抽搐症、注意力缺陷多动症与儿童精神心理因素关系密切，除了加强心理辅导外，有时需要药物干预治疗。而西医药物治疗副作用较大，且疗效不明显。王教授善于发挥中医药治疗优势，将千金散、清头散、益元散配合应用，清心安神，息风定志，能有效缓解患儿症状，减少发作次数，吸引了众多患儿前来就诊。

2. 其他疾病 心因性多尿症是一种非感染性的尿频尿急，无明显器质性原因，而由神经心理因素引起，多见于学龄前及学龄期儿童。有些患儿甚至每 10 分钟就要排尿一次，难以坚持在学校上课听讲，严重影响了正常的学习和生活。王教授认为本病的发生与生理因素和环境因素两个方面有关。生理因素主要包括小儿大脑皮层发育尚未完善，对脊髓初级排尿中枢的抑制功能较差；膀胱容量小，舒缩调节功能欠佳；小儿心理发育不成熟，容易发生适应不良和情绪紧张，致植物神经功能紊乱，副交感神经兴奋性升高，逼尿肌张力过高等。而环境因素主要指由于一些外界刺激，比如家庭成员的变故、环境变化（新入托儿所、幼儿园、上学或住院等），或家长要求严苛、教育不当等，导致患儿压力过大，精神紧张焦虑，神经功能失调而诱发尿频。王教授将千金散与益元散交替使用，治疗小儿心因性多尿症，清心利尿，镇惊安神，帮助缓解患儿的精神紧张，减少排尿次数，临床上获得了良好的疗效。

遗尿症就是平时所说的尿床，是指 3 周岁以上的小儿在睡中无意识地排尿，醒后才察觉到。部分患儿症状可持续到学龄期，容易因此出现自卑心理而影响身心健康。王绍洁教授临床观察发现，部分遗尿患儿以心火上炎为主，常伴有磨牙、多梦等睡眠不安的表现。心在上焦，属火；肾在下焦，属水。心肾不交，心火与肾水不能相互协调、制约，失去平衡，则可致心火上炎之证。心为"五脏六腑之大主也，精神之所舍也"，主宰着整个机体的功能活动。心火上炎，心神躁扰不宁，影响控制排尿的能力而出现遗尿。王教授应用千金散，能够清心安神，交通心肾，使遗尿症状自除。

　　需要指出的是，用于治疗夜啼、睡眠不安、多发性抽搐症、注意力缺陷多动症等疾病时千金散宜睡前应用，改善睡眠质量；而治疗心因性多尿症时宜晨起服用，缓解日间症状。

经方应用体会

小柴胡汤——"和法"在呼吸系统疾病中的应用

【概述】

和法，又称和解法，是中医治疗八法之一。正如《医学心悟》所云："有清而和者，有温而和者，有消而和者，有补而和者，有燥而和者，有润而和者，有兼表而和者，有兼攻而和者，和之义则一，而和之法变化无穷焉。"临床上根据病邪性质和病位，以及脏腑功能失调的不同情况，将和法分为和解少阳、调和肠胃、调和营卫等不同治法。

小柴胡汤是和解少阳的代表方，首见于张仲景的《伤寒杂病论》96条"伤寒五六日，中风，往来寒热，胸胁苦满，嘿嘿不欲饮食，心烦喜呕……身有微热，或咳者，小柴胡汤主之"。该方由柴胡、黄芩、半夏、生姜、人参、大枣、炙甘草等七味药组成。原方主症为邪居半表半里证，可以由太阳失治、误治，亦可由阳明病转入。王绍洁教授认为无论何种途经传入，凡邪在半表半里之证，均可投以小柴胡汤加减治疗。小儿呼吸系统疾病多为外感病证，因小儿脏腑娇嫩，形气未充，病情传变迅速，就诊之时多已有邪气入里之势，而表邪未解，病程迁延者更多为邪居半表半里之间，投以小柴胡汤加减治疗，扶正祛邪，标本兼治，疗效颇佳。

【临床应用】

1. 小柴胡汤治疗慢性咳嗽　慢性咳嗽是儿童常见的病症，治疗往往困难，疗效多不理想。王教授认为此病多因小儿素体虚弱，外邪入侵，正邪交争于半表半里之间，阻滞气机，肺气不利，而出现反复咳嗽，病位属少阳。临床以晨咳、夜咳为主，此时正值昼夜交替、阴阳交接之时，少阳为枢机，气机阴阳转换的枢纽，故治当和解少阳。故临床诊疗中，采用小柴胡汤加减治疗本病数千例，疗效颇佳。

方中以柴胡、黄芩为君，透达少阳半表之邪，清泄少阳半里之热，疏解气机之壅滞；以半夏燥湿化痰、降逆止呕，生姜温中止呕、温肺止咳，共为臣药。慢性咳嗽因病程长，往往致正气损伤，不能抵御外邪，病程更加迁延，同时也损伤阴液，故治疗应兼顾气阴，佐以党参、大枣等品扶正；甘草为使，调和药性，又可助参、枣扶正。临证之时，根据患儿病情，多以太子参易党参，加麦冬、黄精等增强益气养阴之效；加淫羊藿辛温补肾、固护正气。王教授多年临床观察发现，慢性咳嗽多夹寒、夹湿，故温性药物的加入不仅能够培补正气，还能起到温散寒湿的效果。

2. 小柴胡汤治疗过敏性鼻炎 过敏性鼻炎是发生在鼻黏膜的由 IgE 介导的 I 型变态反应性疾病，以突然和反复发作的鼻痒、喷嚏、鼻塞、鼻流清涕等为主要症状。我国儿童过敏性鼻炎的人群患病率约为 10%，近年来该病呈上升趋势。目前西医对此疾病主要是采用抗组胺药物、类固醇激素、脱敏及激光疗法，虽然能快速控制症状，但易反复。而中医对于此病辨证论治、标本兼顾，有较大的优势。

王绍洁教授认为正气不足，外邪入侵，致使经络壅塞，气机不畅为本病的主要病机。《伤寒论》第 97 条写到："血弱气尽，腠理开，邪气因入……小柴胡汤主之。"由此可见，小柴胡汤证病机为气血虚弱，营卫不和，卫气不固，腠理疏松，外邪乘虚而入，邪困少阳，正邪相争，而见诸症。另外，王教授认为小柴胡汤证的往来寒热不仅仅局限于体温的往来变化，可拓展为某一症状的往来出现、时现时隐。正如本病所见的反复出现的、时轻时重的鼻塞、流涕、鼻痒、喷嚏等，因此运用小柴胡汤治疗本病为正治。

方中柴胡疏解少阳，黄芩清泄邪热，柴胡之升散得黄芩之清泄，疏郁逐邪，外透内泄，和解少阳，调畅气机，宣通表里，共为君药；党参、甘草合用，一者取其扶正气以御邪内传，二者取其扶正气以祛邪；生姜、半夏合用，一为辛温助柴、芩疏郁逐邪，二可助参、草调理脾胃。另外，可据病情酌加防风疏风散邪，黄芪益气固表，苍耳子、辛夷、蝉蜕等宣通鼻窍。诸药合用，相辅相成，寒温并用，升降并行，扶正祛邪，因此药到病除，有效减少症状反复出现。

3. 小柴胡汤治疗支气管哮喘 2014 年 GINA（全球哮喘防治创议）提出支气管哮喘为异质性疾病，通常以慢性气道炎症为特征，以症状（如喘息、呼吸困难、胸闷和咳嗽，症状发生及严重程度随时间而改变）及可变呼出气气流受限为临床特点，严重影响儿童健康。西医主张长期吸入低剂量ICS+按需使用SABA，很多患儿依从性差而影响疗效。王绍洁教授在长期临床实践中发现运用中药汤剂辅以间断西药吸入治疗，在改善症状、缩短病程、减少复发、提高免疫功能等方面比单纯西医疗效更佳，且依从性好。

王绍洁教授认为，哮喘多是由于正气不足，肺脾肾功能失调，气血津液代谢失常，痰浊内生，瘀血内停，遇触因引动伏痰，致痰气交阻于气道，气机不利，宣降失司而发病。正如《证治汇补·哮病》所说："哮即痰喘之久而常发者。因内有壅塞之气，外有非时之感，膈有胶固之痰，三者相合，闭拒气道，搏击有声，发为哮病。"本病亦属邪在半表半里，本虚标实之证。治疗上如《伤寒明理论》所云："既非发汗之所宜，又非吐下之所对，是当和解则可以矣。"故以小柴胡汤加减治疗。方中的柴胡、黄芩外清内透，和解少阳；半夏、生姜辛温通降，化痰止咳；人参、大枣、甘草益气扶正；咳嗽重者加杏仁，喘息严重者加蝉蜕、地龙止痉平喘；呼吸短促者加淫羊藿温阳补肾、纳气平喘；病久入络者加当归、赤芍活血化瘀通络。临床随症加减、灵活运用，共奏扶正祛邪、和畅气机之功，交通阴阳，直切病机，故可明显减少复发倾向，临床取得了较好的疗效。

【药理研究】

有实验研究报道，小柴胡汤可松弛平滑肌的紧张而发挥解痉作用；方中含有的柴胡皂苷及挥发油、黄芩苷、黄芩素、半夏生物碱等，均有退热解毒、镇咳作用。还有研究显示，该方可通过诱导单核细胞、T细胞及NK细胞产生多种免疫细胞因子，参与机体免疫功能的调节。可见小柴胡汤治疗相关呼吸系统疾病，不仅能够缓解症状，减轻患儿不适，还能从根本上防止其长期迁延、反复发作。

小柴胡汤可通过肠、肝、脑中脂多糖－碱性磷酸酶的相互作用而减弱碱性磷酸酶引起的氧化应激。小柴胡汤具有保护肝损伤的作用。

不同的临床实验表明，小柴胡汤可阻碍肝硬化患者向肝癌发展。然而，小柴胡汤保护肝细胞对抗肝纤维化及肝癌的机制至今尚未明确。基础科学研究已经证明小柴胡汤可减少肝细胞死亡，增强肝细胞功能。明显可以看出，小柴胡汤通过抑制星状细施的活性来抑制肝纤维化，该细胞为胶原蛋白在肝脏中的主要产物，该方亦可抑制肝脏脂质过氧化，促进基质降解，以及抑制细胞外基质的积累。

小柴胡汤作为中医学中和解少阳的代表方剂，被广泛用于临床多种疾病，现代药理研究也发现了其抗氧化功效：小柴胡汤及其寒热减方对 HCC 患者血清、T2DM 患者血清、正常人血清有抗氧化作用，对 T2DM 患者血清、正常人血清的抗氧化作用明显。

但是一些病理报告也报道了小柴胡汤的副作用。在日本小柴胡汤诱导的大部分副作用为间质性肺炎及急性呼吸衰竭，这还有待于进一步的研究证实。

半夏泻心汤——"辛开苦降"治疗胃肠道疾病

【概述】

半夏泻心汤为《伤寒论》中经方，为少阳证误下成痞所设方药，是辛开苦降、寒温并用、攻补兼施、调和肠胃的代表方剂。《伤寒论·辨太阳病脉证并治》说："但满而不痛者，此为痞，柴胡不中与之，宜半夏泻心汤。"半夏泻心汤由半夏、黄连、黄芩、干姜、甘草、大枣、人参组成，主治因脾胃升降失常、寒热错杂、中焦气机不通而造成的恶心、呕吐、下利等消化系统疾患。

【临床应用】

脾胃位于中焦，脾属五脏为阴，胃属六腑为阳，二者相为表里，主受纳、腐熟与运化水谷。王绍洁教授认为，脾气主升清，其性燥，多虚多寒；胃主受纳、腐熟水谷，胃气主通降，其性湿，多实多热。脾胃功能相互协调，升降相因，燥湿相济，寒热互调，为阴阳气血升降变化之枢纽。若脾胃纳运失司，升降失常，阴阳失衡，则可见恶心、呕吐、吞酸、痞满、腹痛、泄泻等消化系统病证。《金匮要略·呕吐哕下利病脉证治》第 10 条曰："呕而肠鸣，心下痞者，半夏泻心汤主之。"王教授以半夏泻心汤和胃降逆，消痞散结，辛开苦降，平调阴阳，治疗相关脾胃病证，效果显著，现介绍如下。

1. 半夏泻心汤治疗呕吐 呕吐是指胃失和降，气逆于上，迫使胃中之物从口中吐出的一种病证。临床以有物有声谓之呕，有物无声谓之吐，无物有声谓之干呕，临床呕与吐常同时发生，故合称为呕吐。

王绍洁教授认为呕吐的病因有很多，可因感受六淫之邪，或秽浊之气，侵犯胃腑，胃失和降，水谷随逆气上出；或饮食过量，暴饮暴食，损伤脾胃，引起食滞不化，气机不畅；或情绪失调，肝失条达，横逆犯胃，胃气上逆；或脾胃先天不足，病后体弱失养，耗伤中气，胃虚不能盛受水谷，脾虚不能化生精微，食滞胃中，上逆成呕等。《素问·举痛论》有云："寒气客于肠胃，厥逆上出，故痛而呕也。"《素问·至真要大论》也说："诸呕吐酸……皆属于热。"可见，呕吐之为病，寒热之邪均可诱发。王教授指出由于小儿脏腑娇嫩，形气未充，抗病能力差，容易感邪而发病；且发病之后，其正气易伤而虚，而邪气仍盛，易迅速发生寒热虚实的传变转化，故临床上此病患儿多有寒热错杂、虚实相间的表现，故治疗当寒热并用，攻补兼施，与半夏泻心汤组方之义相合。

金代成无己《伤寒明理论》中谓半夏泻心汤证为"胃气空虚，客气上逆"。方中半夏、干姜辛温除寒，和胃止呕；黄连、黄芩苦寒降泄，清热燥湿。四药配伍，寒热并用，使患儿中焦阴阳恢复平衡。又有人参、大枣、甘草补中益气，扶正以助祛邪，并防止病邪进一步损伤正气。诸药合用，可使寒热之邪得除，正气得复，中焦气机通畅，则恶心、呕吐之症可愈。

2. 半夏泻心汤治疗慢性腹泻　慢性腹泻为腹泻反复发作，病程迁延不愈，以大便次数增多、水样便为主，伴或不伴有腹痛、肠鸣、赤白黏冻、小腹下坠、腹胀、嗳气等。本病当属中医学"泄泻"之"久泻"范畴，多见于西医之慢性肠炎、肠易激综合征、肠功能紊乱等疾病。临床较为常见，但治疗却难收速效。

王教授认为本病病位主要在脾、胃，涉及肝、肾。若脾胃受病，运化失健，则饮食入胃之后，水谷不化，精微不布，清浊不分，合污而下，导致泄泻。病程日久，正虚邪恋，多见本虚标实、寒热错杂之证。治疗当以辛开、苦降、补虚为主，兼以祛湿、和中，可予半夏泻心汤治疗。

半夏辛温燥湿，干姜和胃散寒，此谓"辛开"；黄芩、黄连苦寒，清热燥湿降火，此谓"苦降"；党参、甘草、大枣补益脾气、调和诸药，有"补虚"之效。诸药合用，使寒热得调，胃气得和，升降复常，标本兼顾，缓急得宜，病症自除。

3. 半夏泻心汤治疗功能性消化不良　功能性消化不良，又称消化不良，是指具有上腹痛、上腹胀、嗳气、食欲不振、恶心、呕吐等不适症状，经检查排除引起上述症状的器质性疾病的一组临床综合征，症状可持续或反复发作。本病属于中医学"痞满""纳呆"等范畴。

王绍洁教授认为本病可虚实兼见、寒热错杂，故治疗上采用辛开苦降为主，攻补兼施。半夏泻心汤原为治疗小柴胡汤误下，损伤中阳，外邪入侵，寒热互结心下而痞，所治主症与功能性消化不良相似，具有和阴阳、顺升降、调虚实之效。

方中半夏散结消痞、降逆止呕，故为君药；干姜温中散邪，黄芩、黄连苦寒，祛邪消痞，故为臣药。四药配伍，辛苦合用，能和胃降逆，开结散痞，以除寒、热、湿互结之邪气，邪去则脾升胃降，运化自如。党参、大枣甘温益气，补脾气，为佐药；甘草佐参、枣补中益气，又可调和诸药，为使药。邪气除，中焦气机恢复，则诸症自除。全方辛开苦降，寒温并用，补泻兼施，随症加减，便能使脾胃调和，气机通畅，升降之枢得复，从而使胃肠功能恢复正常状态。

【药理研究】

现代药理研究认为黄芩、黄连等清热解毒药具有一定的抗幽门螺杆菌作用；黄连具有抗菌、抗真菌及抗病毒作用，其提取物可推迟、减轻大鼠腹泻，也减少大鼠肠内水分及电介质水平，具有抗炎、抗腹泻的作用。人参能提高胃黏膜屏障及其防御功能，可防胃黏膜损伤。半夏水煎醇沉液能减少胃液分泌，降低胃液游离酸度和总酸度，保护胃黏膜，促进胃黏膜的修复。薏苡仁含糖类、脂肪油、氨基酸，可保护胃黏膜，防治胃黏膜上皮和腺体萎缩，有利于肠化生的消失；甘草中含的生胃酮，可促进胃黏膜再生。从生化指标变化角度看，全方及多数拆方组能不同程度促进胃酸分泌、提高胃蛋白酶活性，表明该方具有良好的调节胃液分泌、改善胃功能作用，推测起作用机理可能与本方减轻胃黏膜炎症、促进萎缩腺体再生、逆转肠上皮化生等有关。半夏泻心汤对大鼠胃运动具有双相调节作用，即在胃运动受抑制时具有促进胃运动作用，而在胃运动增强时具有抑制胃运动作用，认为这一作用是本方治疗非溃疡性消化不良的机制之一。部分药组间有协同作用趋势，而部分药组间呈制约趋势，总体效果以原方为最佳，从而印证了全方配伍的合理性和科学性。

小蓟饮子——"凉血止血"治疗血尿及过敏性紫癜

【概述】

小蓟饮子首载于宋代严用和所撰的《济生方》，由生地黄、小蓟、滑石、木通、蒲黄、藕节、淡竹叶、当归、山栀子、甘草组成。《玉机微义》曰："小蓟饮子治下焦结热，尿血成淋。"小蓟饮子有凉血止血、利水通淋的功效，可用于治疗热结下焦之血淋、尿血等症。王绍洁教授在儿科临床诊疗中，善于应用小蓟饮子治疗血尿、过敏性紫癜等症，疗效确切。

【临床应用】

1. 小蓟饮子治疗血尿　血尿是指尿液中红细胞数量超过正常，可分为肉眼血尿和镜下血尿。前者指肉眼能见到尿液呈红色或洗肉水样或含有血凝块，后者仅显微镜下发现红细胞增多。本病多属于中医学"尿血""血证"的范畴，在儿科临床上有时以单纯性血尿出现，也可作为急性肾小球肾炎、IgA 肾病、紫癜性肾炎、肾病综合征等疾病的证候出现。王绍洁教授认为本病的主要病机为热结下焦，蕴于膀胱，伤及血络或气虚不摄血，血不归经，溢于脉外，血随尿出，故尿中见血。小蓟饮子凉血止血、利尿通淋，是治疗下焦湿热之血淋的代表方。临床中多根据患儿情况加减应用，疗效良好，为许多顽固性血尿患儿解除了疾病的困扰。

小蓟饮子以小蓟为君药，既清下焦血分之热，又擅止血尿，且能散瘀利尿，不但澄本清源塞流止血，并可防血止留瘀之弊。生地黄、蒲黄、当归、藕节为臣药，木通、滑石、栀子为佐药，甘草为使药，发挥凉血清利湿热之效。《医方考》吴崑云："下焦结热血淋者，此方主之。下焦之病，责于湿热。《经》曰：病在下者，引而竭之。故用生地、栀子凉而导之，以竭其热；用滑石、通草、竹叶淡而渗之，以竭其湿；用小蓟、藕节、蒲黄消而逐之，以去其瘀血；当归养血于阴，甘草调气于阳。古人治下焦瘀热之病，必用渗药开其溺窍者，围师必阙之义也。"临证之时，加减变化。若热甚淋重，加扁蓄、瞿麦、白茅根以助清利凉血通淋之效；若血量较多，将小蓟、蒲黄等以炭类入药，增强止血功效；若瘀阻尿道，当归加量或加牡丹皮以活血化瘀；若气虚不摄血，加党参、黄芪、白术等补中益气摄血。

2. 小蓟饮子治疗过敏性紫癜　过敏性紫癜是小儿常见的血管变态反应性出血性疾病，常合并肾脏损害，严重影响儿童的健康水平。王绍洁教授多年临床观察发现，小儿过敏性紫癜以血热伤络型多见，其主要表现为发病较急，皮肤骤见青紫或鲜紫色点状或斑块，此起彼伏，身热烦渴，可伴有齿衄、鼻衄，甚或便血、尿血，舌质红或红绛，舌苔黄或黄燥，脉数，乃邪热入血、迫血妄行、血不循经，溢于脉外所致。张景岳有云："动血多由于火，火盛则迫血妄行。"叶天士曾说："入血就恐耗血动血，直须凉血散血。"此虽为出血性疾病，但王教授认为"瘀"存在于本病的整个过程当中，正如《医林改错》所云"紫癜风，血瘀于皮里"，血瘀是本病的重要病机；且离经之血不除，形成瘀血阻滞经脉，能够加重出血症状，故治疗应重视活血止血。相关研究表明，过敏性紫癜患儿体内存在高凝状态、血小板聚集及纤维蛋白沉积等，最终可导致肾小球内凝血，临床多以抗凝、抗血小板聚集等药物治疗。可见，活血止血药的应用与西医学对本病的认识相吻合。王教授在小蓟饮子原方有当归活血的基础上，加入牡丹皮凉血活血止血，应用于本病的各个时期，使全方止血而不留瘀，防止因瘀血阻滞而造成的肾脏损害，并减少西药抗凝药物的应用。总而言之，王教授治疗本病以凉血止血为主、清热养阴为辅，同时活血化瘀并行，与小蓟饮子功能主治相一致。通过多年临床治疗经验和相关随机对照研究，也证实了小蓟饮子疗效确切，在缩短病程、改善症状、减少皮疹反复、减少肾脏损害等方面有显著效果，得到了患儿及家长的广泛好评。

方中用小蓟、生地黄凉血止血，《医学衷中参西录》云"二便下血皆因热者，服者莫不立愈"，故为君药。藕节、蒲黄既能凉血止血，又能活血化瘀，均为臣药。滑石、木通、竹叶清热利尿通淋，栀子通泻三焦、导湿热下行；血淋、尿血，每耗伤阴血，故用当归养血和血，兼能活血化瘀，与生地黄相伍，更能滋养阴血，共为佐药。甘草调药和中，为使药。为了增强疗效，王教授在临床应用中往往对原方进行加减化裁，具体如下：将蒲黄、藕节以炭入药，加强止血之功；在原方当归活血的基础上，又加入牡丹皮凉血活血止血，使血止而不留瘀；以黄芩易山栀子，降低苦寒类药物对肠胃的刺激，同时防止药味过苦而患儿服用困难；还以白茅根易木通、滑石、淡竹叶，削弱利尿通淋之效，增强凉血止血之功，更切中本病病机。全方配伍，止血与散瘀同行，泻热与滋阴同施，共成凉血止血之良方，充分体现了中医学君臣佐使的用药之道及辨证论治的诊疗思维。

【药理研究】

现代药理学研究表明，小蓟饮子可能通过抗凝止血和免疫调节等方面治疗血尿、过敏性紫癜等出血性疾病。其中小蓟能收缩血管，并使凝血时间和凝血酶原时间缩短；蒲黄具有促凝血和促纤溶作用；当归有降低血小板聚集和抗血栓作用；滑石对皮肤黏膜有保护作用；淡竹叶有利尿作用。地黄水煎液，能够明显地拮抗阿司匹林诱导的小鼠凝血时间延长，同时能够增强机体非特异性免疫功能。白茅根具有利尿、止血、抗菌、免疫调节的作用。

小儿外治疗法

中医外治法与内治法并重,是不经口服给药,而采取拔罐、穴位贴敷、针灸、药浴、智能艾灸、推拿等手段,将药物作用于人体或刺激人体穴位,防治疾病的"绿色疗法"。因为药物不经胃肠吸收及肝脏代谢,快速作用,直达病所,所以具有安全速效、简便廉价、适用证广、毒副作用少的特点,能够很好地解决小儿服药难、依从性差的问题,受到了广大家长的欢迎。

拔罐疗法

【概述】

拔罐疗法古称"角法",又称"吸筒疗法",历史悠久,是中医学的重要组成部分,属非药物外治法之一。《本草纲目拾遗》有记载:"罐得气,气于内,即牢不可脱,患者但觉有一股暖气从毛孔透入,小顷火力尽,则自落。内上起红晕,罐中有气水出,风寒尽出,不必服药。"总之,拔罐就是利用燃烧时排出罐内空气,形成负压,将罐吸于皮肤特定穴位上。

临床应用时,多根据患儿情况,选择不同穴位及留罐、闪罐、走罐等不同手法。留罐是指将罐吸拔在应拔部位后留置一段时间再去除,可增强拔罐效果,适用于大多数患儿;闪罐是指将罐吸附在相应部位上,再马上拔下,再吸再拔,反复多次,直到局部皮肤充血为止,有助于激发脏腑功能;走罐是指在罐口及拔罐部位涂以适量润滑剂,将罐吸着于皮肤后,用手推动杯罐来回滑动,从而使皮肤产生潮红或瘀血现象,此法主要施用于面积较大、肌肉丰厚的部位,疗效确切。

【临床应用】

拔罐疗法不仅可以用于成人，儿科临床上也很适用。根据小儿生理特点，呼吸和消化系统疾病十分多见。临床治疗中，王绍洁教授善以拔罐辅助治疗，收到了很好的疗效，值得推广应用。

1. 呼吸系统疾病　肺主气、司呼吸，外合皮毛，有宣发和肃降的生理功能。小儿"肺常不足"，再加上寒热不知自调，故极易感触外邪而引发肺系疾病。《素问·皮部论》说："凡十二经脉者，皮之部也，是百病之所生也，必先于皮毛。"十二皮部与经络、脏腑的联系密切。拔罐作用于肌表，通于肌里，开泄腠理，行气活血，扶正祛邪，对呼吸系统疾病尤为适宜。特别是在对肺功能的改善方面，运用走罐疗法效果显著，这点已经得到临床研究的验证。

王绍洁教授认为其作用机理主要有以下几点：①拔罐可以通过负压使病邪由里及表，从体表皮毛而出。小儿脏腑娇嫩，不耐外邪侵袭而发病，发病后脏腑功能失调，易产生瘀血、宿食、痰湿、水浊、邪热等病理产物，这些病理产物又可通过经络和腧穴走窜机体，导致相关病症。而拔罐产生的真空负压有较强的吸拔之力，作用在经络穴位上，可使体表入侵的六淫邪气和体内产生的病理因素从皮肤毛孔中吸出体外，祛除病邪，以达到防治疾病的目的。②拔罐能够开泄腠理，助肺宣发，使肺的宣发肃降功能正常，气机通畅。肺气的宣发和肃降是相互制约、相互为用的两个方面。拔罐能够通过负压打开汗孔，促进气与津液向上向外布散，发挥肺之宣发作用。宣发作用正常，有助于肺的肃降，二者协调，则呼吸均匀通畅，水液得以正常输布代谢，故能"水精四布，五经并行"。③拔罐能够疏通经络气血，扶正祛邪、调整阴阳，使脏腑功能得以恢复。疾病是由致病因素引起机体阴阳的偏盛偏衰，人体气机升降失常，脏腑经络气血功能紊乱所致。通过拔罐对皮肤、毛孔、经络、穴位的吸附作用，可以通达经络，鼓舞气血，使虚衰的脏腑功能得以振奋，调整机体的阴阳平衡，达到健身祛病疗疾的目的。

在取穴上，以少而精为原则。常用膻中、大椎、风门、肺俞、定喘、肾俞等穴位。膻中为心包之募穴、八会穴之气会，有任脉之气在此聚散之义；大椎是诸阳、督脉之会，为宣通肺气、止咳平喘之要穴；风门乃膀胱经要穴，为风邪出入之门户，有疏风解表之功；肺俞是足太阳经背部的腧穴，为肺气转输、输注之处，可统治肺系内伤外感之疾；定喘为经外奇穴，具有降气平喘奇功；肾俞为肾之背俞穴，具有补肾纳气平喘之功。临证之时，根据病情加减应用，也可在背部脊柱两旁行走罐法，治疗小儿呼吸系统疾病。通过临床研究验证，疗效显著，值得推广应用。

2. 消化系统疾病 小儿"脾常不足"，发生呼吸系统疾病后，余热未尽，热扰胃肠，易出现消化系统紊乱；或因调护失当，易损伤脾胃，致胃失受纳，脾失健运，乳食积滞，而出现厌食、消化不良等消化系统疾病。王绍洁教授认为此类疾病多为本虚标实、虚实夹杂，治疗主要是利用拔罐对皮肤、毛孔、经络、穴位的吸拔作用，以消食导滞，通达经络气血，鼓舞正气，激发脏腑功能，使实邪得去，脾胃升降和受纳功能恢复正常。在取穴上，多选择脾俞、胃俞、大肠俞、关元、中脘、天枢、足三里等。脾俞、胃俞、大肠俞为脾、胃、大肠之背俞穴，对胃肠功能有很好的调节作用；关元为小肠募穴，足三阴、任脉之会，有补肾助阳之功，对机体有调节作用，为保健要穴；中脘是胃之募穴、八会穴之腑会，主治消化系统疾病；天枢属于足阳明胃经，是大肠之募穴，能够调畅脏腑、理气行滞、消食；足三里是足阳明胃经的主要穴位之一，能够燥湿运脾，生发胃气。临床可用闪罐法治疗，不但有助于激发机体生理功能，还能避免年龄较小的患儿留罐难以配合的问题。

【研究报道】

相关研究表明，背部拔罐的刺激可被脊神经后支末梢感受，通过脊神经后支经交感神经传入肺丛神经，进而分布到支气管平滑肌和腺体及肺内血管壁平滑肌。同时交感神经末梢可以分泌神经递质去甲肾上腺素，可和支气管平滑肌表面 β 受体结合，使支气管平滑肌舒张，从而达到解痉效果。拔罐还可加深呼吸，增强胃肠蠕动，兴奋支配腹内器官的神经，促进胃肠等脏器的分泌功能。还有报道称，拔罐的吸拔刺激能够提高吞噬细胞功能，增强机体免疫力。另外，通过临床研究证实了走罐疗法能有效改善哮喘患儿肺功能，与相关报道一致。

穴位贴敷疗法

【概述】

穴位贴敷，是中医外治疗法的重要内容。它以中医经络学说和脏腑学说为理论基础，根据不同病症的需要选择相应的治疗药物，制成丸、散、膏、丹、糊等剂型，将其贴敷于不同穴位，上用胶布、纱布等覆盖固定，或配合适当的灸疗，或热熨，以达到预防、治疗疾病的目的。

穴位贴敷疗法属于现代药剂学的透皮给予系统（TTS）范畴，是 WHO 推荐的第三代给药新方法。它可避免口服给药可能发生的肝脏"首过效应"和胃肠道的破坏，提高治疗效果，降低药物的不良反应，具有激发经络之气、疏通气血、调理脏腑、提高机体免疫力、抗衰老、抗肿瘤、抗过敏、调节植物神经功能、改善微循环等作用，广泛应用于临床各科，在儿科疾病的治疗方面收效甚好。

清代吴师机说："外治之理即内治之理，外治之药亦即内治之药，所异者法耳。"又说："且治在外则无禁制，无窒碍，无牵掣，无黏滞。世有博通之医，当于此见其才。"

王绍洁教授认为小儿服药难，而穴位贴敷疗法具有经皮肤直接给药、简便安全、适应证广泛、依从性佳等优势，是一种"绿色疗法"，故尤其适合儿科临床的应用。

【临床应用】

由于贴敷穴位及药物的不同，贴敷疗法可以用于防治多种疾病，其中应用最广泛、最有代表性的就是伏九贴敷疗法，主要适用于慢性支气管炎、支气管哮喘、反复感冒、慢性咽喉炎、过敏性鼻炎，以及属于脾胃虚寒的泄泻、腹痛、厌食等疾病的预防和治疗。此外，我科还开展了小儿多种疾病的穴位贴敷治疗，比如咳喘贴、消肿贴、鼻炎灸、肚脐贴、足底涌泉穴贴等，在临床广泛应用，可用于治疗支气管炎、支气管哮喘、鼻炎、厌食、消化不良、呕吐、腹痛腹泻、便秘、遗尿、尿频、多汗症、小儿夜啼、火大、淋巴结肿痛等，受到了家长的广泛好评，取得了较好的社会效益。

1. 伏九穴位贴敷　根据大连地区特点，王绍洁教授在张璐《张氏医通》所记载的白芥子涂法的基础上研制了适合大连地区儿童体质特点的"伏九穴位贴膏"，用来增强儿童体质、防止小儿咳喘、感冒反复发作、减轻鼻炎腺样体肥大症状及改善小儿因脾胃虚寒所致厌食、腹痛腹泻等，应用十多年，取得了较好的临床效果。每年都有数万名儿童接受治疗，随访有效率达 90%以上。服务半径延伸到了其他沿海城市，甚至移居海外的一些患者定期来医院预约伏九贴膏。这种疗法已经成为一种医疗现象，受到了普遍关注。

穴位贴敷疗法是中医学的重要组成部分，是一种穴位与药物相结合，利用中药对穴位的刺激作用来预防和治疗疾病的一种中医外治疗法。伏九穴位贴敷疗法是根据《黄帝内经》中"春夏养阳，秋冬养阴"及中医学的"天人相应"等理论，在三伏三九特定的时间段采用特制的药物，因人而异，辨证取穴进行穴位贴敷，广泛用于呼吸系统、消化系统等疾病的治疗及预防，体现了中医学按时顺养的原则。

中医理论认为，自然界有五运六气的变化，人体也有五脏之气和三阴三阳六经之气的运动。五脏之气和六经之气在人体内的运动变化与五运六气在自然界中的运动变化类同，所以古代把人比喻为"人身是一个小天地"。同时又认为，自然界五运六气的运动与人体五脏六经之气的运动是相应的，也就是自然界气候的一切变化都要相应影响人体各脏腑组织的生理功能，而人体各脏腑组织又将随着气候变化对其影响做出相应的适应和反映，这就是所谓的"天人相应"理论。

人对天地自然的顺应，最典型的表现就是四时养生。《素问·四气调神大论》详细记述了春夏秋冬一年四季的自然变化特点和养生应该采取的相应活动，并提出"奉养"的概念。姚止庵对此做注："天地之气，生发于春，长养于夏，收敛于秋，归藏于冬，缺一不可，倒置不可。冬之藏，秋所奉也；秋之收，夏所奉也；夏之长，春所奉也；春之生，冬所奉也。苟不能应春而反逆其生发之气，至夏自违其融和之令，是所奉者少也。"可见，四时阴阳的变化是一个完整的过程，任何一个环节发生问题，就会对所有的环节产生影响，在天地自然则产生灾害，在人体则出现疾病。

根据"天人相应"理论，古代医者更是适时地提出了"春夏养阳、秋冬养阴"学说，正如《素问·四气调神大论》曰："夫四时阴阳者，万物之根本也，所以圣人春夏养阳、秋冬养阴，以从其根，故与万物沉浮于生长之门。逆其根，则伐其本，坏其真矣。"简言之，即自然界的一切生物，受四时气候变化的影响，于是形成了生、长、化、收、藏的自然规律。人在自然界中，与气候变化有着密切的联系，其各项活动也应随着不同的季节加以适当变化。春夏之季，阳气发泄，气血容易趋于表，精易随之外泄而不内守，故须顺应生发之气以养阳，使阳气充沛，固护阴精，使之藏而不泄，以助其生化之能；秋冬之季，阳气收藏，气血容易趋于里，阴精更应敛潜，不宜外泄，故当养阴以顺应收藏之令，蓄积阴精，确保春夏生发有备，三伏贴就是以《内经》中的"四气调神大论"为理论基础，根据一年四时之气之不同特点来调整人体，使人体之气与自然四时之气取得一致，达到人与自然的和谐统一。

所谓"冬病夏治、冬病冬防"是"天人相应"理论与"春夏养阳、秋冬养阴"学说的有机结合及具体体现。临床上许多疾病具有季节性发病或加重的特点，如慢性支气管炎、支气管哮喘、反复感冒、慢性咽喉炎、慢性过敏性鼻炎等在天气寒冷时容易发作，而天气暖和时则不易发作，病情较轻，治疗效果也较好。这类疾病因好发于冬季，或容易在冬季加重，因此被称为"冬病"。这类疾病治法当以温阳祛寒为主，治疗在盛夏实施最为有效。一年之中夏季酷热之时阳气最为充沛，此时祛寒，借阴寒衰微之机顺势而为，则寒邪易去，事半功倍，而借阳气生长之机扶助阳气，则阳气更旺。此外，夏季治疗还可以为秋冬储备阳气，使冬季阳气充足、阴精敛藏而不外泄，可达到阴阳平衡、提高免疫力的目的。

冬病夏治，就是这样一种在夏季阳盛之时治疗冬病的方法。春夏养阳，三伏最佳，"三伏"是一年中天气最热、自然界中阳气极盛阶段，此时养阳可得天助，这是冬病夏治中药贴敷的理论基础。即时选用具有温经通络、益气助阳的药物，进行中药穴位贴敷治疗，可发挥药物最佳效果，达到增强体质、预防发病目的。冬季天气寒冷，"三九"时节，阴寒极盛，重阴必阳，也为由阴转阳的起点，阳气初动，此时再行穴位贴敷能够振奋阳气，鼓舞阳气，扶正祛邪，调补阴阳，有事半功倍之效，能有效助人体抵抗外邪，且会对三伏贴的疗效起到加强和巩固作用。因此，开展伏九穴位贴敷疗法，是提高机体免疫力、预防疾病的有效方法，也是中医"治未病"思想的具体体现。

方中以白芥子为君。白芥子辛散温通，豁痰利气。如《本草纲目》谓："利气豁痰，除寒暖中。"白芥子味辛，气温，能搜刮内外痰结及胸膈寒痰，对冷涎壅塞者殊效。本品外用刺激性较强，故为君。生姜、延胡索为方中臣药。生姜，辛温发散解表，温肺化痰止咳。《别录》谓："除风邪寒热，伤寒头痛鼻塞，咳逆上气，去痰下气。"细辛、甘遂为方中佐药。细辛辛温香窜，有发表散寒、温肺化痰之效，如《本经》谓其"主咳逆上气"，《别录》谓其"下气、破痰"。甘遂苦寒有毒，有化痰泻水的作用，可泻肺之痰湿停饮，故《药性本草》谓之其"去痰水"。现代药理学研究证实，白芥子治疗咳喘证的药理基础为其中的对羟基苯乙腈，该化合物具有氰基，可以通过抑制咳嗽中枢起到镇咳平喘的作用。研究还表明，白芥子水提取物具有良好的祛痰作用，炒白芥子醇提取物有显著的止咳作用。生姜有良好的抗炎、抗病原体作用，在体外对伤寒杆菌、霍乱弧菌等有明显的抑制作用。延胡索可增强白芥子的局部刺激作用，同时还有调整呼吸道阻力和呼吸膜通透性的作用，从而改善肺功能。细辛挥发油对组胺或酰胆碱致痉的支气管平滑肌有非常显著的松弛作用。细辛提取物和挥发油可抑制哮喘反应，且通过抑制T细胞的增殖活化，起到抑制气道嗜酸性细胞炎症作用。同时，细辛还有抗菌作用，在体外对革兰阳性菌、枯草杆菌及伤寒杆菌等均有抑制作用。甘遂提取物中的4种化合物有显著的体内抗病毒活性，抗病毒的机制可能主要是通过提高机体的细胞免疫功能来实现的。同时结合大连地区儿童体质特点，在原方基础上又增加了芳香走窜类药物种类，加强疏通经络、温阳扶正、祛除寒痰、拔病外出，从而标本兼治。

伏九穴位贴敷属于中医外治法之一。药穴同疗，药物贴敷在相应的穴位上，既能直接刺激穴位，发挥穴位及经络的治疗效用，又可以从毛孔渗透、传皮肤、过穴位、入腠理、驱病邪、通经络、调脏腑，吸收后发挥药物治疗作用。随着内服药物疗法毒副反应和耐药性的增加，穴位贴敷疗法日益受到医学界同仁的重视。伏九贴敷疗法相当于西医学的透皮给药。它可以不经过肝脏的"首过效应"和胃肠道的破坏，提供可预定和较长的作用时间，降低药物毒性和副作用，维持稳定、持久的血药浓度，提高疗效，减少给药次数，给药方便，减少个体差异和毒副作用等，尤其适合口服耐受差和服药困难的小儿，被称为治疗疾病的绿色疗法。

近年来，伏九穴位贴敷在大连地区得到有效推广。该疗法远期疗效肯定，能改善儿童体质，增强机体抗病能力，疗效确切且无毒副作用。用于小儿慢性咳嗽、反复呼吸道感染、过敏性鼻炎、脾虚所致腹泻腹痛等呼吸系统、消化系统疾病的治疗和预防，均取得较好的临床疗效。

2. 敷脐疗法

（1）敷脐疗法概述

① "神阙"的字义："神"，指神气，中医学将"神阙"之"神"统指人的精神状态。

"阙"通"缺"，又有门的意思，"中央缺而为道，为之阙"，描述了肚脐部位居中，形如两扇门，中有向内通道的外形结构。表达了脐这个部位是人体的生命关口，神气通行的门户，经脉之根。正如《类经图翼》中所说："脐，夫生之门即死之户，所以人之盛衰安危，皆系于此者，以其为生命之源，此虽至阴之地，而实元阳之宅。"

② "神阙"的内涵：脐窝，神厥穴，属任脉，为冲、任、督三经经气会聚之处，具有沟通表里、贯穿上下的作用。脐与人体诸脉相通，通过各经脉的经气运行，交通于五脏六腑、四肢百骸、五官九窍、皮肉筋骨，具有非常重要的作用。"脐为五脏六腑之本，元气归脏之根""生命之本源"。

③"神阙"的生理：血管分布非常丰富，组织表皮角质层较薄，又无脂肪组织，直接与筋膜腹膜相通，内与小肠相连，有利于药物的渗透吸收。皮肤敏感度高，使药物能通过经络迅速发挥治疗作用。

（2）敷脐疗法历史渊源

①溯源于远古：脐疗法有着悠久的历史，它是在古代药熨、敷贴的基础上发展起来的。原始社会，人们用树叶、草茎、兽皮、泥灰、唾液等涂敷伤口，用砭石治病。

②形成于上古：根据民间传说及后世医籍的记载推测，脐疗法早在殷商时期便已开始应用了。殷商时巫医盛行，巫医太乙真人和巫医彭祖分别创有太乙真人熏脐法和彭祖蒸脐法，以防治疾病，养生延年。

《五十二病方》书中共有283方，包括肚脐填药、敷药、涂药及角灸脐法。

《黄帝内经》对脐的论述颇多，其中有脐与十二经脉之间的联系、脐与五脏六腑之间的相互关系，以及脐的生理、病理、诊断、治疗和预后等，为脐疗法初步奠定了理论基础。

③发展于中古：晋代《针灸甲乙经》中载："脐中，神阙穴也，一名气舍，灸三壮，禁不可针刺。"首次指出脐穴宜灸禁针。葛洪的《肘后方》率先总结和提倡脐疗，记载"以盐纳脐中，灸百壮，治霍乱卒死"，开创了药物填脐疗法的先河。

唐代医学家孙思邈在《千金要方》和《千金翼方》两本医著中，独树一帜，专列脐疗一节，论述精辟，立意新颖。如《千金要方》记载："治虚寒腹痛，上吐、下泻，以吴茱萸纳脐，帛布封之。"《千金翼方》中有"治霍乱吐泻，筋脉挛急……此病朝发夕死，以急救暖脐散填脐"的记载。

宋代《太平圣惠方》中说："治卒中，不知人，四肢厥逆，附子研末置脐上，再灸之，可活人。"《圣济总录》记有"腹中寒冷，泄泻久不愈、暖脐膏贴脐，则病已。"

④成熟于明清：明代医家李时珍编纂的《本草纲目》中有"治大腹水肿，以赤根捣烂、入元寸贴脐心，以帛束定，得小便利，则肿消"的记载。

清代医家赵学敏《串雅内编》和《串雅外编》两书中均记载了不少民间药物贴脐的验方，如："治水肿病、小便不通，以甘遂末涂脐上，甘草梢煎汤液服之。"

清代御医吴谦等编撰的《医宗金鉴》中说："阴阳熨脐葱白麝，冷热互熨水自行。"

至晚清，浙江外治专家吴师机的专著《理瀹骈文》的出现，使药物敷脐疗法发展到臻于完善的境界。书中记载贴脐、填脐、纳脐、涂脐、敷脐、掺脐、灸脐等疗法的验方达近百种之多，治疗一切内、外、妇、儿、五官、皮肤科等疾患。《理瀹骈文》的问世，是脐疗法经过历代医家不断探索、实践，逐步走向成熟的一个标志。

（3）敷脐疗法现代研究　近年来风生水起的"蝴蝶效应""黄金分割点""全息元"等理论研究的目光，不约而同投向了古老的中医脐疗。其研究的共同特点，都是在揭示中医脐疗"以小见大"的防治特征，为脐疗的临床疗效提供了现代科学依据，推动古代传统脐疗向现代健康脐疗的快速发展。

美国气象学家洛伦兹（Lorenz）在 20 世纪 60 年代提出了著名的"蝴蝶效应"理论，表述了一个触发机制可能会带来的巨大后果。中国也有句话，叫作"牵一发而动全身"。这两者都形象地揭示了中医脐疗调节人体的作用机制。

脐疗到底有哪些作用途径？如何完成从"蝴蝶"到"龙卷风"的蜕变？对此，研究者们给出了以下几种解释：①黄金分割是人体科学的一个重要规律，按照现代数学理论，"黄金分割点"是调整人体的最佳作用点。在脐这个黄金分割点上，人体的各个器官得到了和谐的统一。这就好比秤砣和秤杆，放准了位置，就能四两压千斤。②巧妙的透皮技术：脐部的肌肤和筋膜与腹膜直接相连，没有可以缓冲和承垫的脂肪组织，因此它的屏障作用较差。美国 Y.W.Chien 的研究表明，药物经脐部给药的生物利用度是前臂给药的 1 ~ 6 倍。脐疗采取的敷、贴、熏、蒸等方法，又可避免口服药物对胃肠道和肝脏的损害，以及胃肠道和肝脏对口服药物的影响。③四通八达的血管神经网：脐带是胎儿与母体进行气体交换、营养物质供应和代谢产物排出的重要通道。脐虽退化，但脐周分布着丰富的血管，形成了一个广泛的血管系统，并与循环系统建立了密切联系。在脐部用药，药物能很快吸收入血，直接参与血液循环，发挥其治疗功效。④人体最大的全息元：人体的各个局部是人身这个整体的缩影，比如耳、眼、足、手等，这种"全息"现象已逐渐为医界所公认。齐永在《脐针疗法、脐全息与脐诊法》一文中提出，脐也是一个"小人身"，是人体中最大的全息元之一，它有着较高的全身信息浓缩度，保留了许多人体先天与后天的信息。

（4）敷脐疗法基础知识

①辨证原则：《素问·五常政大论》曰："上取下取，内取外取，以求

其过。"清代吴师机说："外治之理、即内治之理，外治之药．亦即内治之药，所异者法耳。"

以"温"为先；以"通"为要；以"调"为术；以"敛"为功。

②基本原则：根据中医辨证和辨病原则选择贴敷药物。药物的选择和剂量，要求以《中华人民共和国药典》为依据。

【作用】

回阳救逆，息风固脱：适用虚脱、昏厥、中风昏迷等急症。

健脾和胃，升清降浊：适用胃病、痞满、呕吐、泄泻、痢疾、纳呆等病症。

调理冲任，温补下元：适用遗精、早泄、月经不调、痛经等病症。

通调三焦，利水消肿：适用小便不通、腹水、水肿、黄疸等病症。

通经活络，理气和血；适用诸痛证。

敛汗安神，固精止带：适用自汗、盗汗、惊悸、失眠等病症。

扶正祛邪，培本固元：适用预防保健。

【方法】

直接敷脐法：脐中不纳药物，而是将药物制成外用膏剂直接贴于脐部治疗，如针对小儿腹泻的丁桂儿脐贴。

隔药敷脐法：将药物（多为药末）填于脐内，外加物覆盖封闭，又称封脐法、填脐法，如《理瀹骈文》集中在脐疗小儿吐蛔，是以鸡蛋清调绿豆粉敷于其上。

涂脐法：用药汁和药物调和，涂于脐部，此法只在脐部及其周围薄薄涂一层。《外台秘要》中治疗大小便不通、呕吐不止者，用盐与苦酒调和，涂脐中。

滴脐法：将药物溶于液剂中，治疗时用溶有药物的溶液滴于脐中。此法有利于药物在脐部迅速吸收，以充分发挥药效。《杨氏家藏方》中治伤寒小便不通，用矾石散水剂滴脐治疗。

缚脐法：将药物捣烂后，置于纱布上，对准脐部裹上，用纱布围一圈，于腰后用力缚住。如《急救广生集》治腹痛，用红枣两个，巴豆三粒，同捣烂，裹缚脐上。

【用药特点】

由于脐孔容量有限，所以在选药时应少而精，使用的药物不宜多，每味药的量也不宜多，有些疾病还可用单味药敷脐。

应用通经走窜、开窍活络之品，能加强药物的穿透力，引导药物上下升降。现在常用的通经走窜、开窍活络类药物有冰片、麝香、丁香、花椒、白芥子、姜、葱、蒜等。

由于脐窝较小，存药不多，为增强疗效，用药时多选气味浓厚之品，有时甚至选用力猛有毒的药物，而且多生用，如生南星、生半夏、川乌、草乌、附子等。

脐部给药，热药较凉药效果好，攻药较补药见效快。由于脐位于腹壁正中，易动中焦，药物敷脐，脾胃先承受之，故而一般避免寒凉之药致隐痛、便溏，如丁香、肉桂等。

【溶剂选择】

选择适当溶剂调和贴敷药物或熬膏，以达药力专、吸收快、收效速的目的。常用溶剂有水、白酒或黄酒、醋、姜汁、蜂蜜、蛋清、凡士林等。

醋调贴敷药：有解毒、化瘀、敛疮等作用，若用药性猛，醋可缓其性。

酒调贴敷药：有行气、通络、消肿、止痛等作用，若用药性缓，酒可激其性。

水调贴敷药：专取药物性能。

油调贴敷药：可润肤生肌。

【注意事项】

脐部皮肤有溃烂、损伤、炎症者及孕妇禁用。

最好避免刺激性强和毒性大的药物，如必须用时，要掌握贴敷时间，以免发泡或药物中毒。

如斑蝥等能引起皮肤发泡的药物，应严禁贴敷。

每次贴敷时，要更动固定用的胶布位置、减缓过敏现象的发生。

揭固定用的胶布时，要动作轻微，慢慢揭，以防损伤皮肤。

换药前需用消毒棉球轻轻揩去前次残留药物。

婴幼儿不要长期用药，应中病即止。每次贴敷时间不宜过长，婴幼儿每日贴敷不超过6小时。3岁以上儿童每天6~8小时。

温化膏药掌握好温度，并及时敷贴，防止烫伤或贴不牢。

慢性病需长期用药时，最好采用"日用夜停、夜用日停、今用明停"等间歇用药法。

（5）敷脐疗法临床应用

①古代文献记载：宋代王怀隐《太平圣惠方》："小儿夜啼，车脂一分，水研少许，纳口中及敷脐中。""治小儿大便五六日不通，心腹烦满，宜用此方，右取青颗盐末，于脐中，以手摩，良久即通，大人用之亦得。"

宋代《圣济总录》："小儿夜啼，至明不得寐方。川芎散：川芎，防己，白术，右三味等分，捣罗为散，一月及百日儿，每服一字匕，以乳汁调服，半年至一岁儿，每服半钱匕，米汤调亦得，日五服，不计时，量儿大小加减服之。又以半钱乳汁，调涂手心并脐中，亦以摩儿顶上及脊，至验。"

宋代杨倓《杨氏家藏方》："矾石散，治小便不通。白矾不以多少，研令细，右用水和面条作圈子，围脐眼高一寸许，内安矾末，以冷水逐旋滴矾末上，令湿透，更以水滴，觉内冷透，即小便通……贴脐散，治元脏气虚，浮阳上攻，口舌生疮。吴茱萸醋炒香熟，半两；干姜炮，半两，木鳖子五枚，去壳；右件为细末，每用半钱，冷水调，以纸𪁋贴脐上。"

宋代严用和《严氏济生方》："涂脐膏，治水肿，小便绝少。地龙，猪苓去皮，针砂，以上各一两，右为细末，擂葱涎调成膏，敷脐中，约一寸高阔，绢帛束之，以小便多为度，日两易。"

元代罗天益《卫生宝鉴》："代灸涂脐膏：附子、马蔺子、蛇床子、木香、肉桂、吴茱萸各等分，右六件细末，用面一匙、药一匙或各半匙，生姜汁和煨成膏，摊纸上，园三寸许，贴脐下、关元、气海，自晓至晚，其火力可代灸百壮。脐痛亦可贴之。"

明代胡濙《卫生易简方》："自汗：用五倍子末以唾调，填满脐中，缚定，一宿即止。"

明代朱橚《普济方》："小儿夜啼：小儿夜啼叫声连，无明无夜不睡眠，田牛寻来脐上贴，冥冥悄悄自安然。"

明代龚廷贤《万病回春》："治小儿水泻：白矾、黄丹各五钱，用葱白捣烂，涂脐上即止……益寿比天膏：此药最能添精补髓，保固真精不泄，善助元阳，滋润皮肤，壮筋骨，理腰膝，下元虚冷，五劳七伤，半身不遂……鹿茸、附子去皮脐、牛膝去芦、虎胫骨酥炙、蛇床子、菟丝子……每一个重七钱，红绢摊开，贴脐上，或两腰眼上，每一个贴六十日方换，其功不可尽述。"

明代李时珍《本草纲目》："小儿夜啼：牵牛子、五倍子、牛蹄甲、马蹄、马骨，并贴脐。或五倍子末，津调，填于脐内。"

明嘉靖《孙真人海上方》："小儿夜哭：小儿夜哭最堪怜，彻夜无眠苦逼煎，牛甲末儿脐上贴，清清悄悄自安然。"

清代陈复正《幼幼集成》："凡小儿虚脱大证，上气喘急，真气浮散，不得归元，诸药莫效，用吴茱萸五分，胡椒七粒，五倍子一钱，研极细末，酒和作饼，封肚脐以带绑之，其气自顺。"

清代赵学敏在《串雅内外编》中对治疗小儿常见疾病有诸多记载，如用宁河暖脐膏治疗水泻、白痢："香油一斤，生姜一斤，黄丹半斤，熬膏摊布上贴脐，孕妇忌贴。"治疗水肿："甘遂末置脐中，内服甘草水。"

②敷脐疗法治疗小儿疳积：古代医家有许多记载，尤以清代为多。

清代鲍相璈《验方新编》记载："葱白，每个约一寸多长，苦杏仁、生黄栀子、红枣各七个，皮硝三钱，真头道酒糟一两，白灰面三钱，以上七味，用石槽捣烂成泥，五寸宽白布两块，摊膏药两张，前贴肚脐，后贴背上用布捆好，贴三日，肉见青色即好。如未见青，再换一次，无不愈矣。"对此清代吴师机在《理瀹骈文》亦云："治疳积伤食生虫，用皮硝三钱，红枣七个，再加葱白七个，苦杏仁、生栀子各七个，酒糟一两，白灰面三钱，捣匀贴脐眼、命门，三日后肉见青黑即效。"

③敷脐疗法治疗小儿夜啼：清代鲍相璈《验方新编》记载："用牵牛子研细，水调敷脐上，即止。"清代吴师机在《理瀹骈文》对此亦有记载："热啼，男用雄鸡粪，女用雌鸡粪涂脐。小儿镇心、解热、退惊、安神、除烦躁、止啼，用羌活、防风、天麻、薄荷、黄连、甘草、全蝎、僵蚕、陈胆南各三钱，犀角片一钱，油熬丹收，以朱砂一钱，牛黄五分，冰、麝少许，搅匀摊贴胸、脐。"

关于慢惊风的外治疗法亦有记载，如清代邹俪笙《外治寿世方》记载："大红芙蓉花一朵，将花心紧对小儿肚脐中贴，再用鸡蛋一个煎饼置花蒂上，一时即转。"

3. 穴位贴敷特点

（1）作用直接，疗效确切　药物贴敷疗法通过药物直接刺激穴位，并通过透皮吸收，作用较为直接；且其融经络、穴位、药物为一体，可以发挥优于单独使用的综合叠加作用，经相关临床研究表明疗效满意。

（2）适应证广　此法适应证遍及临床各科，可用于治疗支气管炎、支气管哮喘、厌食、消化不良、腹痛腹泻、便秘、遗尿、尿频、多汗、小儿夜啼等疾病，特别是在疾病初起阶段，外治法可以起到主治作用。

（3）用药安全　药物贴敷为"绿色疗法"，透皮给药，不经胃肠道消化吸收，无损伤脾胃之弊，不良反应小。而且其敷贴于体表，随时可观察到局部反应，即使在临床应用时出现皮肤不适，亦可及时中止治疗，给予对症处理，症状很快就可消失。

（4）患儿依从性好　小儿往往服药困难，对打针输液十分惧怕，药物贴敷为外用疗法，使患儿免除针药之苦，便于接受。

（5）利于推广　该疗法绝大多数为常见中草药，价格低廉；不需特殊的医疗设备和仪器，便于推广。

4.其他穴位贴敷疗法　基于以上优势，王绍洁教授在临床上除敷脐疗法外还开展了其他穴位贴敷疗法，根据患儿不同的疾病，可选择相应的贴敷药物及贴敷穴位。如贴敷涌泉穴（将相应药物贴至患儿涌泉穴处：脚掌前1/3凹陷处），适用于小儿惊风、失眠多梦、睡眠不安、咽喉肿痛、口舌生疮、便秘等；咳喘贴是将药膏贴敷在大椎、膻中、肺俞等穴位，能有效缓解咳嗽、喘息、气急、呼吸不畅，用于治疗上呼吸道感染、支气管炎、肺炎、哮喘等。这些穴位贴敷的治疗效果均经过了多年儿科临床的实践验证，深受家长及患儿的欢迎。下面介绍几种王绍洁教授临床中常用的贴敷方法。

（1）咳喘贴

适用范围：上呼吸道感染、急慢性支气管炎、哮喘及外感风寒等引起的咳嗽、喘息、气急、呼吸不畅等患儿的辅助治疗。

适用年龄：3个月以上患儿，3天1个疗程，一般1～2个疗程。

穴位选择：大椎、定喘、肺俞、膻中。

贴敷时间：1～3小时。

（2）腹痛贴

适用范围：可用于腹痛腹胀、腹泻、恶心呕吐、消化不良等症的治疗。

穴位选择：中脘、神阙等。

配伍用药：延胡索、木香、焦山楂等。

贴敷时间：日1次，每次4～6小时。如果预防阿奇霉素的胃肠刺激，建议输液前半小时贴敷，输液结束1小时后取下。

（3）运脾贴

适用范围：厌食症。

穴位选择：神阙穴。

配伍用药：木香、焦山楂、麦芽、砂仁等。

贴敷时间：日1次，每次4～6小时。

（4）鼻炎贴

适用范围：鼻炎，缓解鼻塞、喷嚏、流涕等症状。

穴位选择：大椎、迎香。

配伍用药：辛夷、细辛、白芥子等。

适用年龄：1岁以上患儿。

贴敷时间：日 1 次，每次 1 ~ 2 小时。

（5）消肿贴

适用范围：用于疮毒红肿疼痛、痈疽发背、丹毒及无名肿毒等局部皮肤无破溃者。

穴位选择：患处。

配伍用药：黄柏等。

贴敷时间：12 小时以上。

注意事项：注意保持敷料湿润与创面清洁。

（6）遗尿贴

适用范围：遗尿。

适用年龄：5 岁以上患儿。

穴位选择：神阙穴。

配伍用药：吴茱萸、肉桂、丁香等。

贴敷时间：日 1 次，每次 6 ~ 12 小时。

（7）止汗贴

适用范围：自汗、盗汗。

穴位选择：神阙穴。

配伍用药：五倍子、煅牡蛎等。

贴敷时间：4 ~ 6 小时。

（8）夜惊贴

适用范围：夜啼、睡眠障碍等。

穴位选择：涌泉穴。

配伍用药：吴茱萸等。

贴敷时间：晚上睡觉前贴敷，日 1 次，每次 6 ~ 12 小时。

（9）便秘贴

适用范围：适用于任何原因引起的便秘。

穴位选择：神阙穴。

配伍用药：大黄、冰片等。

贴敷时间：日 1 次，每次 4 ~ 6 小时。

（10）尿频贴

适用范围：适用于小儿心因性多尿症、尿急、尿失控等。

穴位选择：神阙穴。

配伍用药：丁香、五倍子等。

贴敷时间：4～6小时。

（11）腹泻贴

适用范围：适用于小儿急慢性腹泻。

穴位选择：神阙等。

配伍用药：丁香、肉豆蔻、麦芽、白术等。

贴敷时间：4～6小时。

（12）止吐贴

适用范围：适用于各种原因导致的呕吐等。

穴位选择：中脘、神阙等。

配伍用药：延胡索、厚朴、焦山楂等。

贴敷时间：4～6小时。

【研究报道】

相关研究表明，此疗法可使中药有效成分的高活性离子透过皮肤屏障直接进入人体循环，无胃肠道降解和胃肠道刺激反应，并可避免药物通过肝脏的首过效应和对药物吸收的影响，能迅速在相应组织器官产生较强的药理效应，穴位给药的生物利用度明显高于一般给药，因此是一种绿色、安全、高效的给药方式。药物贴敷还可通过刺激皮肤穴位的神经末梢感受器，以及药物的吸收、代谢，对机体有关的物理、化学感受器产生良性影响，直接反射性地调整大脑皮层和自主神经系统的功能，并通过神经系统形成新的反射，从而破坏原有的病理反射联系，调节细胞免疫和体液免疫，改善机体的免疫状态，增强抗病能力，从而达到防病治病的目的。

针灸推拿疗法

【概述】

针灸推拿疗法是指在中医理论指导下，运用针灸或推拿手法刺激人体特定穴位、经络，以疏通经络气血，调节脏腑阴阳，扶正祛邪，达到防治疾病目的的疗法。《素问·血气形志》云："经络不通，病生于不仁，治之以按摩"。《金匮要略·脏腑经络先后病脉证》言："若人能养慎，不令邪风干忤经络，适中经络，未流传脏腑，即医治之，四肢才觉重滞，即导引、吐纳、针灸、膏摩，勿令九窍闭塞。"明代养生家罗洪在《万寿仙书》里提到，"按摩法能疏通毛窍，能运旋荣卫"。清代潘伟如在《卫生要求》一书中也说道："人之脏腑经络、血气肌肉，日有不慎，外邪干之则病。古之人以针灸为本……所以利关节和气血，使速去邪，邪去而正自复，正复而病自愈。"可见，针灸、推拿是临床常用的防治疾病方法。

【临床应用】

王绍洁教授认为，针灸推拿疗法具有疏通经络、扶正祛邪、调和阴阳的作用。经络"内属于脏腑，外络于肢节"，能够运行气血。根据病情辨证选择相应的部位并施以不同手法，可以刺激相应经络穴位，祛除病邪，激发机体正气，使瘀阻的经络通畅而发挥其正常的生理作用；并且能够通过选择相应阴阳属性的经络、经穴配伍和施术手法，调节脏腑阴阳，使机体恢复平衡。此外，作为中医外治疗法，针灸推拿还具有适应性广泛、疗效迅速显著、操作方法简便易行、医疗费用经济、极少副作用等优势。王教授善于应用其治疗小儿再发性呕吐、厌食、疳积、消化不良、腹痛、腹泻、便秘、夜啼、面瘫、遗尿、心因性多尿症等疾病，临床疗效满意。

1. 针灸配合拔罐治疗小儿再发性呕吐　再发性呕吐又名周期性呕吐，是一种顽固性呕吐，多见于学龄前期及学龄期儿童，至青春期多自然停止。再发性呕吐一般呈周期性发作，每次发作 1 ~ 5 日，期间每日呕吐数次至数十次，患儿呕吐剧烈，容易引起脱水和电解质紊乱，1 年内可发作数次，严重影响患儿健康。西医无特效疗法，一般治疗为补充水、电解质及镇静、止吐等对症支持疗法。

王绍洁教授认为，呕吐总的病机是正不胜邪、胃气上逆。然而，本病反复发作，持续不愈，多是患儿正气已虚，稍有不慎损伤正气，致正气愈虚，即病邪乘虚发作，出现剧烈呕吐；若正气稍复，暂时抑制病邪，则可处于缓解期而无明显症状。故治疗当和胃降逆，扶正祛邪。但考虑到本病患儿呕吐剧烈，多难以口服药物，外治疗法便发挥了优势。王教授往往采用针灸配合拔罐疗法对再发性呕吐进行治疗。通过针刺特定穴位，疏通经络，调理气血，去除各种致病因素，防止病邪继续损伤机体；同时，能够激发正气，使正气得复，利于抗邪，可以使病情迅速缓解，并防止反复。然后再配合拔罐疗法，利用燃烧排除罐内空气，造成负压，使罐吸附于施术部位，产生温热刺激，疏通经络，行气活血，起到增强疗效的作用。在穴位选择上，以内关、足三里、天枢、上脘、中脘、下脘、脾俞、胃俞等穴位为主。内关为手厥阴经络穴，又为阴维的八脉交会穴，手厥阴经脉下膈络三焦，阴维主一身之里，故有宣通上、中二焦气机的作用；足三里为足阳明胃经的合穴，具有通降胃气的作用；天枢、上脘、中脘、下脘为局部取穴，脾俞、胃俞前后俞募配穴调节肠胃功能。

此法的速效性、显效性已得到王教授多年经验及临床研究的证实，现介绍一典型病例加以说明。

张某，女，5 岁，呕吐 5 天来诊，病后呕吐剧烈、滴水不进。病初曾伴低热 1 次，于大连某市级医院儿科住院治疗 3 天，经过对症补液纠正离子紊乱治疗，并做 X 线、B 超、血气分析及血清离子分析等系统检查，诊断不清而病情进行性加重，该院医生经过综合分析认为幽门不全梗阻不排除，建议行手术探查。听说中医可治疗该病，在绝望中抱着试试看的态度，家长带孩子来到本院中医科就诊。时症见：精神萎靡，面色无华，口唇干结，眼窝略凹陷，双肺呼吸音清，心音有力，舟状腹，无固定压痛，舌质红，舌尖尤甚，舌苔少，舌中间白厚苔，脉滑数。辨证属脾胃积滞，伤及胃阴，治以健脾化滞、滋阴降逆止呕，采取针灸拔罐治疗。选穴：内关、足三里、天枢、上脘、中脘、下脘、脾俞、胃俞。具体操作：以上穴位根据患者的依从性可选择留针 15 ~ 20 分钟或不留针。针刺后在上述穴位行火罐疗法（内关除外）。针 1 次后，呕吐止，可少许饮水，尚不欲进食。针 2 次后，可进半流食，精神状态明显好转。针 3 次后病愈。

2. 针灸推拿治疗其他疾病 面瘫，即面神经麻痹，中医学称为"口眼㖞斜"，是儿科临床的常见病、多发病。此病起病突然，多有前驱感染，以面部表情肌群运动功能障碍为主要特征，出现一侧面部麻木，难以做闭眼、皱眉、鼓腮等动作，口角向健侧歪斜，病侧眼睑闭合不全，额纹消失，鼻唇沟变浅。王教授认为本病多由脉络空虚，风邪乘虚侵袭，以致经络气机阻滞，经筋失养，筋肉弛纵不收而发病。采用针灸推拿治疗，以局部取穴为主，配合远端合谷穴。合谷穴为手阳明大肠经之原穴，长于清泻阳明之郁热，疏解头面之风邪，通调头面之经络，是治疗热病发热及头面五官各种疾患之要穴，《四总穴歌》中将这一功效主治特点归纳为"面口合谷收"。通过针灸施以局部按摩治疗，能够疏风通络、调和气血，促进患儿早日康复，往往治疗 1 ~ 2 周可以痊愈。

遗尿、心因性多尿症也是小儿常见的疾病。中医学认为多由先天不足、病后失养、肺脾肾虚所致。肾气不足，下元不固，膀胱约束无力；或肺脾气虚，上虚不能制下，下虚不能承上，而见相关病症。临床上多针刺肾俞、太渊、三阴交等穴。膀胱俞、肾俞为膀胱与肾的背俞穴，尿液的贮存与排泄有赖于其气化功能的正常，针刺可振奋气机，恢复其气化功能；太渊能补益肺气，为肺经输土穴，应虚则补其母之意，故又可补脾气；三阴交为足三阴经交会穴，可疏利下焦、调补脾肾，配伍足三里可健脾益气。通过艾条灸神阙，加强针刺疗效，灸百会穴升阳举陷、安神镇惊，灸命门、关元穴培补元气、温阳固脱，灸涌泉穴补肾气、行水气；亦可配合推拿捏脊，调整阴阳，行气活血，疏通经络，恢复各脏腑器官功能。诸法合用，相得益彰，疗效较满意。

对于小儿厌食、疳积、消化不良、腹痛、腹泻、便秘等消化系统疾病，运用推拿疗法十分有效，且年龄越小的儿童，疗效越明显。王教授认为此类疾病的主要病位在脾胃，其病机为脾失运化，胃失受纳，脾胃升降失司，气机逆乱。临床上，以推拿手法据患儿体质适度补泻，调理气机升降、脏腑阴阳，增强消化系统功能，疾病则愈。

【研究报道】

相关研究表明，针灸能够发挥局部和全身性镇痛作用，并可通过神经-内分泌-免疫网络系统调节整个机体状态，以达到防治疾病的目的。手针、电针、艾灸一定穴位均可改善相应部位的微循环状态，表现为血流量增加、血流速度加快、微血管管径扩张、血管周围状态及血流形态等改善，且针灸停止后，改善作用可持续一段时间。生理状态下，针灸可维持和调整机体达到最佳的微循环生理状态。病理状态下，针灸可改善微循环障碍，使机体趋于平衡状态。推拿可以将机械能转化为热能，提高局部组织的温度，促使毛细血管扩张，以改善血液和淋巴循环；或通过刺激末梢神经，促进血液、淋巴循环及组织间的代谢过程，以协调各组织、器官间的功能，使机体的新陈代谢水平有所提高。推拿还具有抗炎、退热、提高免疫力的作用，可增强人体的抗病能力。

有关研究认为，针刺四缝穴能够显著增加唾液的分泌量，提高唾液淀粉酶的消化功能，同时能够增加肠中胰脂肪酶、胰淀粉酶和胰蛋白酶的含量。

有关研究还说明，推拿手法整脊治疗儿童抽动症有确切的疗效。经过推拿法整脊理筋治疗整复后，可以彻底纠正患儿寰枢椎关节错位，恢复颈部正常的生物力学结构，从而可以彻底解除或缓解对交感神经系统的压迫而达到治愈该病的目的。

有学者以功能性腹泻和功能性便秘为研究载体，采用基于血氧水平依赖的功能磁共振成像（BOLD-fMRI）技术，在便秘和腹泻患者的天枢穴行针刺治疗，每日 1 次，5 日为 1 个疗程，治疗 2 个疗程，疗程间休息 2 天，共 10 次。在治疗前后分别进行临床评价和静息状态下的 MRI 扫描，分析后得出以下结论。

1.针刺可以同时改善便秘患者和腹泻患者的排便次数和形状，表现出了对肠道功能的双向调节作用。

2.功能性便秘和功能性腹泻患者与健康受试者相比，静息状态下脑功能活动局部一致性存在显著差异。边缘系统－大脑皮层脑功能活动局部一致性的改变可能是功能性便秘患者和功能性腹泻患者中枢病理变化的主要特征。

3.对边缘系统－大脑皮层的脑功能活动局部一致性及自稳态网络相关脑区功能连接网络的调整，可能是针刺天枢穴双向调节肠道功能的中枢响应特征；而丘脑和前扣带回可能是针刺通便和止泻效应中靶向调节的重点脑区。

此外，还有研究者将 95 例耳鸣病患者分成两组，选取耳后颅息穴，穴位注射西药或中药针剂，每周2次。治疗组49例，骨膜下注射天麻素注射液0.5mL。对照组 46 例，骨膜下注射醋酸曲安奈德注射液 0.5mL。单侧耳鸣者取患侧，双侧及颅鸣者取双侧。比较两组患者治疗前、治疗 5 周末耳鸣严重程度量表等级变化情况。结果：两组患者治疗 5 周后，治疗组有效率为 81.63%，糖皮质激素组有效率为 84.78%，两组疗效比较 $P > 0.05$，差异无统计学意义。即得出结论：耳后颅息穴穴位注射疗法治疗耳鸣病临床有效；糖皮质激素与天麻素对耳鸣患者疗效确切，两组疗效无明显差别。颅息穴主治耳鸣耳聋、偏头痛、中耳炎等。通过穴位注射，药物长时间刺激迷走神经耳支分布区域，产生类似迷走神经兴奋作用，通过神经递质的释放，使患者的耳鸣及不良心理反应改善或减轻，提高生活工作质量。

以上研究充分说明，针灸推拿对人体各项功能的影响和改善是有理论依据的，值得进一步深入系统研究。

主要参考文献

［1］汪受传 . 中医儿科学［M］. 北京：中国中医药出版社，2007.

［2］万力生，钟山 . 中医儿科临证治要［M］. 北京：学苑出版社，2012.

［3］朱玲玲，陈沛熙 . 儿科病［M］. 北京：中国医药科技出版社，2013.

［4］万力生，邱静宇 . 中医儿科诊疗思维［M］. 北京：人民军医出版社，2010.

［5］董燕平 . 淫羊藿有类糖皮质激素作用［J］. 中医杂志，1999（11）：646.